Imaging Diagnosis
JN412319

Imaging Diagnosis

최신

간호 · 보건의료인을 위한

영상판독입문

CT

X선

초음파

MRI

PET

독자 여러분에게

1895년 뢴트겐의 X-선 발견은 눈으로 볼 수 없었던 인체의 내부를 영상으로 나타내어 질병의 진단 및 치료에 활용하는 영상진단의 등장을 알리는 역사적 사건이었습니다. 그로부터 100여년이 지난 오늘날 과학기술의 비약적 발전에 힘입어 이제는 일반병원에서도 CT, 음파 등 다양한 영상검사 장비들이 설치되어 진료에 광범위하게 활용되고 있습니다. 영상진단은 전문적으로 수련 받은 의사들에 의해 판독되어 질병의 유무를 판정하고, 치료 방법을 결정하며, 예후를 예측하는데 사용됩니다. 이제 의사에게 있어서는 영상진단 없이 환자를 진료하는 것은 상상하기 어렵게 되었습니다.

그러나, 환자와 더욱 많은 시간을 함께하는 간호사가 영상진단 소견에 대한 관심을 가지고 환자를 간호한다면, 스스로 수ㅍ행하고 있는 간호에 대한 이해의 폭을 넓히고 보다 높은 수준의 간호를 제공할 수 있다고 확신합니다. 바로 이 책은 병원에서 흔히 사용되는 영상을 어떻게 보면 좋은지에 대한 기초적인 내용과 환자 간호에 실제로 어떻게 활용할 수 있는가에 관한 좋은 예들을 담아서, 간호 영역에서 영상 소견을 적절히 활용할 수 있도록 신선한 동기를 부여하는 안내서입니다.

이 책을 통하여 간호 영역에서 영상진단의 적극적인 활용으로 환자에게 제공되는 의료의 질적 향상을 기대하면서 좋은 책을 만드는데 애써주신 사장님과 수고한 편집인 여러분께 깊은 감사를 드립니다.

서울대학교 의과대학 영상의학과 정진욱

X선 사진 • CT영상 • 초음파 • MRI영상에 강해진다!

간호사를 위한 영상진단

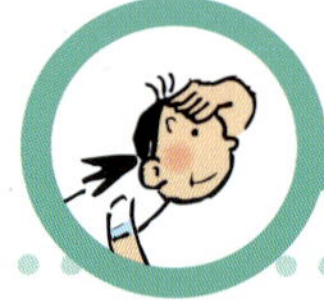

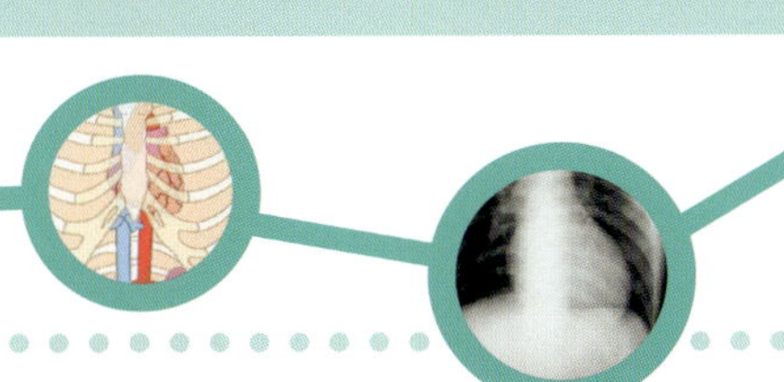
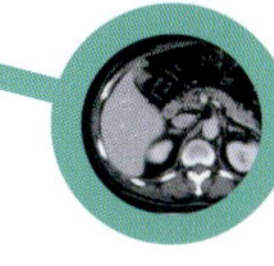
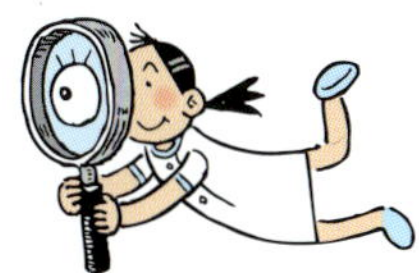

영상은 간호사에게 귀중한 정보원

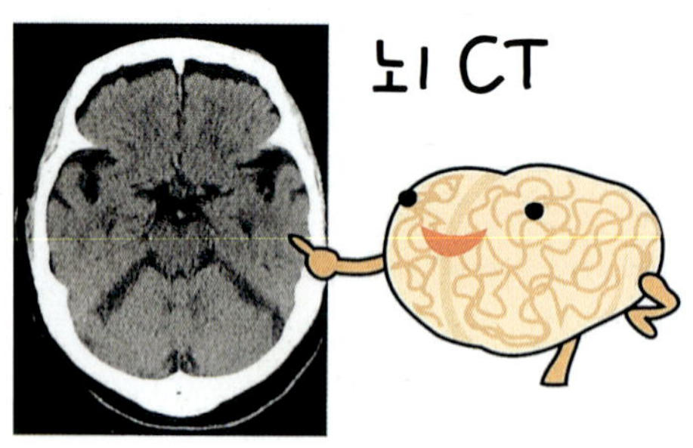

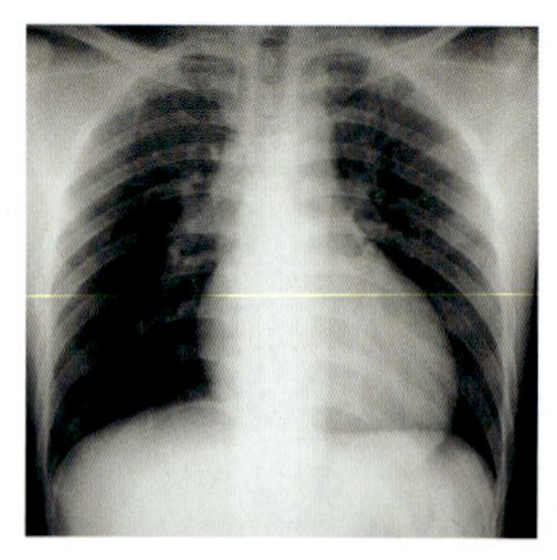

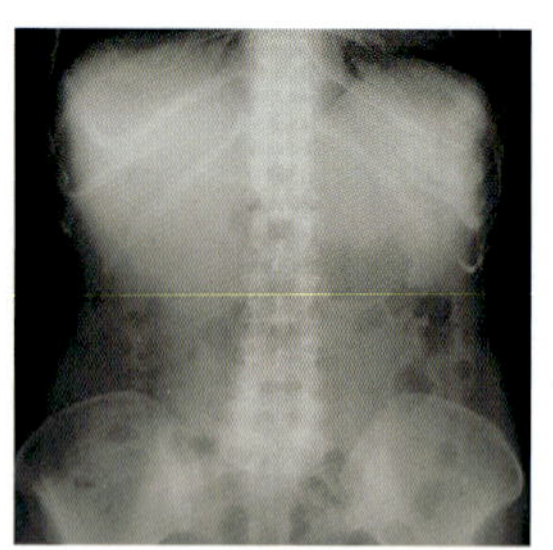

영상은 의사뿐만 아니라 간호사에게도 귀중한 정보원

일상적인 환자진료에서는 문진(inquiry)을 통해 병력을 듣고 몇 가지 질환을 먼저 의심합니다.

그리고 "의심되는 질환이라면 이런 소견이 있을 것이다"라고 생각하면서 관련된 신체소견을 진찰합니다. 어느 진단이 "더 확실할 것 같다"라든가 "틀리다"라고 생각하면서 보다 객관적인 정보에 의한 근거를 얻기 위해 혈액이나 요검사를 실시하고 시각적인 이미지로서 확인할 수 있는 영상검사를 실시합니다.

예를 들면 마르고 키가 큰 젊은 남성이 갑자기 흉통과 호흡곤란을 호소하며 내원했을 때 「응? 기흉인가?」라고 의심합니다. 호흡음을 들어보니 좌우에 차이가 있자 「기흉일 가능성이 더 높아지는군. 좋아 X선으로 확인해 보자」라며 X선 사진을 통해 시각적으로 기흉을 보려는 작업을 실시합니다.

만약 기흉(공기가슴증, pneumothorax)이 의심스러운데 흉부 단순X선 사진으로 확실하지 않으면, CT영상에서 정말 기흉이 없는 것인가? 있다면 그 원인인 기종성 낭포(emphysematous bullae)는? 하며 찾아 볼 것입니다.

영상 활용법이 전혀 다른 상황을 생각해 봅시다. 기왕력이 없는 환자가 갑자기 호흡곤란으로 내원했는데, 쇼크증세가 있고 신체소견과 바이탈 사인(활력징후, vital sign)을 통해 긴장성기흉(tension pneumothorax) 진단을 받아, 흉강천자(가슴천자, thoracentesis)와 흉강 배액(thoracic cavity drainage), 그리고 기관 삽관을 하게 되었을 때는 어떤가요?

순환은 개선되었는가? 호흡상태는 좋아졌는가? 튜브로부터의 공기 누출은 어느 정도인가? 등을 체크하면서 올바르게 치료되었는지를 확인하고 그 효과를 판정하기 위해 기관삽관(tracheal intubation) 튜브나 흉강 배액관의 위치, 기흉의 개선 정도를 흉부 휴대 X선으로 확인하게 됩니다.

이러한 일들은 환자 진료에서 일상적으로 이루어지는 임상적인 접근의 예입니다.

X선 사진이나 CT, MRI 등의 영상은, 지금 무엇이 일어나고 있는지, 치료를 통해 어떻게 될 것인지를 눈에 보이는 형식의 정보로서 제공해 줍니다. 어렵게 얻은 정보이므로 그것을 활용하는 것은 의사만의 일은 아닙니다. 간호사에게 있어서도 어떻게 간호할 것인가, 어떻게 병태를 예측해 갈 것인가 등에 활용할 수 있으므로 X선 사진이나 CT영상과 같은 영상은 귀중한 정보원이라 할 수 있습니다.

임상에서 영상은 어떤 역할을 하는가?

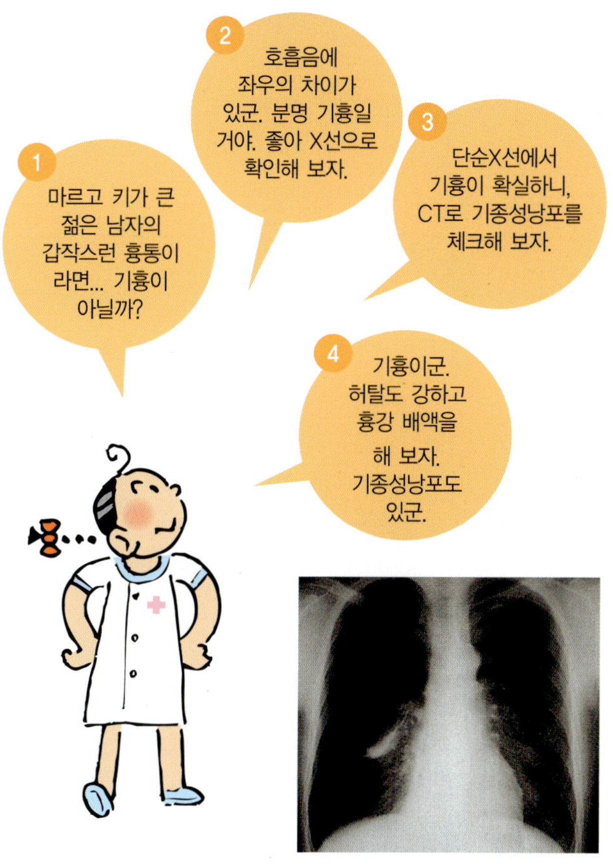

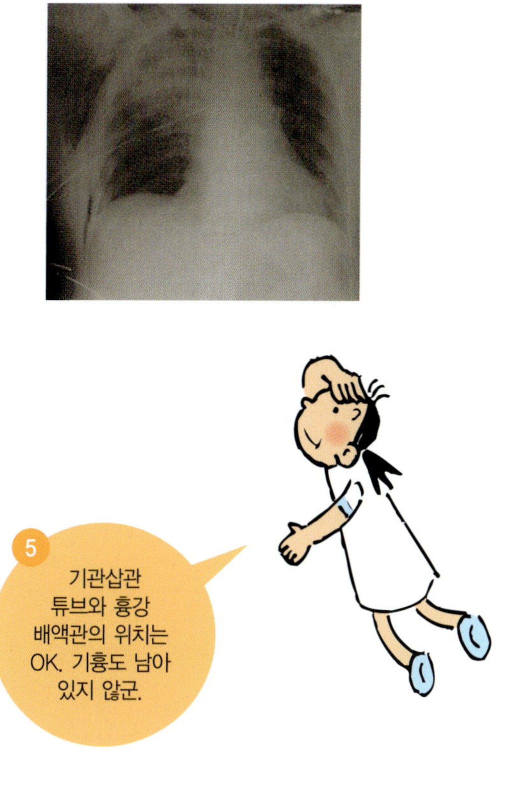

우선 영상을 이해하자

영상진단은 높은 해상도(resolution), 빠른 촬영속도, 새로운 진단기기의 도입 등 매우 눈부시게 발전하고 있습니다. 전문영역 이외의 영상진단은 정통하기는 커녕 따라가는 것만도 쉬운 일이 아닐 것입니다. 영상진단을 제대로 활용하려면 해부, 촬영원리 등을 충분히 알고 각각의 병태에 따라 발생하는 소견을 숙지한 뒤에 영상을 읽는 능력을 익혀야 하므로 체계적인 공부가 필요합니다.

본서에서는 X선 사진이나 CT영상, 초음파영상, MRI를 "정확히 읽을 수 있는 능력을 익힌다"는 것을 목표로 하지 않습니다. 본서의 커다란 목적은 다음의 3가지입니다.

① X선 사진이나 CT영상, 초음파영상, MRI에서는 「이것을 읽을 수 있다」 「이러한 것을 알 수 있다」라는 것을 이해하는 것

② 이를 위해서는 「어떻게 사진을 보면 좋은가?」에 대해 이해하는 계기를 마련하는 것

③ 「어떤 정보나 소견을 간호에 있어 활용할 수 있을 것인가?」를 생각하는 것

그러므로 전문 진료과에서 충분히 수련된 간호사의 영상 판독능력을 기른다기보다는 신규 간호사나 영상을 읽기 어려워하는 전문간호사 여러분이 우선 영상에 대해 알 수 있도록 정리했습니다.

영상 진단학이라고는 할 수 없는 단편적인 기록이지만 X선 사진이나 CT 영상, 초음파영상, MRI를 보고 「이것이라면 알 수 있다」 「이것은 활용할 수 있을 것 같다」라고 느낄 수 있도록 최소한의 지식만을 알기 쉽게 설명하였습니다.

그냥 무심코 펼친 페이지를 보면서 「그렇구나!」라고 생각할 수 있다면 본서의 목적은 충분히 달성된 것입니다.

제 1 장

영상을 보기 전에 읽는다
이것만은 알고 싶다 Q&A

먼저 영상의 어디를 보는 것이 좋은가?
「백」과 「흑」은 무엇을 나타내는가?
영상 보는 법을 마스터하기 위해 이것만은 알아두었으면 하는 포인트를 Q&A로 살펴봅니다.

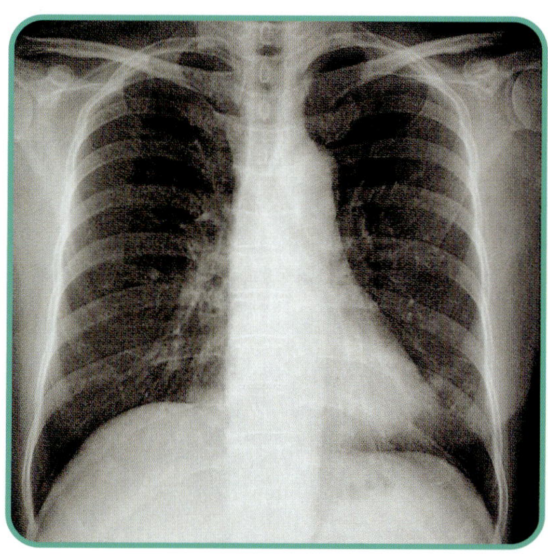

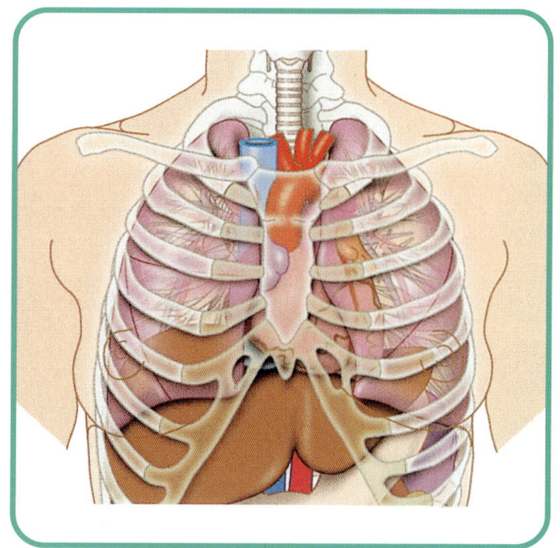

Question

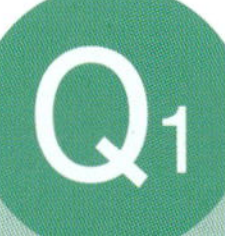

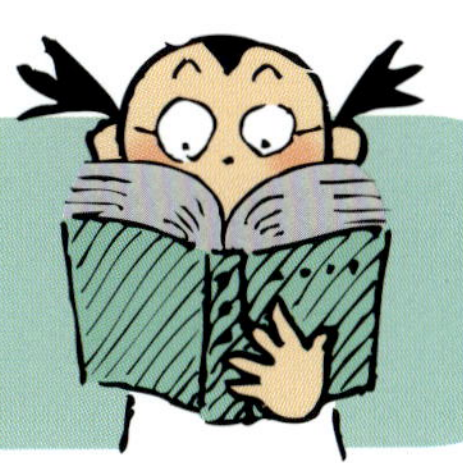

간호사가 알고 있어야 하는 영상은?

–간호사가 알고 있어야 하는 영상에는 어떤 것이 있습니까?–

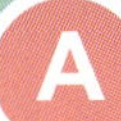

- 「이것은 꼭 기억하자(알아 두자)」하는 영상의 종류를 한정하는 것은 어려울 것입니다.
- 지금 자신에게 있어 「가까운 곳에 있는 영상」이야말로 알아두어야 하는 영상이 됩니다. 어떤 병동에 있든지 마찬가지입니다.
- 신경외과 병동이라면 두부CT일 것이고, 정형외과라면 골절의 X선 사진이 될 것입니다.

"어떤 병동에 있는가"에 따라 다르다

어떤 영상을 읽을 수 있고, 이해할 수 있어야 환자의 증세나 상처를 알고 간호에 활용할 수 있을까요? 그것은 어떤 환자의 진료와 관련되어 있는가에 따라 다릅니다.

정형외과 병동의 간호사에게 「두부CT의 판독법을 공부합시다」라고 한다거나, 순환기내과 병동이나 CCU(심장동맥집중치료실, coronary care unit)에서 근무하는 간호사에게 「사지골절 X선 사진을 판독합시다」라고 말한다면 어리둥절해 할 것입니다.

의사도 마찬가지입니다. 모든 의사가 모든 영상을 예외 없이 정확하게 볼 수 있는 것은 아닙니다. 전문영역 이외의, 새로운 영상진단법에 의한 사진을 간호사가 「판독해주세요」하며 가져가면 "으음…"하며 끙끙댈 것입니다. 최소한의 코멘트(comment)만 할 뿐 자세한 소견을 읽어내지 못해도 이상할 것이 없습니다.

그림1 흉부 단순X선 사진

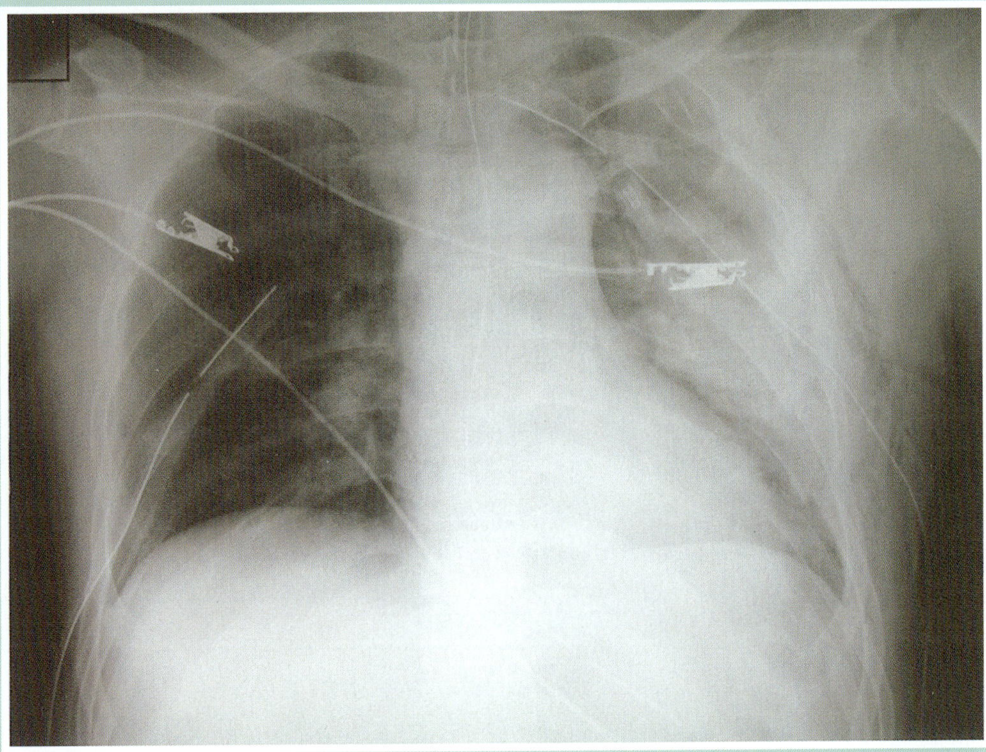

- 한 장의 X선 사진에서 양쪽 흉강 드레이니지 튜브, 기관 삽관된 튜브, 위관, 심전도 모니터의 리드선, 피하기종, 폐의 침윤음영, 늑골골절 등 많은 정보를 얻을 수 있습니다.

그림2 복부 단순X선 사진

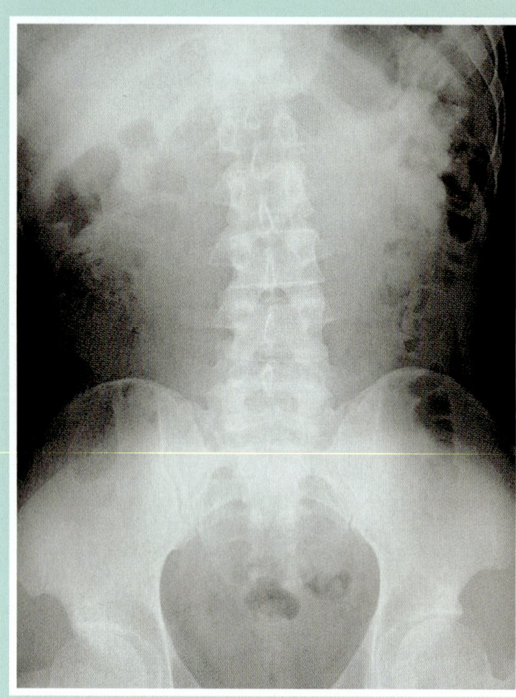

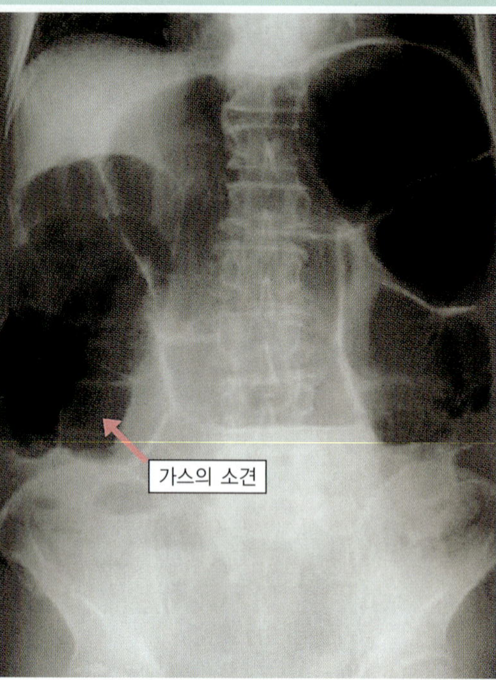

● 복부의 장기에는 수분을 다량 함유한 것이 많기(하얀 부분이 많아진다) 때문에(왼쪽 그림), 복부 단순X선 사진에서는 가스의 소견(검은 부분)을 읽기가 쉬워집니다.(오른쪽 그림)

주변의 영상부터 익숙해질 것

간호사가 영상진단을 접하여 이해를 깊게 하려면 우선 자신과 가장 가까이에 있는 X선 사진이나 CT영상, 초음파 영상에 익숙해져야 합니다.

본서에서는 모든 영상진단법에 대해 언급할 수 없어 일반외래와 혼합병동 등을 가정해 보았습니다.

1. 흉부 단순X선 사진

가장 일상적으로 촬영하며 전신상태(general condition)의 파악과 간호로 이어지는 영상은 「흉부 단순X선 사진」입니다. 심장, 폐, 대혈관이 있어 바이탈 사인(vital sign) 변화에 관련이 있고, 치료를 위해 침습적인 튜브나 카테터(catheter)가 삽입되므로 익혀두면 여러 가지 정보를 얻을 수 있습니다.(그림1, p.11)

2. 복부 단순X선 사진

「복부 단순X선 사진」은 흉부X선 사진과 비교하면 많은 정보는 얻기 어렵지만 복강 내 가스의 원인이 위인지, 소장인지, 대장인지, 아니면 복강 내의 유리가스인지를 감별할 수 있습니다.

변의 고임 상태, 장관의 확장도 알 수 있지만, 복부 단순X선 사진에서 나오는 장기는 수분을 많이 포함(하얀 부분이 많아진다)하고 있으므로 가스의 소견(검은 부분)을 읽기가 쉬워집니다.(그림2)

3. 두부CT영상

영상을 읽는 것에 관해 "조금 읽을 수 있을 것 같다"라거나 "이 소견은 알고 있다"라는 수준에 도달하기 쉬운 것이 「두부CT영상」일 것입니다.

깊이 있고 정확하게 영상을 읽기는 쉽지 않지만, 좌우가 거의 대칭을 이루는 정상뇌를 알아 볼 수 있다면, 만성경막하혈종(chronic subdural hematoma)과 같은 예외적 경우도 있지만, 많은 두부CT에서 "하얀 부분의 출혈" 과 "검게 보이는 경색"을 찾아 낼 수 있습니다. 이해하기 쉬운 영상입니다.(그림3)

4. 두부MRI

MRI는 암과 같은 종양질환(neoplastic disease)을 진단하는 데에 빼놓을 수 없는 영상입니다. 특히 뇌경색에서는 더

그림3 두부CT영상

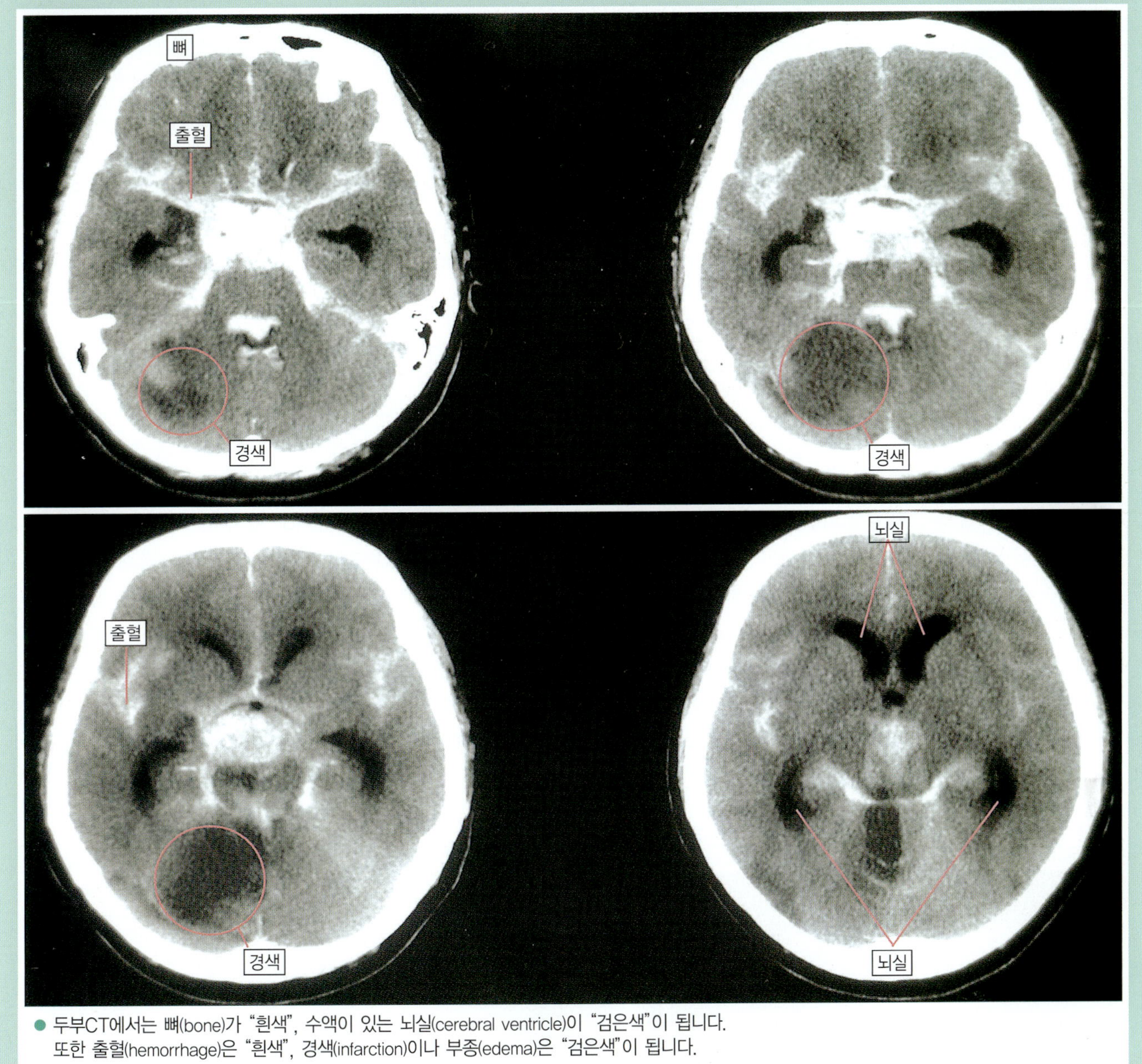

● 두부CT에서는 뼈(bone)가 "흰색", 수액이 있는 뇌실(cerebral ventricle)이 "검은색"이 됩니다.
또한 출혈(hemorrhage)은 "흰색", 경색(infarction)이나 부종(edema)은 "검은색"이 됩니다.

우 중요합니다.

쇼크나 호흡부전이라면 환자를 보고 긴급 정도를 판단하지만, 발병 3시간 이내에 혈전용해술(thrombolytic therapy)을 시행해야 하는 뇌경색은 얼마나 긴급하게 치료가 필요한 상황인지 MRI가 가장 잘 표현해 주기 때문입니다.

간호사도 의료팀의 일원으로서 치료에 임할 때 MRI 판독법을 익혀 환자의 증세와 치료의 긴급 정도를 공유할 수 있다면 더없이 훌륭하겠지요.

*

다음에 따로 해설하겠지만, 환자의 부담이 적고 일상적으로 실시되는 검사인「초음파영상」에 관해서도 보는 법을 조금만 알아두면 간호에서 활용할 수 있는 것이 적지 않을 것입니다.

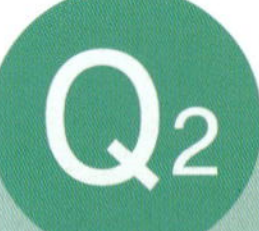

어떤 상황의 영상이 특히 중요할까?

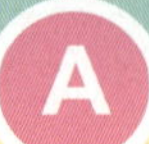

- 병태가 변하거나 예상외의 변화가 일어났을 때의 영상은 치료와 간호를 재검토하는 근거가 됩니다.
- 긴급을 요하는 위험한 영상소견을 알아두면 환자를 위험에서 구하기도 합니다.
- 중심정맥라인과 흉강드레인의 삽관 이후 등의 영상은 문제점을 체크할 수 있어 위험을 피할 수 있습니다.

지금까지 정상적으로 말을 하던 천식(asthma) 병력이 있는 고령의 환자가 갑자기 힘겹게 호흡을 하기 시작했습니다. 이때 「천식 발작 시에 사용하시오」라고 지시받은 흡입제(inhalant)를 투여하기만 하면 될까요? 천식발작(asthmatic attack), 기흉(pneumothorax)이나 심부전(heart failure) 등 원인에 따라 산소투여(산소공급, oxygenation) 이외의 치료는 완전히 달라집니다. 신체소견에서 어느 정도의 감별은 가능하지만 절대적으로 확실하다고는 말할 수 없습니다. 자신의 판단과 X선 사진의 결과를 비교하는 것은 의사만의 특권이 아니라 간호사가 환자의 병태를 이해하는 데 있어서도 유력한 무기입니다. X선 사진을 가까이하면 지금까지보다 더 많은 병태를 알 수 있습니다.

약간의 지식이 환자를 위험에서 구하기도 한다

위에서 말한 경우에서 「지시한 대로 흡입하도록! 흉부X선도 만약을 대비해 오더(order)를 내릴테니 부탁해」라고 의사로부터 지시를 받았다고 합시다.

의사를 기다리는 동안 혈압도 조금 내려갔습니다. 흉부X선 사진에 익숙하다면 기흉은 당연히 읽을 수 있습니다.

만약 긴장성기흉(tension pneumothorax)이 의심되는 X선 사진이라면 흡입을 할 상황이 아닙니다. 서둘러서 의사를 불러야 합니다. X선 사진에 아주 조금만 익숙해져 있다면 환자가 위험에 처하기 전에 대응할 수 있습니다.**(그림1)**

그림1 정상 흉부X선 사진(좌)과 이상이 있는 흉부X선 사진(우)

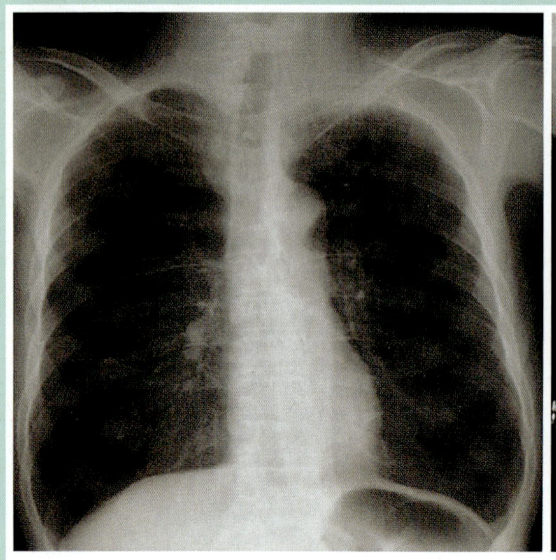

정상 흉부

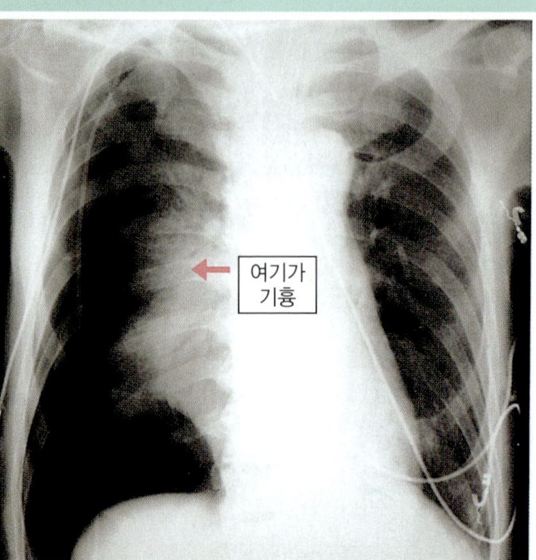

이상이 있는 흉부

- 「좌우의 흉곽과 폐는 대칭을 이루어야 하는데 대칭이 아니다!」 「오른쪽 폐영역이 하얗다! 이상하다!」
- 이것을 깨달을 수 있다면 신속한 대응을 할 수 있습니다. 이상하다고 깨닫는 것이 중요합니다.
- 왼쪽은 정상 흉부X선 사진인데, 오른쪽 사진은 우기흉입니다. 긴장성기흉도 의심됩니다.

그림2 복부팽만이 강한 환자의 복부X선 사진

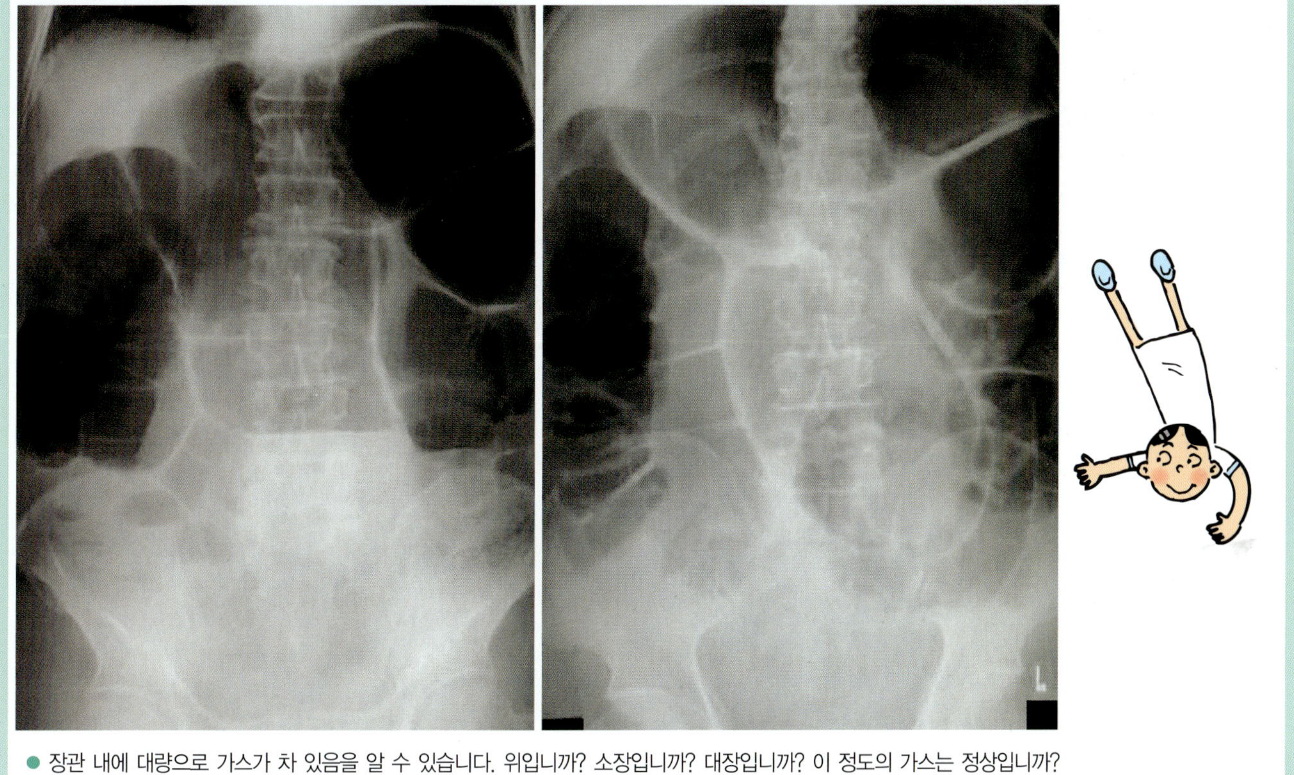

- 장관 내에 대량으로 가스가 차 있음을 알 수 있습니다. 위입니까? 소장입니까? 대장입니까? 이 정도의 가스는 정상입니까?
- 이 두 명의 환자는 대장에 대량의 가스가 차 있어 팽창해 있습니다. 자세한 것은 제3장의 「복부X선」(p.88~)에서 해설합니다.

복부팽만(abdominal distention)이 심한 환자가 있는데 「아무래도 가스가 찬 것 같은데 잘 모르겠어」라고 했을 때 X선 사진은 가스가 많은지, 장관이 팽창했는지, 그것이 대장의 가스인지, 아니면 소장의 가스인지 등의 정보를 바로 알려줍니다.(그림2)

자세한 진단이 목적이 아니라 간호사가 X선 사진에 익숙하기만 해도 간호에 충분히 활용할 수 있습니다.

침습적(invasive) 시술 이후의 위험 방지에 필수

기관삽관, 중심정맥라인 삽입, 흉강드레인 삽입 등의 침습적인 시술 이후에는 치료효과와 삽입한 튜브, 카테터류의 위치 확인이 필수입니다.

기흉 환자에게 흉강드레인을 삽입했을 때의 X선 사진에서는 드레인이 흉강 내에 바르게 위치하고 있는지, 폐의 재팽창이 이루어졌는지 봅니다. 흉부X선 사진을 보아 조금 익숙해지면 읽을 수 있을 것입니다. 만약 흉강드레인이 구부러져있어 드레이니지가 효과적이지 못하면 기흉도 남고 피하기종(subcutaneous emphysema)도 확대될 것입니다.

이와 같이 X선 사진은 환자의 병태가 바뀌거나, 예상외의 변화를 보였을 경우에 그 원인을 밝히고, 치료와 간호를 바꾸는 근거를 제시합니다. 또한 침습적인 시술을 실시한 뒤에는 그 효과와 체내의 카테터나 튜브 종류의 위치확인에 필수적입니다.

나아가 환자의 눈에 보이지 않는 병태의 긴급 정도나 중상 정도가 눈에 보이는 형태로 바뀌므로 치료에 임하는 의료진의 인식을 분명하게 할 수 있습니다. 두개내출혈(intracranial hemorrhage)에 대한 CT나 급성 뇌경색에 대한 MRI 등이 그 대표라고 할 수 있습니다.

X선 사진에 조금만 익숙해지면 이들 정보를 얻을 수 있게 됩니다.

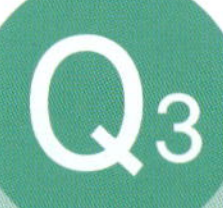

X선과 CT영상에서 우선적으로 볼 내용

—X선이나 CT영상을 볼 때 먼저 어디를 보는 것이 좋을까?—

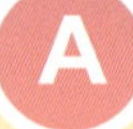

- "그럴 것 같다"라도 좋으니 정상영상을 보고 기본형태에 익숙해지도록 합니다.
- 「좌우대칭이어야 하는 것이 대칭을 이루고 있는가?」와 「눈에 띄는 이상은 없는가?」를 정상영상과의 비교를 통해 발견합니다.
- 지금 보려는 영상이 누구의 것인지, 언제 찍은 것인지, 상·하·좌·우는 올바른지를 확인합니다.

정상영상을 보아둔다

X선 사진이나 CT영상에 익숙하지 못한 간호사에게 처음에는 영상이 암호같이 보일 수도 있습니다.

정상적인 해부도(dissecting chart)는 알 것 같지만 X선 사진은 어떻게 찍히는지 알 수 없다. 무엇을 보아야 좋을지 모르겠다. 이럴 경우에는 먼저 "그럴 것 같다"라도 좋으니 정상영상을 보아둡니다. 정상상태를 모르고 이상소견을 이해하기는 어려울 것입니다.

여기에 흉부X선 사진(**그림1**), 복부X선 사진(**그림2**), 두부CT(**그림3**)의 정상영상과 영상형성과정을 제시합니다. 개개인의 얼굴이나 눈의 모양과 크기, 체형이 다르듯 X선영상도 모두 다릅니다. 그러나 기본형은 같기 때문에 이것만은 기억해 두세요.

정상영상과 다른 점을 발견한다

복부 단순X선은 정상의 경우에도 좌우대칭(bilateral symmetry)은 아니지만, 흉부사진에서는 일부(중심음영)를 제외하면 거의 대칭(symmetry)입니다.(**그림4**) 그러므로 먼저 보아야 할 것은 「대칭이어야 하는 곳이 좌우대칭인가?」와 「눈에 띄는 이상증세는 없는가?」입니다. 정상의 영상과 확실히 다른 부분을 찾아냅시다. 물론 그 전에 반드시 지금 보려고 하는 필름이 누구의 영상이고, 언제 찍은 것인지, 또 상하좌우는 올바른지를 확인해 주세요.

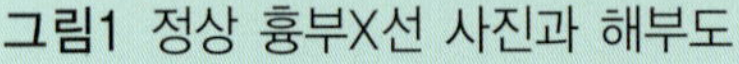

그림1 정상 흉부X선 사진과 해부도

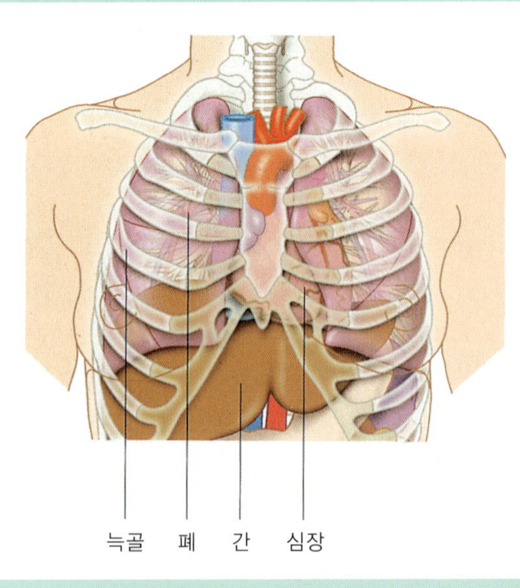

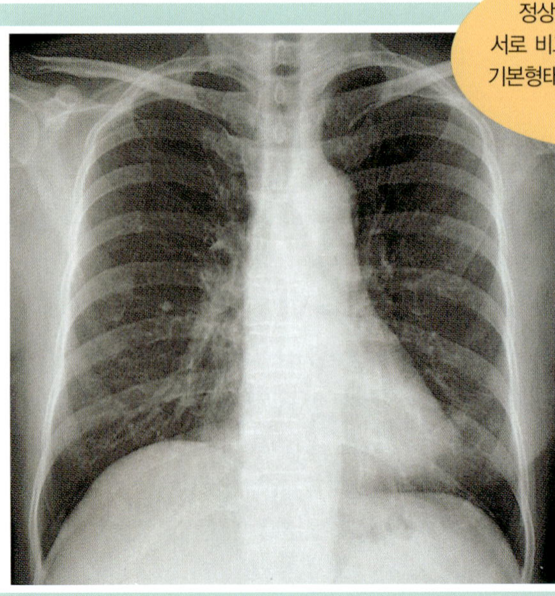

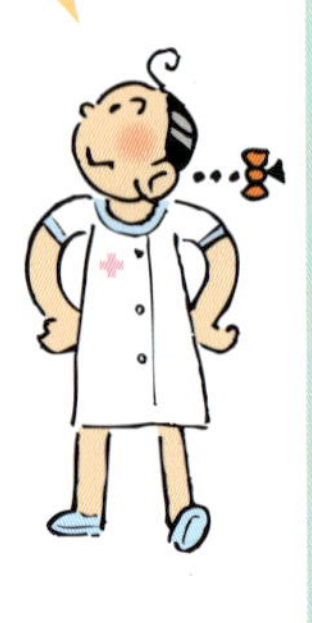

그림2 정상 복부X선 사진과 해부도

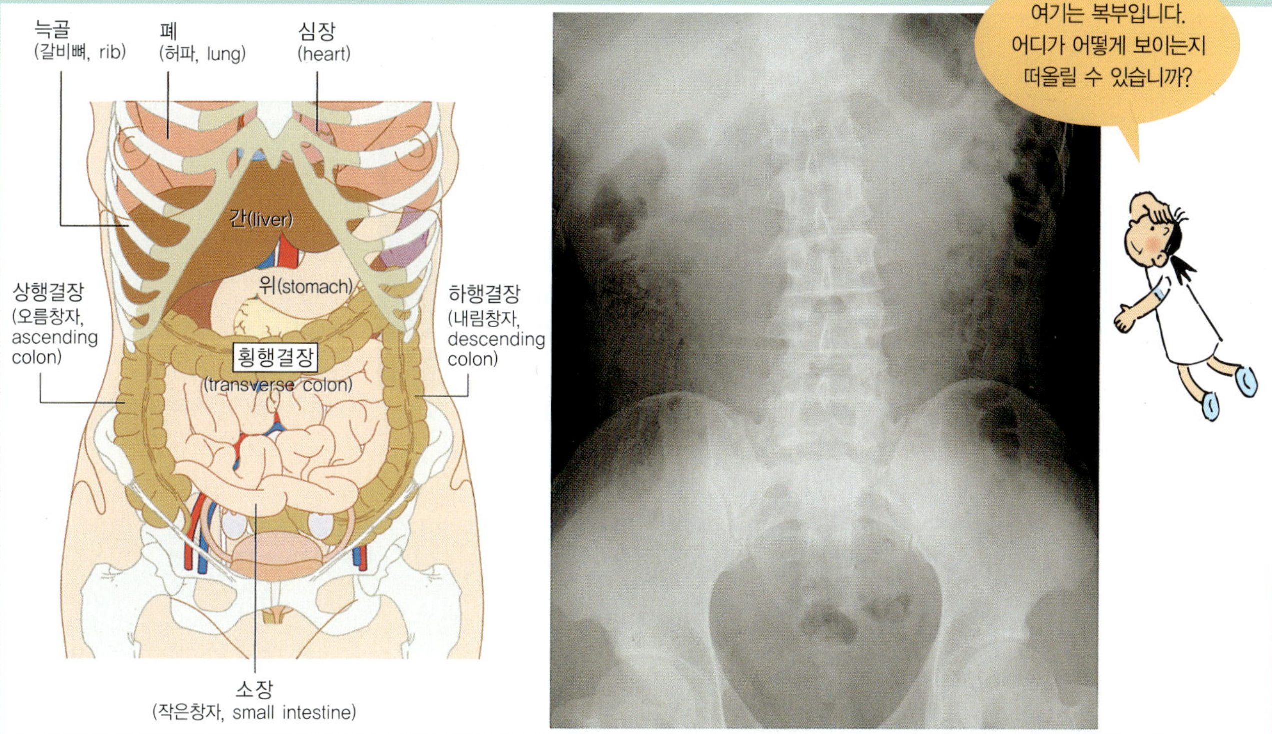

그림3 정상CT와 영상형성과정

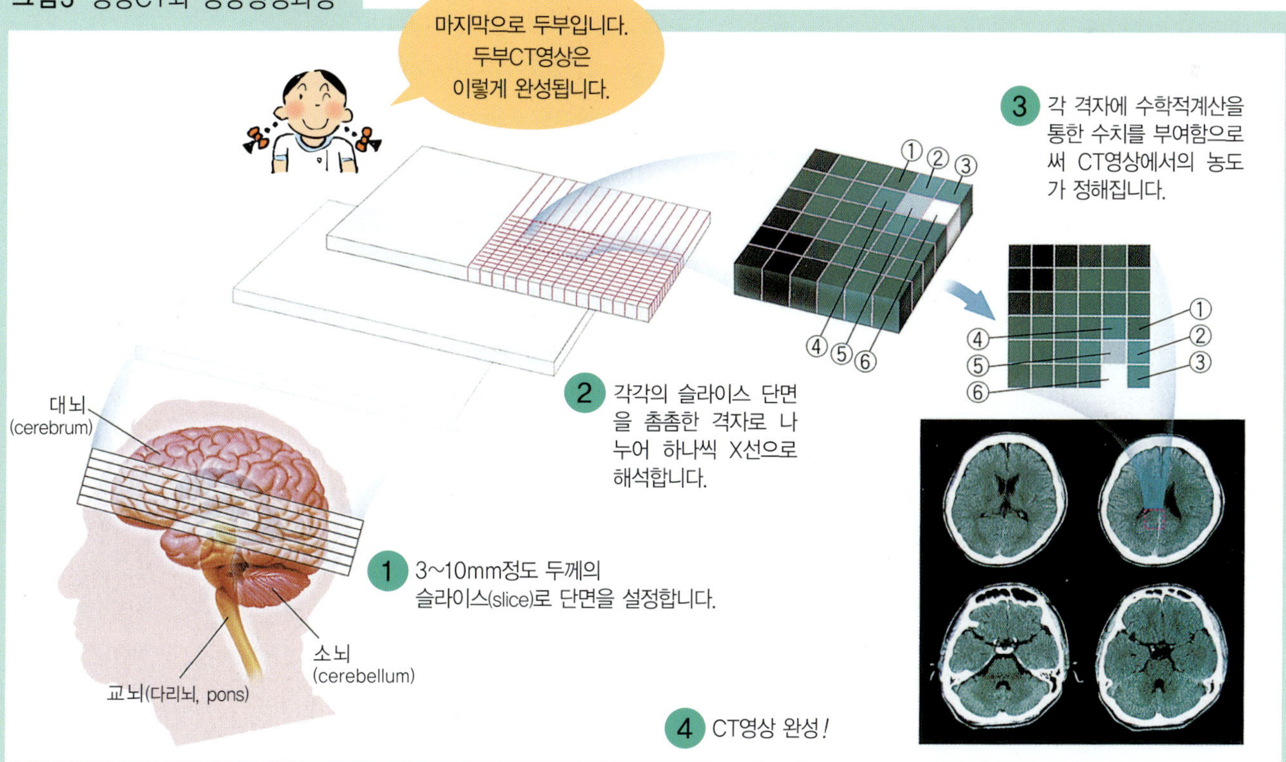

그림4 정상영상의 포인트

A, B는 같은 영상으로 B에서는 영상에서 나타나는 윤곽의 해부도를 제시합니다.

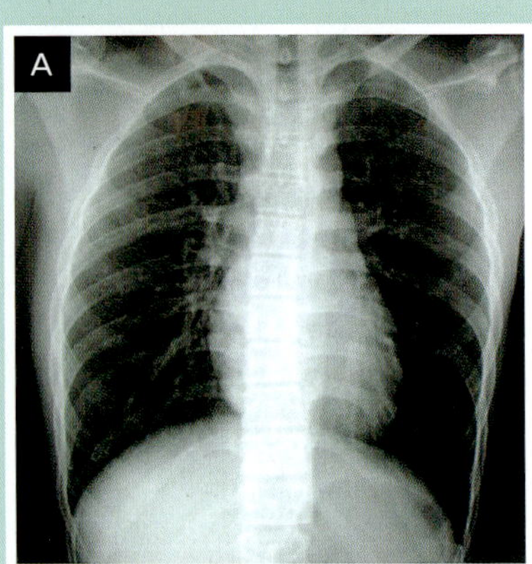

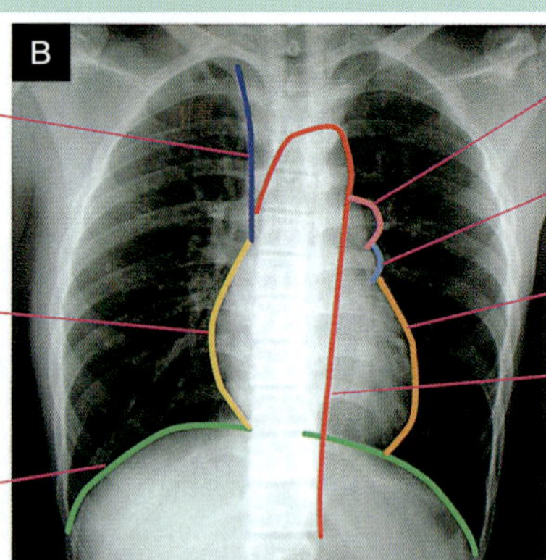

Q4 X선 영상의 형성원리는? 흰부분과 검은부분의 차이는?

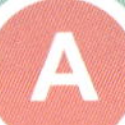

- X선 조사장치와 필름 사이에 환자를 두고 X선을 통과시켜 그 지나간 상태를 찍어낸 영상.
- X선은 감광판(plate)을 검게 변색시키므로 몸이 X선을 통과시킨 부분에서는 검게 찍히고 몸이 X선을 많이 흡수한 부분에서는 하얗게 찍힙니다.
- 공기>지방>수분(간, 심장 등)>뼈의 순으로 검게 찍힙니다.

뢴트겐(Röntgen)박사의 발명품

X선은, 1895년에 독일의 물리학자인 뢴트겐박사에 의해 발견된 후 100여년의 역사를 가지고 있습니다. 박사는 물체를 투과하는 힘이 있는 「불가사의한 선」이라는 뜻으로 「X선」이라고 명명하였습니다. 그 후에 독일 의학회는 박사의 공적을 기려 「뢴트겐선」이라 개칭하여 일반적 호칭으로 널리 사용하게 되었습니다.

당시에 박사부인의 손을 촬영하여 발표한 것이 인체 X선 사진의 시초로, 오늘날의 X선 영상 진단의 기초가 되었으며 그 후 X선은 여러 분야에서 활용되어 왔습니다.

공기는 검고, 뼈는 하얗게, 지방이나 수분은 그 중간

가장 일반적으로 알려진 흉부나 복부 등의 단순X선 사진에서는 X선 조사장치와 필름 사이에 환자를 두고 찍어 영상화합니다. 감광판인 필름은 본래 하얗고, X선은 감광판을 검게 변색시키므로 몸이 X선을 통과시킨 부분에서는 검게 찍히고, 몸이 X선을 많이 흡수한 경우에는 그 부분이 하얗게 찍힙니다.

X선의 투과도가 높은 것 중 대표적인 것이 공기입니다. 반대로 X선의 투과도가 낮은 것 중 대표적인 것이 뼈(bone)나 조영제(contrast media)입니다.**(그림1)** 수분을 많이 함유한 장기나, 수분이 내강(lumen)을 채우고 있는 장기의 투과도(penetrance)는 그 중간입니다. X선의 투과도는 높은 순서대로, 공기>지방>수분(간이나 비장 등의 실질장기와 심장, 액체를 저장한 소화관)>뼈이며, 이것이 X선 필름상의 검은 정도의 순서이기도 합니다. 즉 "공기"가 있는 부분이 가장 "검게" 찍히고 "뼈" 부분이 가장 하얗게 찍힙니다. 수분에는 간이나 비장 등의 실질장기와 심장, 액체가 고여 있는 소화관이 포함됩니다. 더 세세하게 나눌 수도 있지만 우선은 공기와 수분과 뼈의 순서만을 기억해 주십시오.

그림1 공기, 수분, 뼈를 통과한 X선의 영상형성 원리

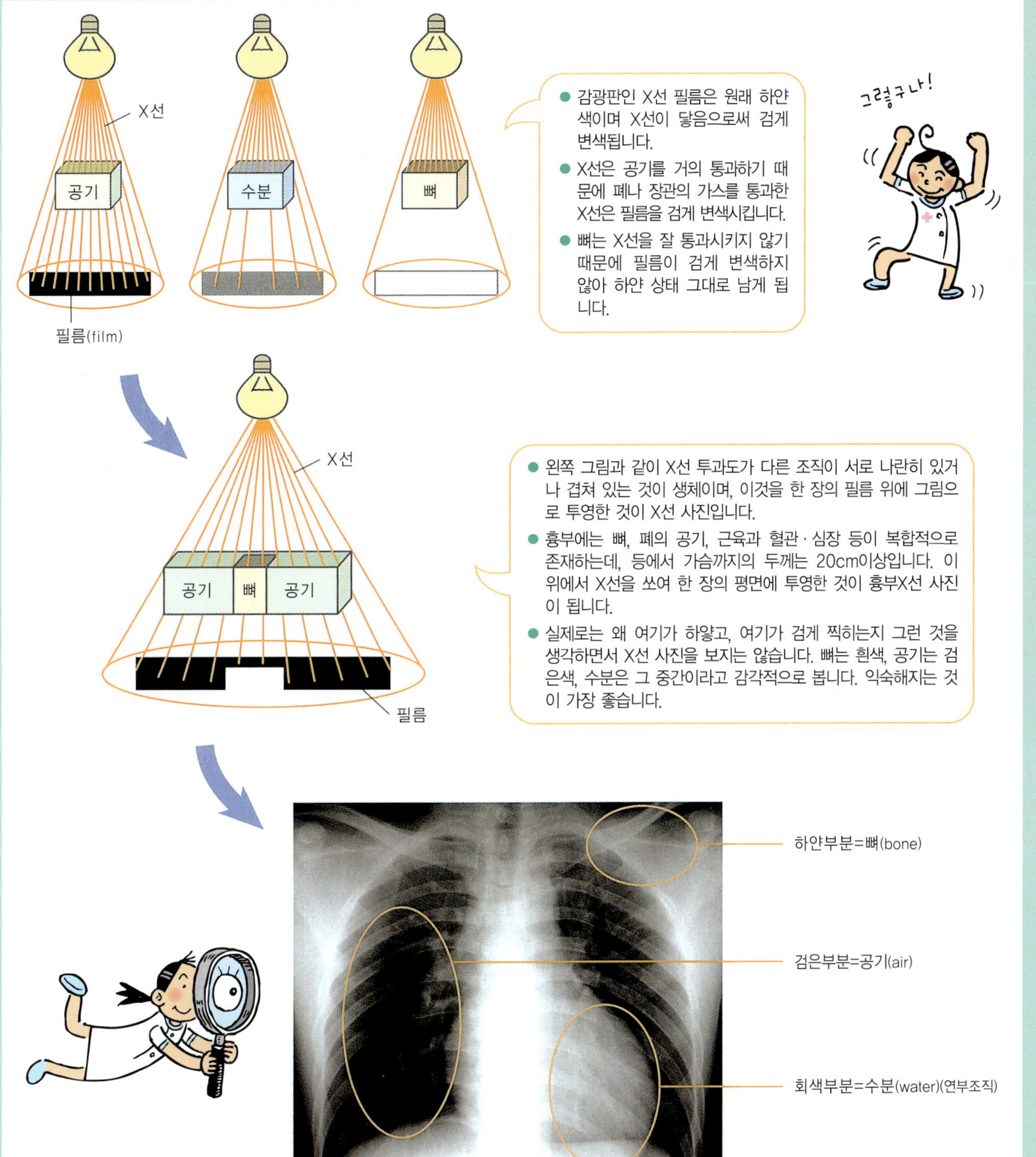

「정상」과 「이상」을 구분하는 기준

-무엇이 어떻게 되면 이상일까?-

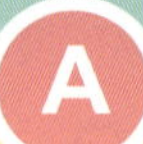

- 먼저 정상영상을 떠올립시다.
- 거기에 무엇이 보이는지 대략적인 인체구조를 알아둡니다.
- 좌우의 차가 없어야 하는데 있다, 보여야 하는 것이 보이지 않는다, 정상영상과 명백하게 다르다 등의 경우에는 「이상」으로 간주합니다.

이상소견을 보고 「이상임」을 알 수 있기 위해서는 정상영상을 영상화하여 기억해 두는 것이 가장 좋습니다.

이를 위하여 인체구조에 대해 알아두어야 하는데, 정확한 판독을 위해서는 결국 해부학, X선 사진의 성립과정과 완성된 영상의 상세한 판독(reading)지식이 필요하지만 이에 도달하는 것이 본서의 목적은 아닙니다.

X선 사진을 어렵게 생각하지 않고 친근하게 느끼고, 편안하게 보는 계기를 마련하는 것이 목적이므로 완성된 X선 사진을 판독할 포인트에 관련하여 필요한 최소한의 해부와 영상의 구성요소를 알고 있으면 됩니다.

Q3에서 본 정상영상와 비교하여 표1의 차이가 보이면 간호사의 눈으로 본 X선 사진 상의 이상으로 간주합니다.

표1 "여기가 다르다"면 X선 사진에서는 이상이다

① 좌우차이가 없어야 하는 곳에 차이가 있다.
② 보여야 하는 구조물이 보이지 않는다.
③ 보이는 구조물이 정상과 확연히 다르다.

column 환자를 다른 병원에 소개할 때, 소개받았을 때, CT 등의 영상필름은 어떻게 관리합니까?

독자 여러분의 병원은 진료기록카드(chart)와 영상저장전송체계(PACS)가 전자화되어 있습니까? 응급센터에는 많은 병원으로부터 소개받은 환자가 찾아옵니다. 그리고 환자와 함께 오는 영상에는 다음과 같은 몇 가지 유형이 있습니다.

① CT나 단순X선 사진의 필름을 전부 가지고 온다.(때로는 20~30매나 됩니다.)

② 영상저장전송체계가 전자화된 병원에서는 CD에 복사하여 온다.

③ 병원으로부터는 아무런 영상 정보가 없다.

④ CT 등의 모니터화면의 영상을 디지털 카메라로 촬영하여 가지고 온다.

소개받은 병원에서 빌려온 필름은 분실되지 않도록 바로 돌려주는 것이 원칙입니다. 그러나 진료상 중요한 것은 한동안 가지고 있거나, 새로 의뢰된 병원에 보관할 필요가 있습니다.

이럴 때에는 복사를 합니다. 물론 그 비용은 누군가가 부담하게 됩니다. CD로 보존된 영상은 때로 열리지 않는 경우도 있습니다.

또한 영상이 없을 때나 디지털 카메라 사진 한 장만으로는 충분한 영상정보가 전달되지 않으면 다시 검사해야 하는 경우도 많습니다.

*PACS : Picture Archiving and Communicating System

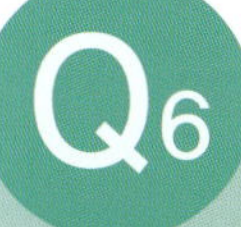

임상현장에서 자주 볼 수 있는 대표적인 이상소견은?

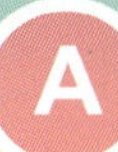

- 자주 접하는 이상소견은 소속 병동에 따라 달라집니다.
- 흉부X선, 복부X선, 두부CT, MRI에서 일상적으로 자주 보며, 간호사가 보고 알 수 있는 이상소견이 표1 입니다.
- 흉부와 복부X선 사진에서는 입위(일어서서 찍은 사진)와 와위(누워서 찍은 사진)에서 소견이 다른 것에 주의합시다.

어떤 의료시설에서 어떤 환자를 담당하는가에 따라 자주 보는 이상소견은 다르지만 공약수(common divisor)로서 빈도가 높은 흉부X선, 복부X선, 두부CT, MRI의 이상영상을 열거했습니다.(표1, 그림1)

통계를 기초로 한 것도 아니고 병명만으로 한정하지 않았습니다. 눈에 잘 띄는 소견으로 어디까지나 참고로 해 주시기 바랍니다. 자세한 이상소견은 포함되지 않았으며 간호사가 보아 알 수 있는 일상적으로 접하게 되는 소견입니다.

또한 흉부와 복부X선 사진에서는, 외래 등에서 촬영하는 경우가 많은 「입위 영상」과 휴대용 장치로 촬영하는 「와위 영상」과는 다른 소견이라는 점에 주의해야 합니다.

상세한 내용은 「제3장」(p.61~)에서 해설합니다.

표1 임상현장에서 자주 접하는 이상소견의 예

흉부X선
• 폐렴 • 무기폐 • 심확장 • 울혈성심부전 / 폐수종 • 흉수 • 기흉
복부X선
• 소장가스 / 공기액체층(air-fluid level)형성 • 이상 확장된 대장 • 확장된 위장 • 복강내 유리가스상
두부CT
• 뇌위축 • 뇌경색 • 뇌출혈 • 두부외상에 의한 두개내출혈
MRI
• 뇌경색 • 전신 각 부위의 종양병
카테터와 튜브 종류의 위치 확인
• 잘못 삽입 • 위치 이상

그림1 이상영상의 실제 사례

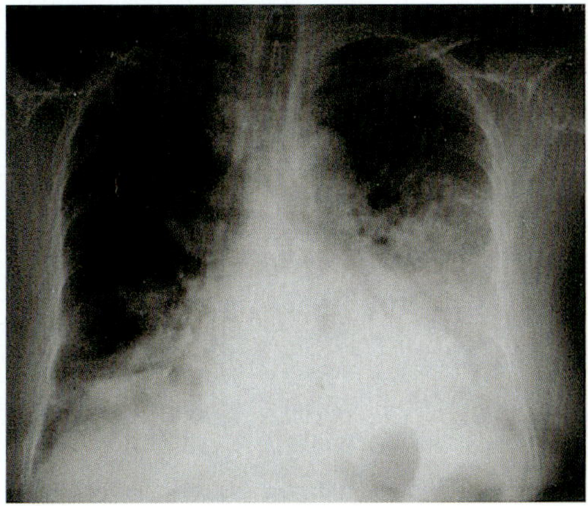

● 양측하엽의 폐렴입니다. 좌측 아래 폐야(폐영역, pulmonary area)에 강한 침윤음영(infiltrative shadow)이 보입니다.

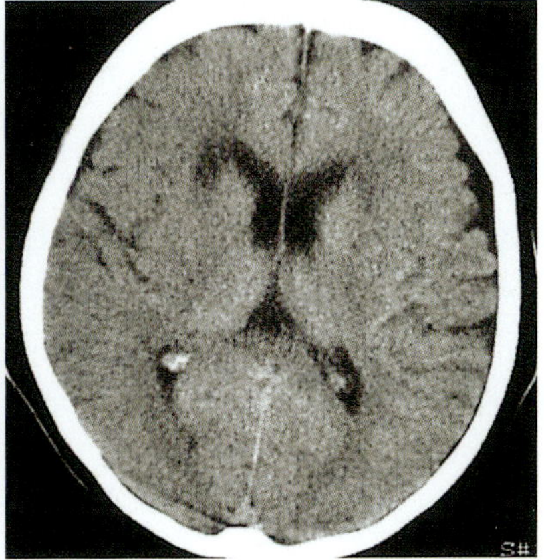

● 우측에 뇌경색 소견이 보입니다. 환자에게 왼쪽 마비가 일어났습니다.

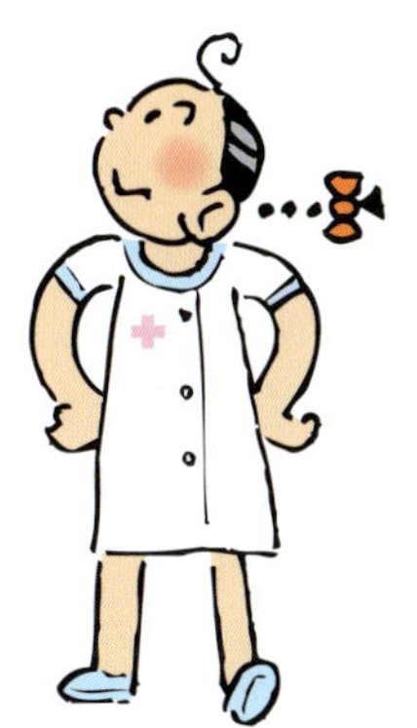

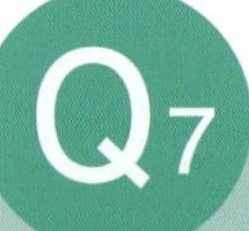

영상정보를 간호에 활용하는 법

−영상정보를 어떻게 간호에 활용할까?−

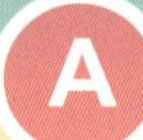

- 시간경과에 따른 소견의 변화와 이상소견을 충분히 평가하면 어떤 영상정보라도 간호로 연결됩니다.
- 체위, 수분 밸런스, 가스배출, 영양섭취, 튜브나 카테터의 위치확인 등 간호에 폭 넓게 활용할 수 있습니다.
- 중요한 것은, 환자를 직접 보고 이야기를 듣고, 신체소견을 관찰하여 종합적으로 판단하여 간호하는 것입니다.

영상정보로 간호를 재검토할 수 있다

모든 영상의 시간경과에 따른 소견의 변화와 이상소견은 의사와 함께 그 병태를 충분히 평가하면 반드시 간호에 활용할 수 있습니다.

여기에서는 간호사가 X선 사진에 익숙해지고 판독하여 어떻게 간호에서 활용할 것인지를 각 경우를 들어 생각해 봅시다.(그림1)

1. 흉부X선 사진을 간호에 활용하는 경우

「폐렴이나 무기폐의 소견이 보였다」

객담 배출을 원활하게 하는 체위를 생각하고 체위변환의 스케줄 등을 매일 매일의 영상소견을 기초로 계획하고 변경하는 일이 가능해집니다.

「울혈성 심부전(congestive heart failure)이나 폐수종(pulmonary edema), 시간경과에 따른 심음영 확대 등이 있다」

파울러체위(Fowler's position)를 적극적으로 취한다, 수분섭취나 요의 양 등을 기록하여 수분 밸런스를 엄격히 유지한다, 는 등의 주의를 기울일 수 있습니다.

「횡격막 거상이 있다」

무기폐에 의한 것일수도 있지만 복부팽만에 의한 것일 가능성도 생각할 수 있습니다. 흉부X선 사진밖에 없다면 복부의 신체소견에도 주의를 기울이기 바랍니다.

2. 복부 X선 사진을 간호에 활용하는 경우

「확장된 대장가스가 있다」

복부의 팽창을 호소하거나 명백한 팽만이 보이면 가스배출을 하도록 힘씁니다.

「소장가스와 확장된 대장가스, 현저히 확장된 위장가스 등이 있다」

분명한 상태를 말하지 못하는 환자라도 이러한 소견이 인정되었을 때에는 식사나 튜브영양에 충분한 주의를 해야 합니다. 이로 인해 폐흡인(pulmonary aspiration)이나 복부증상 악화를 막을 가능성이 있습니다.

3. 위치의 이상은 없는가?

「기관튜브의 끝이 오른쪽 폐로 들어가 있다」

튜브나 카테터 등의 위치확인은 언제나 중요합니다. 기관삽관 튜브와 기관분기부(bifurcation of trachea)와의 관계, 경비위삽관(nasogastric intubation)의 끝부분과 측공의 위치, 중심정맥 카테터 끝부분 등의 확인은 X선 사진이 가장 확실합니다.

*

이들 소견은 X선 소견만을 가지고 간호를 실시하는 것이 아니라 환자를 직접 보고 증세를 듣고, 신체소견을 관찰하여 종합적으로 판단하여 간호에 활용합니다.

아무리 X선 사진에 익숙해 있어도 환자에게 등을 돌린 채 X선 사진만을 보아서는 안 됩니다.

구체적인 경우와 어떻게 간호를 시행할지에 대한 상세한 내용은 「제2장」(p.45)에서 서술합니다.

그림1 영상을 간호에 활용한 예

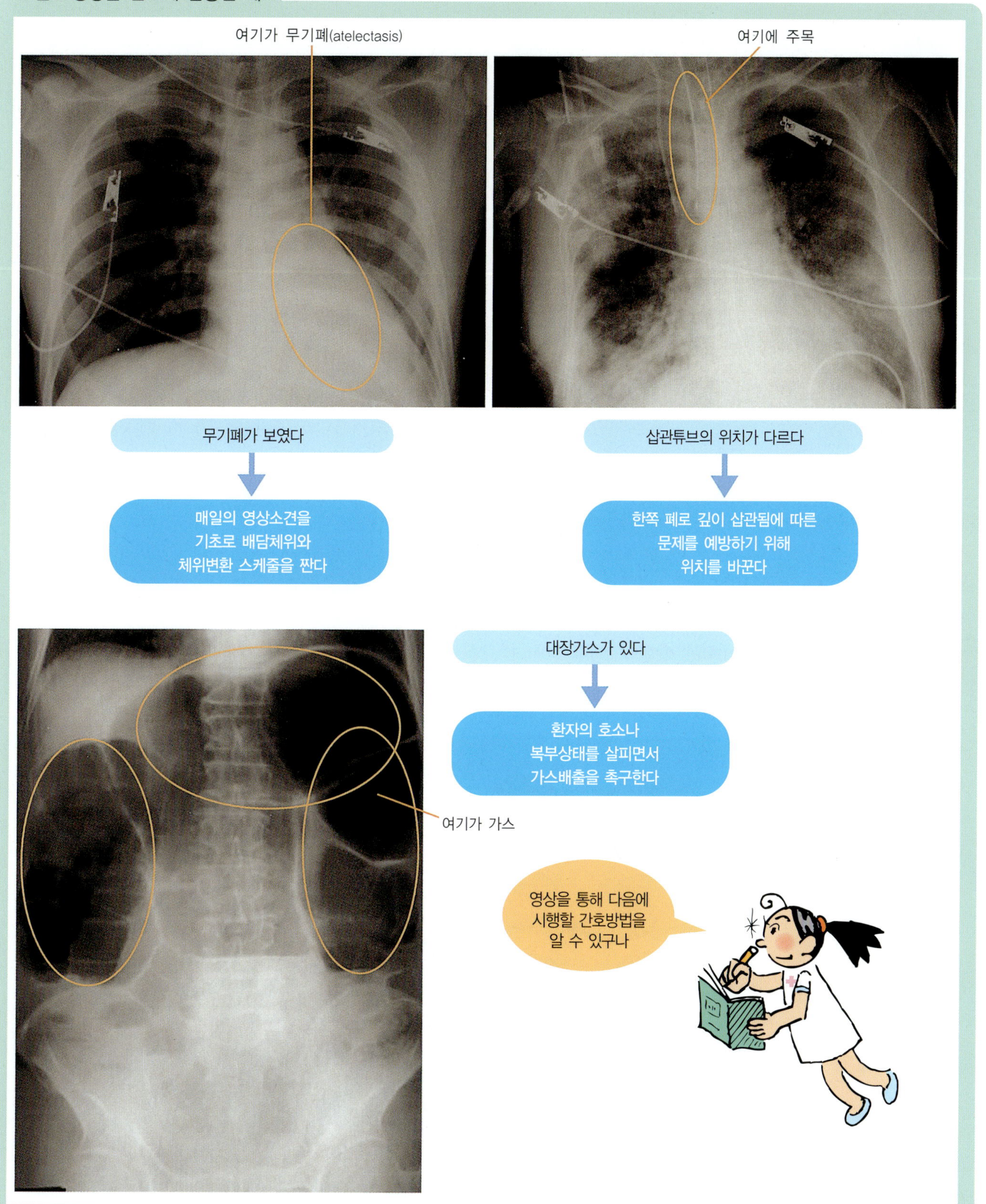

Q8 CT와 단순X선 사진의 차이는?

A

- 두께가 있는 신체부분을 한 장의 필름에 투영한 것이 단순X선 사진으로, 신체를 둥글게 잘라 그 면을 다리 쪽에서 바라본 것이 CT입니다.
- 실제 CT는 단순히 둥글게 자를 뿐만 아니라 1mm에서 10mm정도로 자른 인체 절편을 X선으로 분석한 것입니다.

X선 사진이란?

단순X선 사진은 X선 투과성이 다른 여러 가지 조직이 종횡으로 서로 겹쳐 존재하는 두꺼운 신체의 부분을 한 장의 필름 위에 투영한 것입니다. 그리고 X선 투과도의 차이에 따라 필름 상의 색이 결정되는 것은 Q4에서 말한바와 같습니다.

CT란?

CT란, computed tomography이며, tomography란 단층상을 말합니다.

간단하게 말하자면 신체를 둥글게 잘라 그 부분을 다리 쪽에서 바라보고 있다고 생각하면 쉬울 것입니다.

그러나 실제로는 단순히 둥글게 자른 것을 바라보는 것과는 조금 다릅니다. 1mm에서 10mm정도의 일정한 두께로 자른 인체 절편을 만들고, 각 절편에 포함된 조직을 X선으로 분석하여 절편의 단면에 흑백으로 표현한 그림이 하나의 CT단면영상이 됩니다.

조각을 낸 오뚝이를 예로 들면 두께가 있는 노랑, 보라, 파랑, 녹색의 조각에 포함된 내용을 각각 X선으로 분석하여 노랑(yellow), 보라(violet, purple), 파랑(blue), 녹색(green)에서 한 장씩의 영상을 만들게 됩니다.(그림1)

그림1 오뚝이와 CT영상

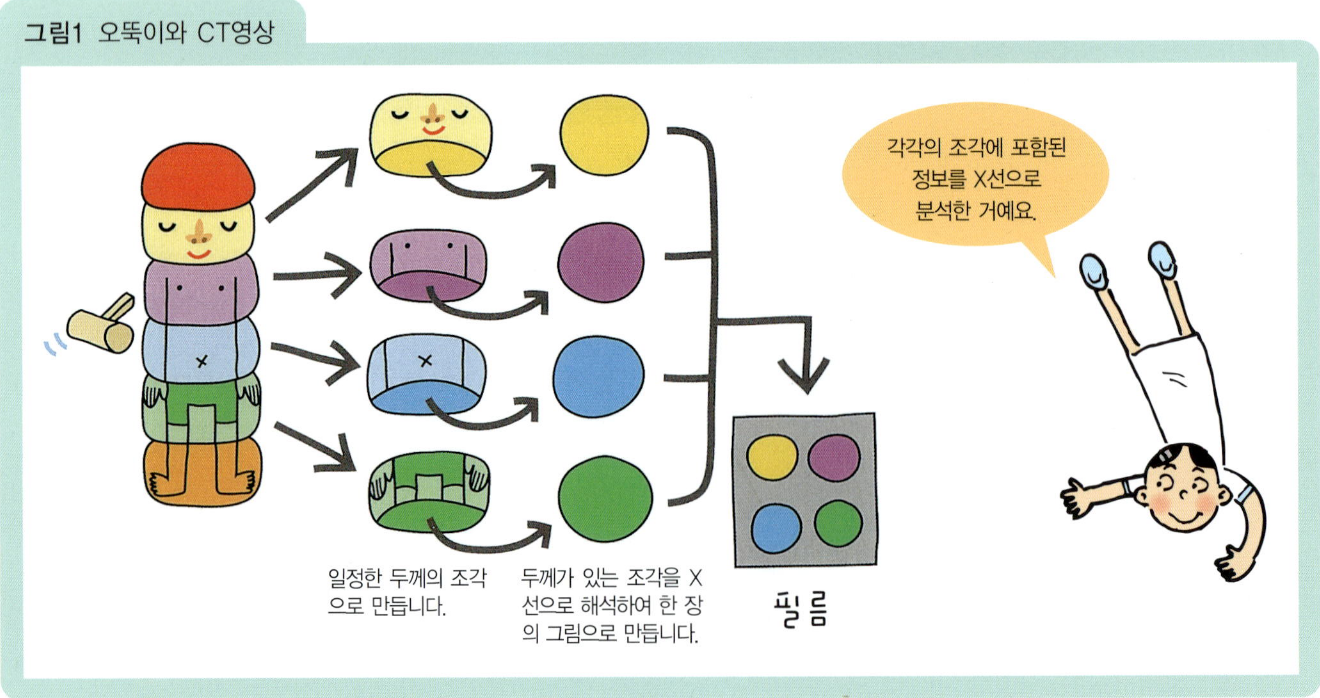

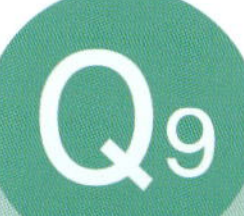

CT와 단순X선 검사 중 무엇을 선택할까?

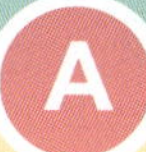

- 확실히 CT가 신체내의 상황을 보다 상세하고 정확하게 전해줍니다. 그러나 목적한 정보를 얻을 수 있다면 양쪽 검사법 모두 정확합니다.
- 두개내 출혈(intracranial hemorrhage)을 본다면 CT가 필요하고, 중심정맥라인의 위치를 확인한다면 X선 사진으로 충분합니다.
- 목적, 장점, 단점을 고려하여 선택하는 것이 중요합니다.

한 장의 투영도인 단순X선 사진과 많은 조각을 만들어 상세하게 해석한 CT의 정보량의 차이는 분명히 있습니다. 그러므로 대부분의 경우에는 CT가 더 정확한 신체 내부의 상황을 보여줍니다.

그러나 X선이나 CT촬영을 실시하는 데에는 목적이 있으며 따로 정해진 것은 없습니다.

① 영상진단을 실시하려는 목적과 필요로 하는 정보는 무엇인가?

② X선, CT의 장점과 단점

이 두 가지 면에서 어떤 검사법을 선택할지 생각합니다.

목적하는 정보가 무엇인지 생각한다

먼저 목적하고 있는 정보를 얻을 수 있다면 어떤 검사법도 정확하다고 생각해도 좋습니다.

예를 들면 갑작스런 두통과, 구토를 계속하는 50세의 여성이 외래로 왔다고 합시다. 지주막하출혈이 의심되면 두부 단순X선 사진을 찍어야 할까요? 단순X선으로는 두개내의 출혈을 진단할 수 없으므로 CT를 통해서만 정확한 정보를 얻을 수 있습니다.

그러나 입원중인 환자에게 우대퇴정맥으로 중심정맥라인을 삽입하고, 그 끝의 위치확인을 하려할 때에는 흉부 또는 복부 X선 사진만으로도 충분히 정확합니다.

만약 호흡상태가 좋지 않아 인공호흡(artificial respiration) 중인 환자라면 더욱 그렇습니다. 휴대용 X선을 사용하면 침대에 누운 채로 정확하게 필요한 정보를 얻을 수 있습니다.

물론 CT로도 카테터 끝의 위치는 정확하게 알 수 있지만 대부분의 경우에는 X선 검사만으로 충분합니다.

장 · 단점을 고려한다

얻을 수 있는 정보량은 CT가 압도적으로 우세합니다. 그러나 CT촬영을 위해서는 아무래도 CT실로 이동해야 하며 호흡이나 순환동태가 불안정한 환자라면 충분한 주의가 필요합니다.

당연히 방사선 피폭량도 많아집니다. 횡단상의 CT만으로는 평행한 골절 등은 전혀 진단하지 못할 수도 있습니다. 그리고 하루에 시행할 수 있는 환자 수에도 제한이 있어 검사료가 비쌉니다.

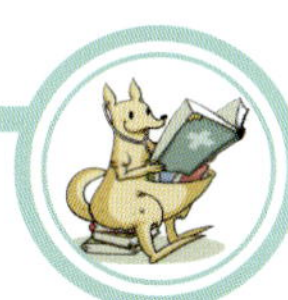

coffee break

- **무기폐**(atelectasis)란 어떤 원인으로 기관지가 폐색되어 말초부의 폐조직에 기관지로부터의 공기 유입이 정지됨으로써 폐포 내에 공기의 양이 적거나 또는 매우 결핍된 폐의 이상상태를 말한다. 폐확장부전으로 기침 · 흉통 · 빈맥 · 호흡곤란(dyspn[o]ea) 등의 증세와 심할 경우에는 쇼크를 일으켜 위험하다. 폐포벽은 거의 간극(틈)이 없을 정도로 서로 접하고 있으며, 절편을 물에 넣으면 가라앉는다.

출산 전에 사망한 태아의 경우는 태아성 무기폐이고, 후천성인 것으로는 압박에 의한 것 또는 기관이 폐색하여 잔기가 흡수되어 일어나는 것이 많다. X선 사진에서는 그 부분에 균질성인 음영이 나타나며, 감염이 되면 예후가 나쁘다.

column

조금 더 상세한 CT의 구조

CT에서는 단층면 내의 미세한 복셀(화적소, 용적화소, voxel)에 X선을 쬐어 X선 흡수치를 구해 영상으로 표시합니다. X선 흡수계수(CT수치, 또는 하운스필드 수치[Hounsfield number])는 수분을 기준으로 하고 있어, 수분은 0, 공기에서는 X선 흡수가 거의 제로이므로 −1,000, 뼈에서는 X선 흡수가 매우 높기 때문에 1,000에 가까운 수치가 나옵니다. 각 단면을 구성하는 복셀(512×512개)의 CT수치를 계산해낸 뒤, 이 숫자가 작을수록 검고, 클수록 하얗게 나타내면 흑백으로 표현된 CT단면 영상이 만들어집니다.

어느 정도의 CT수치를 어느 정도의 흰색이나 검은색으로 나타낼지는 영상표시 방법에 따라 다릅니다만, 뇌 CT에서는 뼈와 함께 혈종은 하얗게 표현됩니다. 같은 CT수치 조직이라도 영상표시 방법에 따라 하얀 정도가 달라 두부 CT와 달리 흉부나 복부 CT에서 혈종은 새하얗게는 표시되지 않습니다.

단순 X선 사진은 조직을 통과한 X선이 감광지(sensitive paper)를 얼마나 변색시켰는지에 따라 표현됩니다. 이러한 X선 사진은 두께가 있는 흉부나 복부를 한 장의 사진으로 투영한 것으로서(p.16, 그림1), 신체 절편을 만들어 단면을 설정한 다음 X선으로 해석하고 이를 조합해서 한 장의 단면도로 표현한 CT(p.17, 그림3)와는 다릅니다.

coffee break

● **뇌실**(cerebral ventricle)이란 뇌 속에 액체가 차 있는 빈 공간을 말하며 뇌 안에 있는 빈 공간으로 좌우측뇌실 · 제3뇌실 · 제4뇌실로 이루어져 있다. 뇌실은 이 4개의 강소가 교통하고 있고, 각 뇌실에는 맥락총(choroid plexus)이 있어 뇌척수액(cerebrospinal fluid)을 생산하고 있다. 따라서 뇌실 안은 뇌척수액으로 가득 차 있다. 좌우의 대뇌반구(cerebral hemisphere) 속에는 각각 측뇌실이 있으며, 좌우 실간공에서 간뇌의 제3뇌실에 이어져 있다. 중뇌 안에 있는 가느다란 관인 중뇌수도를 거쳐 소뇌 · 교 · 연수 사이에 있는 제4뇌실과 연결된다. 그 아래쪽으로 뇌실의 연장인 척수의 중심관에 이어져, 그 전체와 연결된다.

뇌실의 내면은 뇌실막 세포로 덮여 있다. 측뇌실 · 제3뇌실 · 제4뇌실 벽의 일부분은 뇌연막이 혈관을 수반해 만든 맥락총이 있으며 여기에서 뇌척수액이 생산되어 뇌실 안으로 분비된다. 뇌척수액은 뇌실 안과 거미막하강 안을 천천히 순환하며 중추신경 조직에 영양을 공급하는 작업과 대사산물을 배출하는 등 중요한 역할을 한다. 뇌와 척수는 한 가닥의 신경관(neural tube)에서 발생한 것으로 신경관 안의 빈 공간은 뇌의 발달과 함께 곳곳에 크게 부푼 부분을 만든다. 측뇌실은 좌우 대뇌반구 안에 한 쌍이 있는데 제3뇌실과 연결된다. 측뇌실은 전두엽(frontal lobe) 안의 전각, 두정엽(마루엽, parietal lobe) 안의 중심부, 후두엽(뒤통수엽, occipital lobe) 안의 후각 및 측두엽 안의 하각 등 4부로 구성된다. 제3뇌실은 좌우의 간뇌 사이에 있는 좁은 빈 공간으로 그 뒤의 아래 부분은 중뇌 안에 있는 중뇌수도로 연결된다. 중뇌수도는 제4뇌실로 연결된다. 제4뇌실은 뇌교와 연수의 등부분과 소뇌의 아래 부분으로 둘러싸인 공간이다. 제4뇌실은 척수 중심관으로 연결된다.

● **뇌부종**(cerebral edema)이란 뇌조직의 대사이상 때문에 세포 내외에 수분이 이상적으로 축적되어 뇌기능이 저하하는 상태를 말한다. 주로 뇌실질 이외의 뇌혈관 용적의 확대나 수액강 용적의 증대 등에 의하여 두개내 용적이 증가하는 뇌종창과 혼동하는 일이 많은데 두 가지가 합병하여 생기는 경우도 있다. 두개내압이 항진되고 뇌헤르니아(cerebral herniation)를 일으키기 쉽다. 두개내에 발생하는 대부분의 병변은 모두 뇌부종의 원인이 되는데, 뇌좌상(cerebral contusion) · 두개내혈종(intracranial hematoma) · 뇌종양(encephaloma) · 뇌출혈(cerebral hemorrhage) · 산소결핍증 · 각종 중독증 등의 감염증(infection symptoms)이 그것이다. 치료는 먼저 원인을 제거하며, 호흡관리를 잘 하고, 충분한 산소를 공급하며 고장요소용액 · 고장 만니톨(mannitol) · 부신피질호르몬(adrenal cortical hormone) · 뇌대사부활제 등을 투여한다.

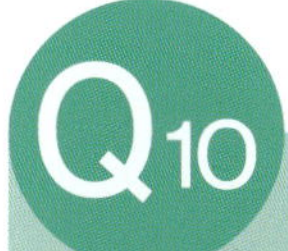

초음파(ultrasound, ultrasonic)란 어떤 것인가?

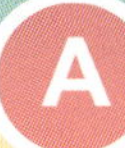

- 초음파는 "인간이 들을 수 없는 소리"입니다.
- 초음파검사는 체내를 향한 초음파가 여러 조직에 부딪쳐 되돌아오는 성질을 이용한 것입니다.
- 초음파는 체내를 통과하는 동안에 약해지거나 성질이 다른 경계면에서 반사되거나 굴절됩니다. 이러한 성질을 통해 조직의 모습을 파악할 수 있습니다.

초음파는 들리지 않는 소리?

초음파란 "사람이 들을 수 없는 소리"라고 정의하고 있습니다.

우리가 들을 수 있는 범위의 소리는, 약 20~2만Hz이며, 이보다 높은 주파수(frequency)의 음을 「초음파」라고 부릅니다. 실제로 초음파검사(ultrasonography)에서 사용되는 주파수는 2~20MHz입니다.(1MHz=100만Hz)

자연계에서는 박쥐나 돌고래 등의 동물이 초음파를 사용하여 살아가고 있습니다. 예를 들면 박쥐는 코와 입에서 초음파를 발생하여 반사되어 오는 초음파로 장애물과의 거리를 측정합니다.(그림1)

진단을 위한 초음파검사도 이와 마찬가지로 체내를 향한 초음파가 여러 조직에 부딪쳐 반사되어 돌아오는 것을 이용하고 있습니다. 초음파는 생체 내를 매초 약1,500m의 속도로 전진한다고 하며 점차 약해지거나(감쇠), 성질이 다른 조직의 경계면에서는 반사되거나 굴절되기도 합니다.

덧붙여 말하면 초음파는 공기 중에서 매초 340m로 느리게 전진합니다. 멀리서 들리는 천둥은 번개가 친후 잠시 후에 "우르릉 쾅"하고 울리는 것을 들을 수 있듯이 공기 중에서는 소리가 진행하기 어렵다는 것을 잘 알 수 있습니다.

그림1 음과 초음파

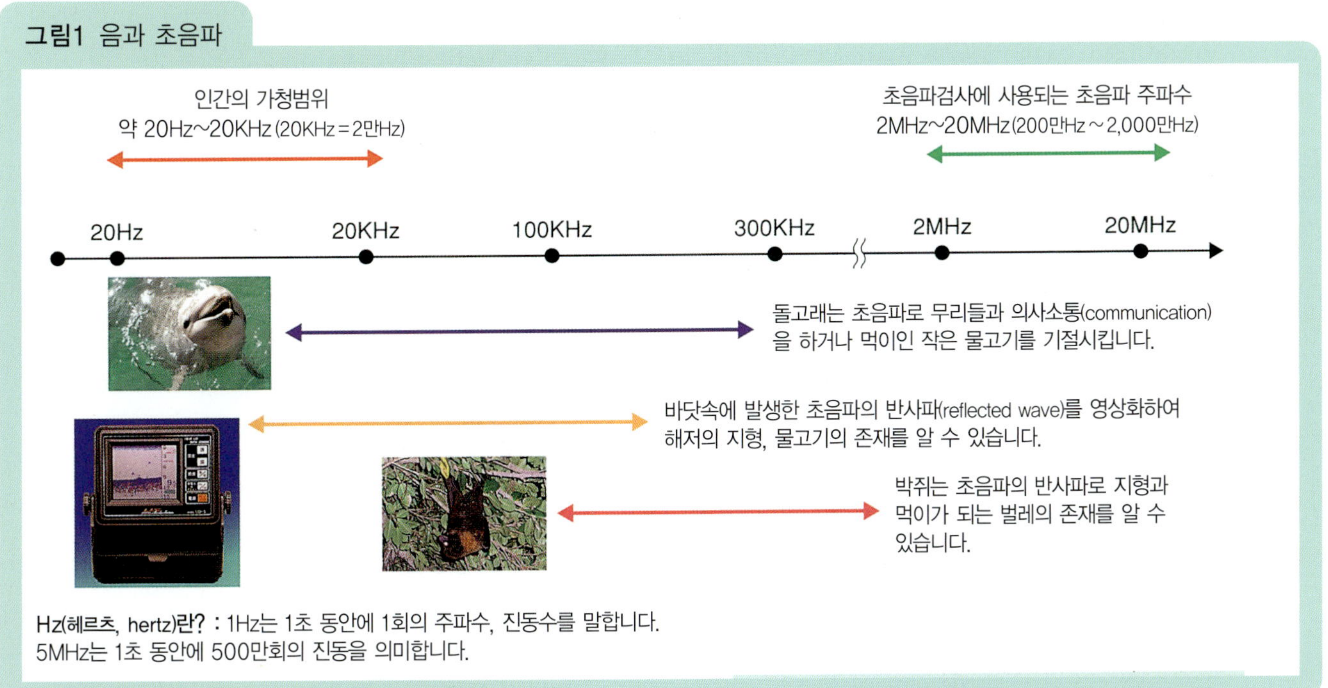

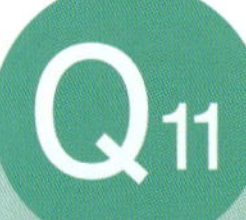

초음파검사는 CT영상이나 단순X선 사진과 어떻게 다른가?

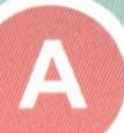

- X선에서는 피폭(exposure)이라는 문제를 무시할 수 없는데, 초음파가 인체에 미치는 영향은 거의 없다고 할 수 있습니다.
- X선에 의한 검사는 인체에 대한 투과성(permeability)을 이용하는 데 대해 초음파는 조직에서 반사하는 에코(echo)를 이용하여 단층상을 파악합니다.
- 영상진단법으로 단순X선과 CT에서는 기록 · 보존이 기계적으로 이루어지지만, 초음파검사는 필요한 영상을 파악하는 시술자의 능력이 요구됩니다.

피폭이 없다는 이점

방사선(radiation)의 하나이며 생체를 통과할 수 있는 X선에는 피폭이라는 문제가 있지만 초음파에는 피폭이 없습니다.

방사선에 의한 사고로는, 1986년 4월에 있었던 체르노빌(Chernobyl) 원자력발전소 사고와 관련된 피폭이 유명합니다. 이 사고와는 비교가 되지 않지만 X선 영상 검사도 태아나 생식기처럼 분화 · 분열이 활발한 조직에 대해 여러번 시행하면 그 영향을 무시할 수 없게 됩니다.

한편 초음파검사를 하루 종일, 몇 년간 지속하는 사람에게 초음파로 인한 장애가 발생하는지에 대한 질문을 받는데 그러한 예는 들어본 적이 없습니다. 강한 초음파를 사용하면 담석(gallstone)이나 요로결석증(urolithiasis) 등의 파괴도 가능하며, "초음파=생체에는 아무런 악영향은 없다"라고는 단언할 수는 없지만 보통 진단을 위한 검사에서 사용하는 강도의 초음파라면 아무런 문제가 없다고 생각해도 좋을 것입니다.

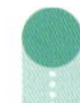

초음파에서는 반사하는 파장 = "에코(메아리, echo)"를 이용한다

CT도 포함해 X선에 의한 검사가 조직이나 장기에 의한 X선의 투과성의 차이를 이용한 것임은 Q4에서 언급하였습니다.

초음파를 생체에 발사했을 때 조직 중에서 반사하는 파장과 통과하는 파장이 발생합니다.(그림1) 전혀 성질이 다른 조직의 경계에서는 거의 대부분의 초음파는 반사합니다. 이 반사하는 파장을 "에코"라고 합니다. 이 에코를 이용하여 단층상이 만들어지는 것입니다.

초음파검사를 하는 장면을 떠올려 주세요. 검사하고 있

그림1 초음파의 통과와 반사

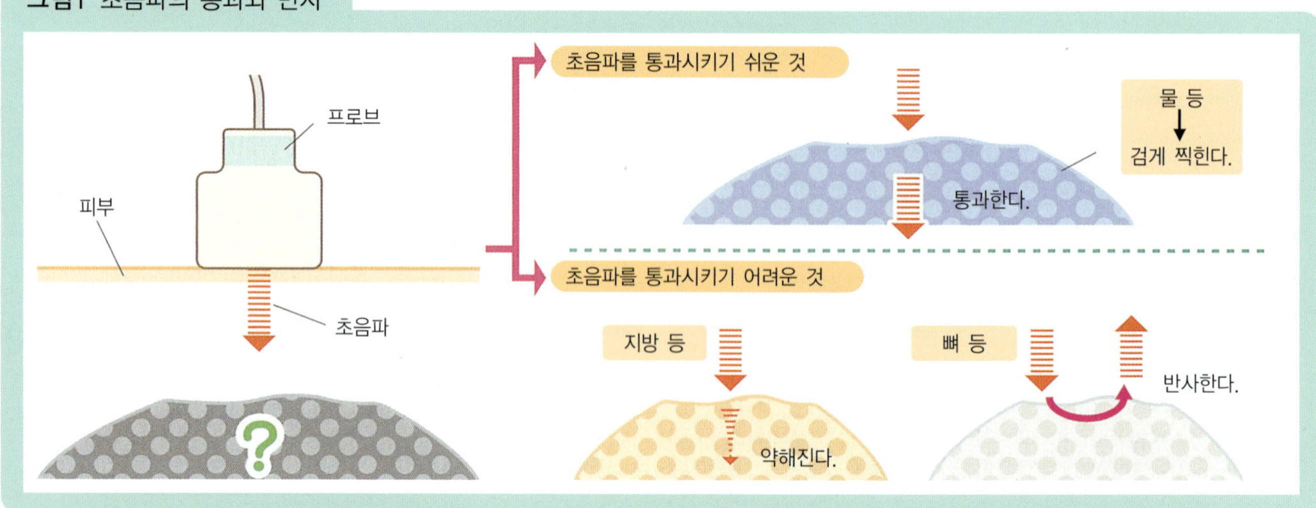

는 사람의 손에는 프로브(탐촉자, probe)가 있으며, 젤리를 바르고 환자의 몸에 접촉시키면서 모니터를 들여다 볼 것입니다. 프로브에서 초음파를 보내고 프로브로 그 반사파(에코)를 잡아 해석하여 만들어내는 실시간 동영상을 모니터를 통해 보는 것입니다.

또한 다음 질문에서도 말하겠지만, 초음파는 공기를 통과하기 어렵기 때문에 프로브와 인체 사이에 공기의 간극이 생기지 않도록 젤리(jelly)를 사용하여 공간을 메웁니다.(그림2)

초음파검사에서는 시술자의 능력이 영향을 미친다

또한 같은 영상진단법으로, 단순X선이나 CT와, 초음파검사가 어떤 점에서 다른지를 생각해 보겠습니다.

단순X선과 CT, MRI 등에서는 정상적인 부분도 병변부분도 모두 영상으로서 설정한대로 기계적으로 기록 · 보존됩니다.

검사를 담당하는 사람의 기량이 관계없다고는 할 수 없지만 반드시 필요한 정보를 기록하고 정확하게 진단할 수 있는지 여부는 「판독능력」에 따릅니다.

그림2 프로브(probe)는 젤리를 이용하여 사용

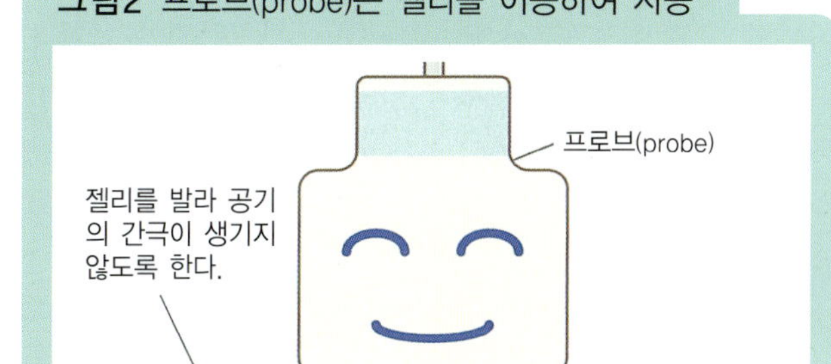

그런데 초음파검사에서는 검사자에 의해 필요한(의미있는) 영상으로 선택된 것만이 진단의 대상이 됩니다. 즉 ① 판독능력뿐만 아니라 ②필요한 영상을 제대로 찍을 수 있는 능력이 요구됩니다. 물론 이 능력은 의사가 제대로 진단하는데 필수적입니다.

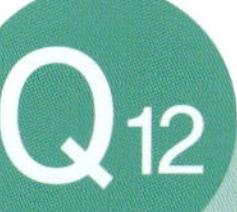

초음파검사가 특히 효과가 있는 경우는?

−초음파검사는 어떤 경우, 어떤 것을 볼 때 특히 효과가 있을까?−

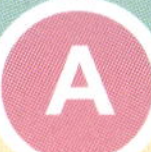

- 초음파검사의 장점은 피폭이 없고, 간편하고 신속하다는 점 등입니다.
- 유용한 상황에는 심장, 태아, 외상에 의한 쇼크 시의 출혈 · 심낭액의 평가 등이 있습니다.
- 어려운 상대는 뼈, 공기, 지방입니다.

초음파의 힘겨운 상대는 뼈와 공기, 그리고 지방

먼저 초음파검사의 힘든 상황을 생각해 봅시다.

대표적인 것은 뼈, 공기입니다. 뼈나 석회화(calcification)

그림3 초음파에게 지방은 힘겨운 상대

지방은 초음파를 약하게 만든다.

초음파

지방(fat)

약해진다.

※ 지방보다 깊은 조직은 관찰하기 어려워진다.

를 동반하는 구조물의 표면에서는 초음파의 대부분이 반사하므로 그 표면으로부터 더 깊은 곳을 관찰하지 못합니다(그림3). 소화관이나 폐 등에 있는 공기에도 초음파는 잘 전해지지 않기 때문에 이보다 깊은 곳의 관찰은 거의 불가능합니다. 피하기종(subcutaneous emphysema) 등이 있는 경우에도 마찬가지로 초음파검사의 위력을 발휘할 수 없습니다.

또한 수분과 비교하면 지방도 에코의 감쇠가 두드러지기 때문에 심부(깊은부분, deep part) 관찰이 어렵습니다. 피하지방(피부밑지방, subcutaneous fat)이 너무 두꺼운 환자가 그렇고, 지방간(fatty liver)이 심할 때에도 간의 심부를 관찰할 수 없게 됩니다.

모든 환자에 대해, 모든 상황에서 초음파검사를 사용할 수 있는 것은 아니라는 점을 알아두시기 바랍니다.

초음파검사의 장점과 유용성

1. 초음파검사의 장점

그럼 어떠한 경우에 초음파검사가 위력을 발휘할까요? 다른 영상진단법과 비교했을 때의 장점을 생각해 보면 앞서 서술한 피폭의 문제를 제외하고 다음을 들 수 있습니다.

① 큰 장치를 필요로 하지 않고 어디에서든 시행할 수 있는 점
② 부담 없이 여러 번 검사할 수 있는 점
③ 검사가 곧 진단이라는 신속성

2. 특히 초음파가 유용한 검사

일상적으로 시행되고 있는 초음파를 사용한 검사에는 어떤 것이 있을까요?

비뇨기, 산부인과 영역을 포함한 복부, 심장 검사는 어디에서든 시행되고 있습니다. 그 밖에도 유방, 갑상선이나 피부, 피하조직 등의 표재성 장기, 경부동맥과 함께 심부정맥혈전 등의 혈관평가, 뇌출혈, 폐 · 기흉이나 혈흉 등의 흉부, 관절과 힘줄 등의 정형외과 영역에서도 사용됩니다.

이 가운데 특히 유용한 것으로는 다음을 들 수 있으며 초음파검사가 위력을 발휘하는 영역입니다.

① 실시간 동적평가가 가능한 심장
② 방사선 피폭을 피할 수 있는 태아평가
③ 소리창(음향창, acoustic window)이 비교적 넓은 복부장기의 평가
④ 외상 등으로 인한 쇼크로 인해 안전하게 이동하지 못할 때의 흉강, 복강내출혈과 심낭액의 평가
⑤ 중심정맥라인 천자 시의 주행확인, 흉수 · 복수 등의 양과 천자 확인
⑥ 도플러 초음파검사를 통한 혈관의 상태 평가

column

acoustic window 란?

우리말로 하면 "음향창"이 되며 무슨 뜻인지 알 수 없으므로 좀 더 알기 쉽게 설명하겠습니다.

초음파검사를 시행할 때 공기나 뼈와 같은 방해물이 존재합니다. 그래서 방해물의 영향력을 피하고 목적하는 검사를 위해 초음파가 통과하기 쉬운 공간을 acoustic window라고 합니다.

검사의 목적에 따라 acoustic window의 장소는 달라집니다. 예를 들어 심장 초음파검사에서는 공기로 차있는 폐에 방해받지 않고 심장을 직접 볼 수 있는 부위가 음향창이 됩니다.

또한 난소를 복벽으로부터 관찰할 때에는 장관의 가스로부터 방해받지 않도록 소변을 방광에 채워서 초음파가 통과하기 쉬운 acoustic window를 만들어 관찰하게 됩니다.

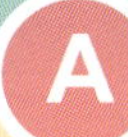

초음파검사영상의 흑 · 백은 X선이나 CT와 같은가?

A

- 액체는 검은색, 뼈 · 공기의 표면은 흰색이 되는데 영상표시형식이나 출력조건에 따라서 보이는 방식이 달라집니다.
- 자주 사용되는 영상표시 형식에는 B모드(밝기), M모드(움직임)가 있습니다.

액체는 검은색, 뼈 · 공기의 표면은 흰색이 기본이지만 …

액체는 검은색, 뼈나 공기의 표면은 하얗게 표현되지만 그 외는 흰색이나, 검은색, 회색이라고도 말할 수 없습니다. 그 이유를 이해하려면 먼저 초음파 영상의 표시방법에 어떤 것이 있는지, 어떻게 표시되는지를 간단하게 알아두는 것이 이해에 도움이 될 것입니다.

영상 표시방식에는, A모드, B모드, M모드가 있으며(**그림1**), A모드는 거의 사용되지 않습니다.

B모드의 B는 brightness(밝기)를 말하며 복부 초음파검사 영상에서는 이 표시형식이 사용되고 있어 가장 친숙한 영상일 것입니다. M모드의 M은 motion(움직임)을 말하며 심장 등과 같이 움직임이 있는 조직으로부터의 반사파를 시간의 경과에 따라 나타냄으로써 얻을 수 있는 동적영상입니다.

B모드로 하든, M모드로 하든 걸쭉하지 않은 액체는 까맣게 찍힙니다. 그러나 그 "검은색"도 상대적일 뿐이어서 영상을 어떤 조건으로 표시하고 인쇄할지에 따라서도 보이는 방식이 완전히 달라집니다.

초음파검사를 어떻게 보는가?

실제로 간이나 비장 등의 실질장기, 혈관, 복수, 뼈, 공기 등을 보려면 기본적으로 이들 조직이 어떠한 초음파영상이 될지를 알아야 영상을 이해할 수 있을 것입니다. 하지만 어렵게 생각할 필요는 없습니다.

초음파검사에 있어서 간호사에게 요구되는 것은 상세한 진단이 아니라 병태에 대한 깊은 이해와 간호에의 활용입니다.

그림1 초음파검사의 B모드와 M모드

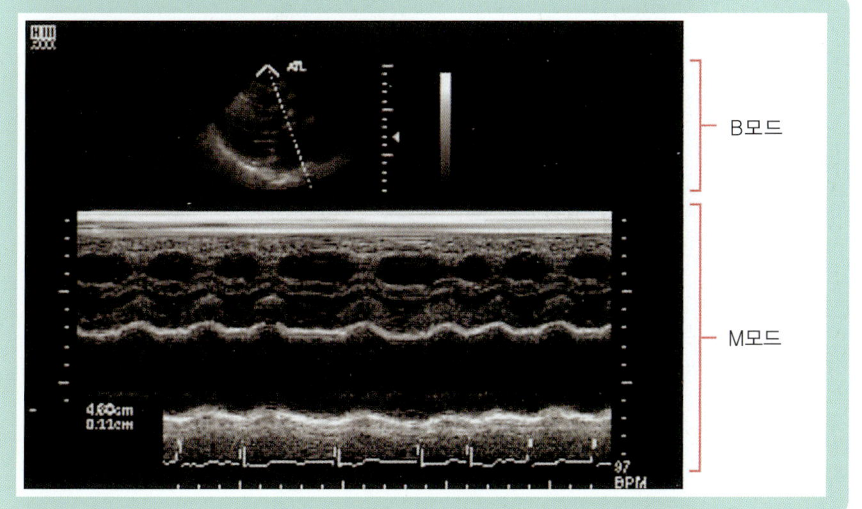

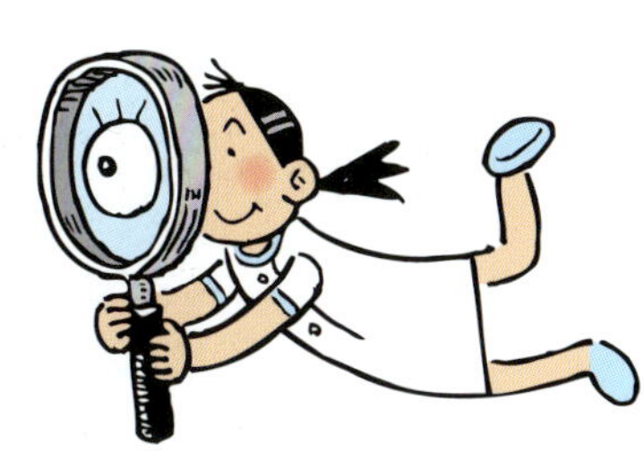

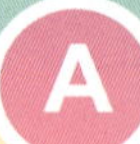

초음파검사로 혈관의 상태를 어떻게 평가할까?

A

- 움직이는 물체(혈류)에 부딪혀서 돌아오는 초음파는 주파수(파장에 반비례)가 물체의 속도와 방향에 따라 변하게 되는데 이를 도플러 효과라고 합니다.
- 도플러 효과에 의해 달라진 주파수가 물체의 속도와 방향에 관한 정보를 가지고 있으므로 이를 실시간으로 나타내면 혈류의 유무와 특성을 알 수 있습니다.

도플러 효과(Doppler effect)를 이용하여 혈관의 혈류 상태를 평가한다.

본인의 옆으로 스쳐 지나가는 경찰차나 소방차의 사이렌 소리를 듣고 있으면 자신의 옆을 지나치는 순간 사이렌 소리의 높이가 갑자기 변하는 것을 느낄 수 있습니다. 다가올 때는 음이 높아졌다가 멀어질 때에는 음이 낮아지는 현상입니다. 소리를 내는 물체가 움직이거나 관측자가 움직이면 관측자가 듣는 소리의 주파수가 달라지기 때문입니다. 이를 도플러 효과라고 합니다. 초음파검사에서 움직이는 혈류에 부딪혀서 반사되어 돌아오는 초음파는 주파수가 혈류의 속도와 방향에 따라 변하게 되는데, 주파수가 달라진 정도는 혈류의 속도와 방향에 관한 정보를 가지고 있으므로 이를 도플러 스펙트럼(spectrum)이나 색조(color Doppler)로 표시하면 검사하는 혈관의 혈류 유무와 특성을 알 수 있습니다. 이러한 색 도플러(그림3)와 도플러 스펙트럼(그림2)의 분석을 통하여 혈관의 도플러검사 및 심에코를 수행합니다.

그림1 도플러 효과

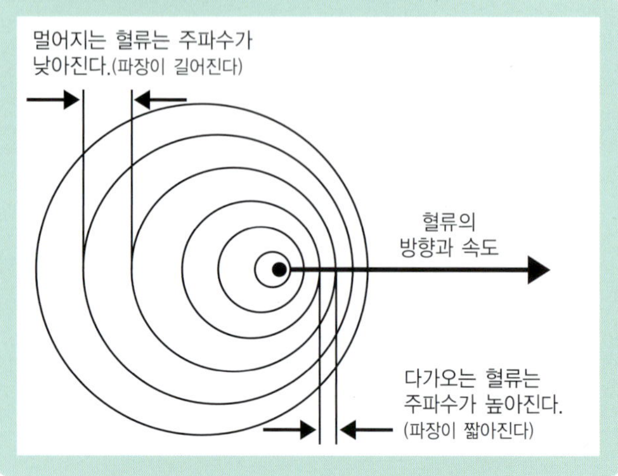

그림2 도플러 스펙트럼

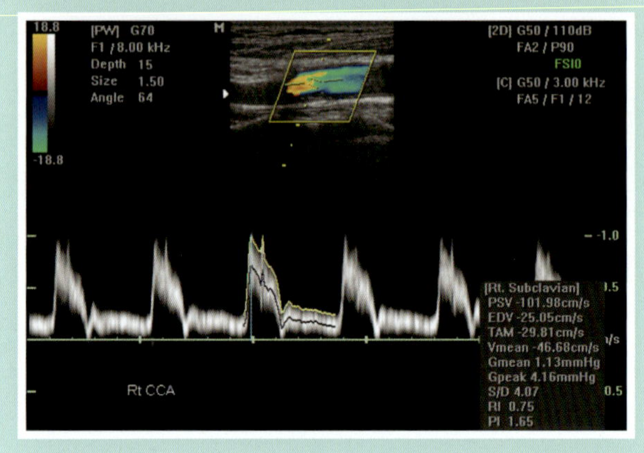

초음파 기기는 측정된 혈류 속도 또는 주파수 변이를 실시간으로 표시할 수 있는데 이를 도플러 스펙트럼(spectrum)이라고 합니다.(그림2) 도플러 스펙트럼 분석을 통하여 정해진 부위를 지나가는 혈류의 속도와 그 분포를 알 수 있습니다.

그림3 색도플러(color Doppler)

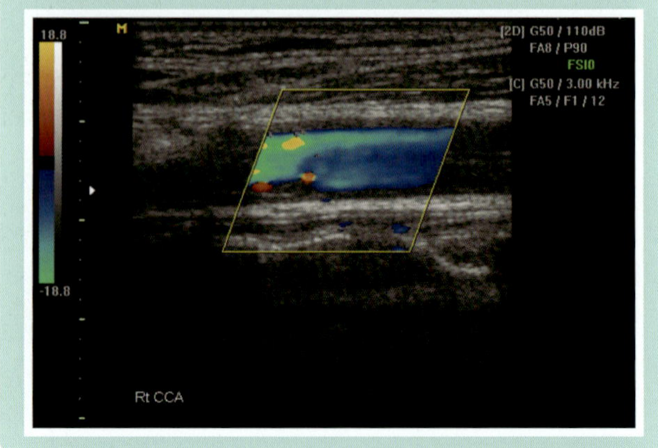

도플러 스펙트럼은 지정해 준 아주 작은 부위에서의 혈류 정보를 표시합니다. 반면에 주파수 변이가 일어난 정도를 색조로 바꾸어 표시하면 비교적 넓은 부위의 혈류 정보를 동시에 표현할 수 있습니다. 회색조의 B모드 단면 영상에 다가오는 혈류와 멀어지는 혈류의 색을 다른 계열의 색조로 표시하고(혈류의 방향에 관한 정보), 주파수 변이의 높낮이를 그림2와 3에 표시된 것처럼 같은 계열 내의 다른 색으로 표시하면(속도에 관한 정보), 혈류의 상태(혈류의 유무와 속도 및 방향)를 개략적으로 평가할 수 있습니다.

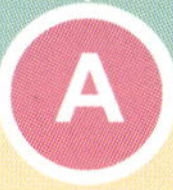

초음파검사방법

A

- 초음파검사는 손쉽게 할 수 있는 검사이지만 절대 저렴하지 않습니다.
- 비용은 CT만큼 비싸지는 않지만 X선보다는 상당히 비싸다고 할 수 있습니다.

초음파검사가 하는 검사의 범위는 머릿속이나 심장에서 체표까지 포함됩니다. 가볍게 할 수 있는 검사이기는 하지만 생각만큼 저렴한 검사는 아닙니다. 표1에 검사방법을 제시했습니다.

아래 그림처럼 초음파검사는 골다공증(osteoporosis)의 조기발견과 골절의 치료경과를 평가하기 위한 골밀도(bone density)의 측정에도 이용되고 있습니다.

- 종골을 전용 초음파 측정 장치로 검사하면 지주(trabeculae)뿐만 아니라 지주의 구조까지도 검사할 수 있습니다.
- X선 피폭도 없고 저렴하며 선별에 유용합니다.

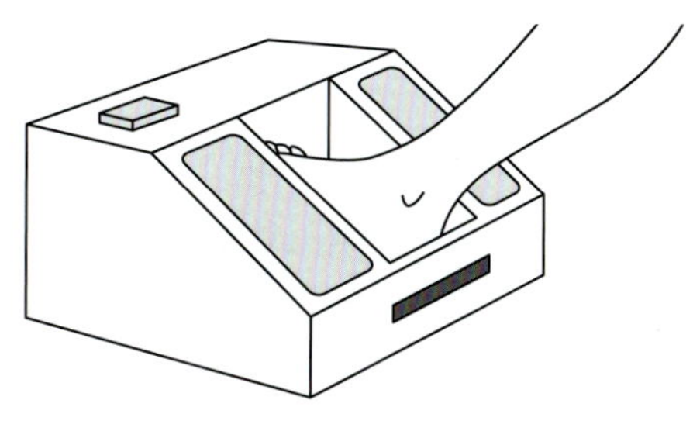

발뒤꿈치를 대에 올려놓고 측정합니다.

표1 초음파검사방법

검사부위와 검사방법
• 단층촬영법(B모드) • 흉복부, 사지 갑상선, 유방 등의 B모드 • 경동맥, 복부혈관 및 말초혈관의 도플러 초음파 검사
• 심장초음파검사 • 단층촬영법(B모드)+M모드 • 단층촬영법(B모드)+M모드에 도플러 초음파검사 병용
• 뇌동맥 혈류속도 연속 측정(TCD*)

* TCD(transcranial Doppler) : 경두개 도플러는 초음파를 이용하여 두개내 혈관의 혈류속도를 조사하는 방법입니다. 예를 들면 지주막하출혈 환자의 경우를 생각해 봅니다. 클리핑(clipping) 수술 후에는 뇌혈관 연축이 큰 문제가 되는데 혈관연축을 일으키면 혈관이 가늘어지므로 혈류속도가 빨라집니다. 이것을 TCD로 파악할 수 있습니다. 120~150cm/초를 넘으면 혈관연축일 가능성이 높다고 판단됩니다.

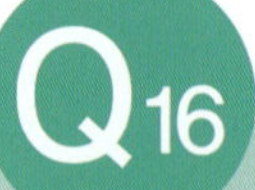

MRI란 어떤 것인가? 다른 영상과 어떻게 다른가?

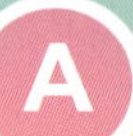

- MRI의 큰 특징은 X선을 사용하지 않는 영상진단법이라는 점입니다.
- MRI는 임상 현장에서 흔히 접하는 영상이지만, 그 구조를 들여다보면 다소 복잡합니다.
- MRI에서는 신체에 많이 존재하는 수소를 이용합니다. 수소는 특정한 전파를 조사하면 공명현상에 의해 같은 전파를 방출합니다. 그 전파가 어디에서 나온 것인지를 파악하여 만든 영상이 바로 MRI입니다.

많이 들어 봤지만 익숙해지기 어려운 영상

MRI란 자기공명영상(Magnetic Resonance Imaging)을 말합니다. 흔히 접하지만 좀처럼 익숙해지기 어려운 영상일 것으로 생각됩니다. 조금이라도 친숙한 이미지를 갖게 되도록 다음의 문장으로 정리해 보겠습니다.

「MRI는 의료계의 20세기 최후의 대발명」

「이온화 방사선(X선)을 에너지로 사용하지 않는다.」

「임의의 영상 단면을 얻을 수 있다.」

그렇습니다. MRI와 단순 X선 사진이나 CT의 큰 차이는 X선을 사용하지 않는 영상진단법이라는 점입니다. 우선은 이 점을 "친숙해지는" 계기로 만들어 봅시다.

수소원자핵에서 나온 전파를 이용

X선 검사는 X선이 조직이나 장기에 따라 투과되는 성질이 다른 점을 이용하고 초음파 검사는 생체에 초음파를 조사했을 때 반사되는 파인 '에코'를 사용하여 단층 영상을 만든 것입니다. 이러한 내용은 Q4와 Q11에서 이미 설명했습니다.

MRI에서는 자장에 있는 원자핵이 특정 주파수의 전파에 공명하여 흡수한 에너지를 다시 방출하는 전파를 이용하여

그림1 MRI의 구조

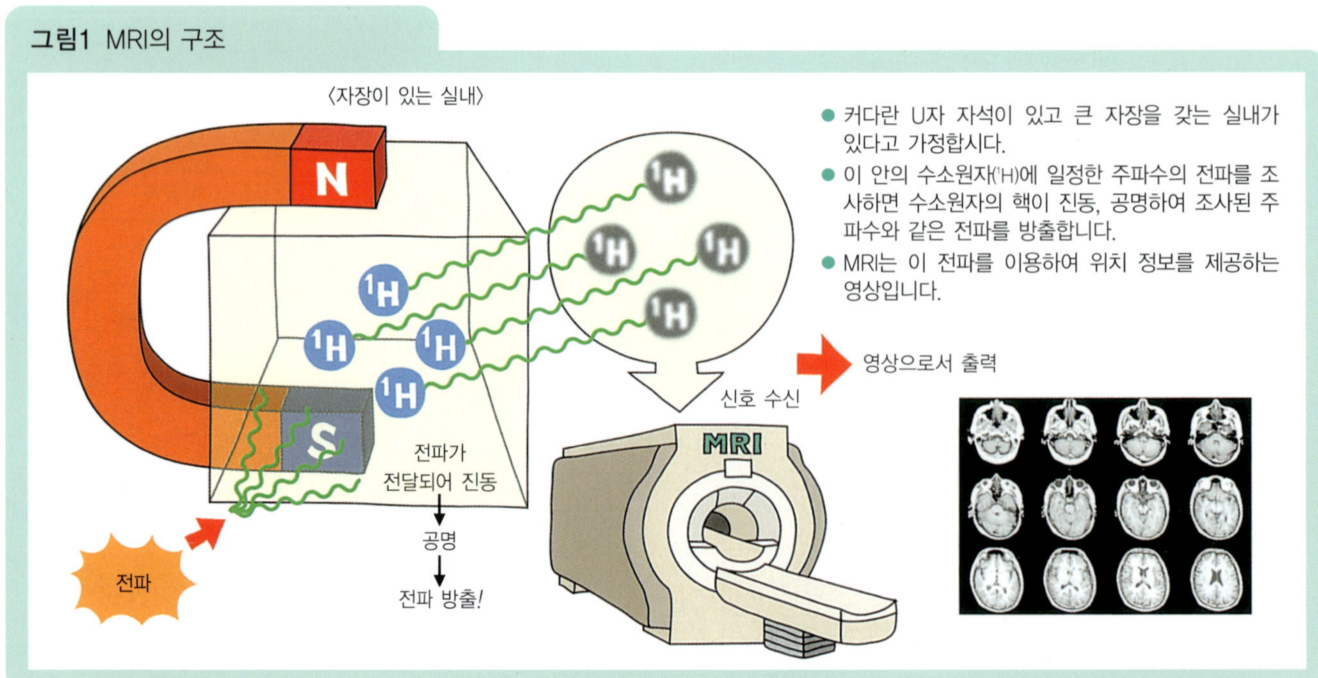

영상이 구성됩니다. 다소 이해하기 어려운 표현일지도 모릅니다.

그러면 벽과 천정에 커다란 U자 자석이 있고 매우 큰 자장이 있는 실내를 떠올려 봅시다. 이 안에 있는 수소원자에 일정한 주파수의 전파를 조사하면 수소원자의 핵이 진동, 공명하여 조사된 주파수와 동일 주파수를 방출합니다. 이러한 현상을 핵자기공명(nuclear magnetic resonance, NMR)이라고 하며, MRI는 이 수소원자핵에서 나온 전파를 이용하여 어디서 방출된 것인지 위치 정보를 파악함으로써 영상을 만들어 냅니다.(그림1)

수소원자핵 이외에 이러한 기전으로 전파를 방출하는 것도 있지만, 체내에 대량으로 존재하여 쉽게 고해상도의 영상을 만들 수 있는 것은 수소원자핵(^{1}H)밖에 없습니다.

자장의 강도에 따라 MRI 장치의 ^{1}H를 진동시켜 전파를 방출할 수 있는 공명 주파수는 정해져 있습니다. 현재 MRI 검사에 사용되는 자장 강도인 1테슬라*는 42.58MHz, 1.5테슬라는 63.87MHz로, 라디오의 주파수와 비슷한 정도입니다.

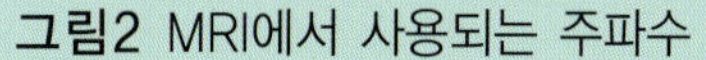
그림2 MRI에서 사용되는 주파수

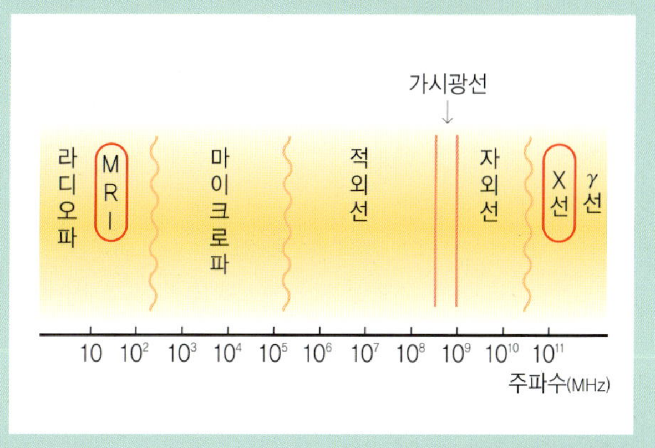

MRI영상 형성에 사용되는 라디오파도 전자파에 속하지만, FM 라디오나 TV 방송에 사용되는 전파와 비슷한 정도의 주파수로서, 건강에 미치는 영향은 X선과 같은 전리 방사선에 비해 미미하다고 봅니다.(그림2)

* 테슬라(tesla) : 자장의 강도를 나타내는 단위(기호 T)

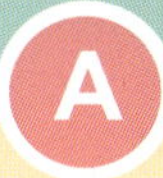

Q17 MRI는 언제 시행하는가?

A

- MRI는 여러 가지 상황을 고려한 다음 그 목적이 명확한 경우에 시행됩니다. "CT와 MRI는 반드시 함께" 검사해야 한다는 생각은 올바르지 않습니다.
- 실제 임상 현장에서는 비용과 시간의 타당성을 비롯해 질환이나 병태별로 MRI가 필요한지를 검토합니다.

MRI를 시행하는 목적은?

어떤 환자에서도 모든 종류의 검사가 다 시행되지는 않습니다. 정해져 있는 검사란 존재하지 않으며 검사가 시행될 때에는 분명 그 목적이 있는 것입니다.

MRI 검사는 피폭 문제를 무시할 수 있다고 보고 비용 문제, 소요 시간 등을 고려하여 보다 많은 정보를 얻을 수 있다고 판단되는 상황에서 이루어집니다.

어떤 검사를 시행할지에 있어서 MRI처럼 임의의 단층 영상을 얻을 수 있는 CT와 비교되는 경우가 많습니다. 그 경우, CT만 진단해도 치료법을 결정할 수 있다면 MRI는 시행하지 않아도 됩니다.

그러나 MRI를 통해 지금까지 얻지 못했던 소견을 찾을 수 있고 치료방법을 결정하는 데에 큰 영향을 준다고 판단되면 반드시 시행해야 합니다.

MRI가 필요한지는 질환과 병태에 따라 다르다.

실제로 MRI를 시행해야 할지, 아니면 필요 없는지를 명확하게 나누기란 어려우므로 아래의 대표적인 병태로 나누어 생각해 봅시다.

● 뇌내출혈(intracerebral hemorrhage)

새로운 출혈과 석회화를 판단하기에는 CT가 뛰어납니다. 단순히 급성 뇌내출혈이라면 머릿속 상태를 판단하고 치료법을 결정하는 데에 MRI가 나설 필요는 없다고 생각하면 됩니다. 지주막하출혈에서는 CT가 최우선의 방법입니다.(그림 1)

● 뇌경색(brain infarct)

혈전용해술(thrombolytic treatment)로 신경학적 예후 개선을 기대하는 치료를 시행한다면 MRI가 필수입니다. CT에서 누가 봐도 분명히 알 수 있는 소견이 나타난다면 이미 혈전용해술을 시행하기에 너무 늦었습니다. 급성 뇌경색의 진단에 MRI는 빼놓을 수 없습니다.

MRI도 함께 검사해야 하지 않나요?
아니, 상황을 고려해보니 MRI는 필요가 없을 것 같군.
진단화면
MRI CT

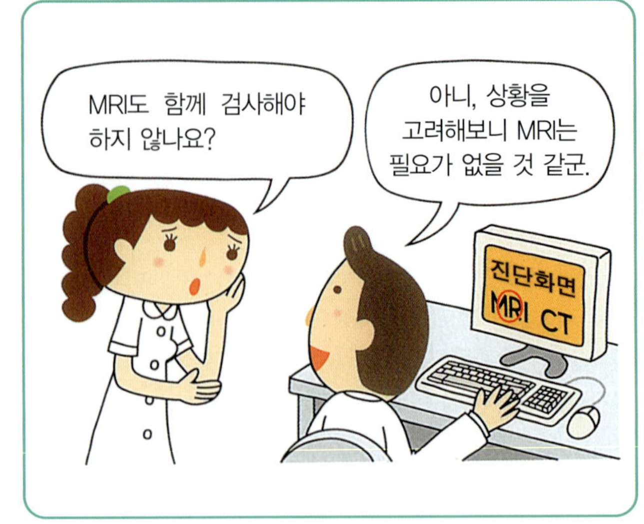

● 두부 외상

뇌내출혈이나 지주막하출혈과 마찬가지로 CT가 최우선의 방법입니다. 그러나 CT로는 설명하지 못하는 의식장해가 있고 미만성 뇌손상, 미만성 축색손상이 의심될 때에 MRI를 시행하면 더 많은 정보를 얻을 수 있습니다.

그림1 뇌내출혈이나 지주막하출혈은 CT로

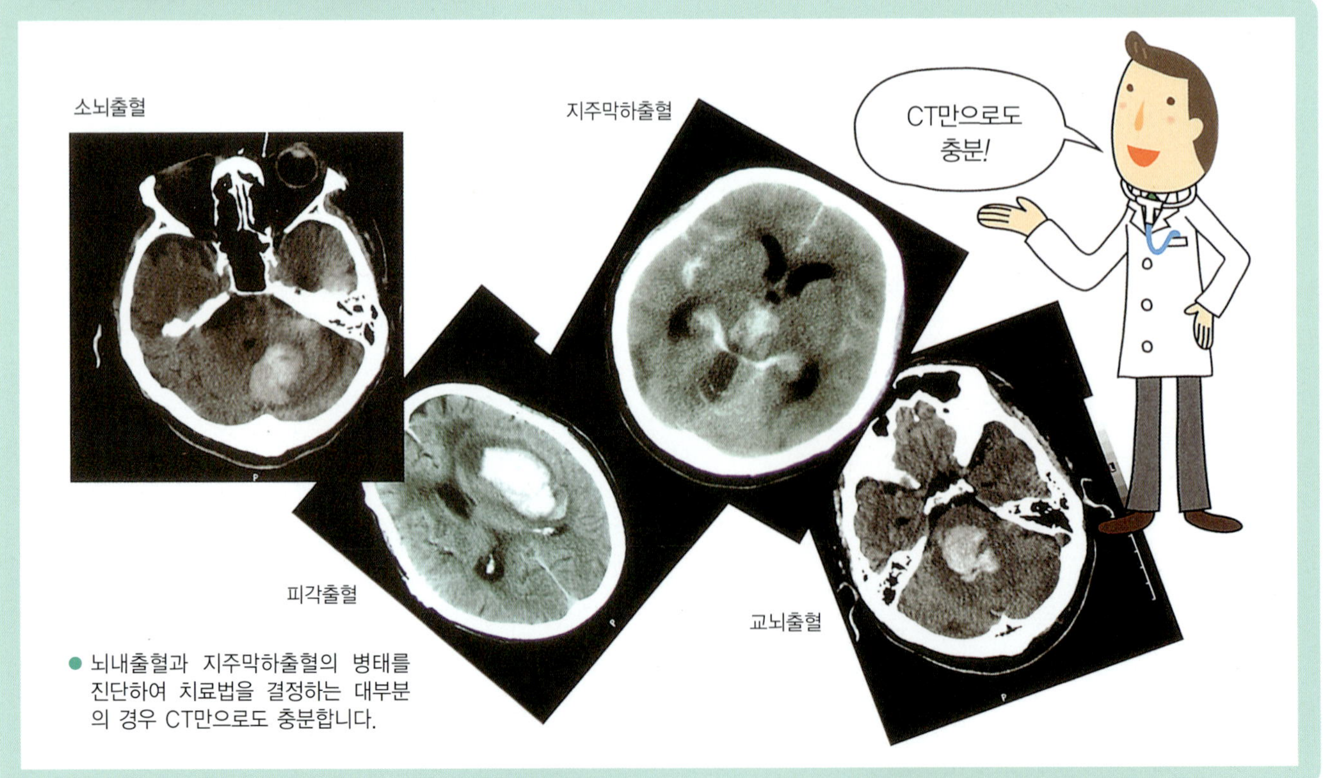

● 뇌내출혈과 지주막하출혈의 병태를 진단하여 치료법을 결정하는 대부분의 경우 CT만으로도 충분합니다.

- 뇌염 등의 염증 질환, 뇌종양이나 변성 질환, 기형

MRI는 반드시 시행해야 하는 검사입니다.

- 모든 부위의 종양질환

여러 가지 MRI 영상을 조합하여 병태를 진단합니다.(그림2)

- 심장이나 혈관에 관해

우선 초음파와 조영 CT가 시행됩니다. 현시점에는 MRI 검사는 보조적인 경우가 많습니다.

- 추간판헤르니아(prolapsed intervertebral disk)

CT에서는 추간판의 이상을 파악하기가 어려우므로 MRI로 진단합니다.

- 척수손상(spinal cord injury)

척수 자체의 이상은 CT에서는 파악할 수 없으므로 MRI를 이용합니다.

- 조직의 부종

더 이른 단계에 조금 더 작은 병변을 찾고 특성을 파악하려면 CT보다 MRI가 뛰어납니다. 조직이나 장기의 성격을 CT보다 많은 척도를 이용하여 분석할 수 있기 때문입니다.

그림2 MRI로 종양을 확인

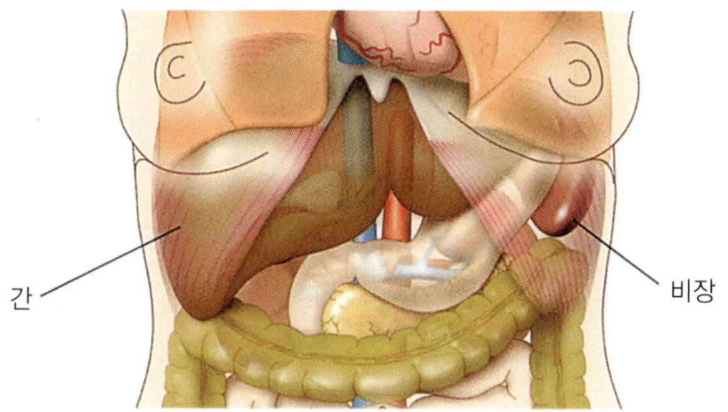

정상 복부

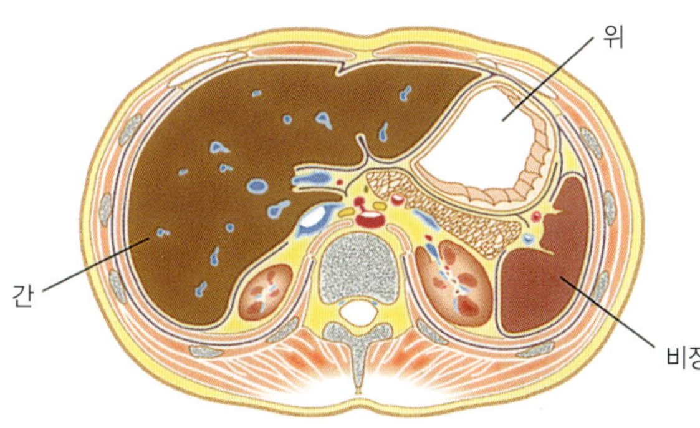

정상 비장

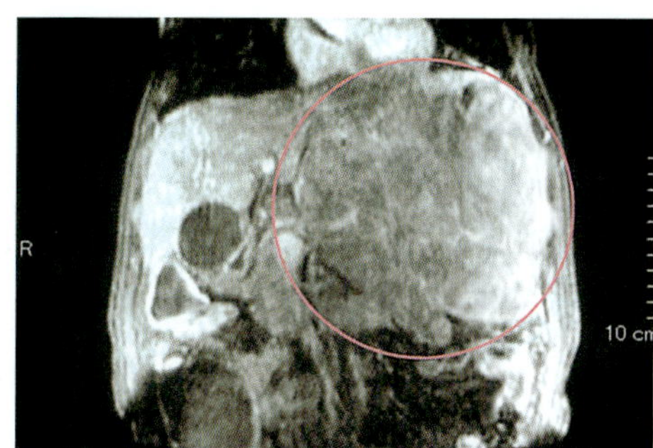

가돌리늄(gadolinium) 조영 T1 강조영상

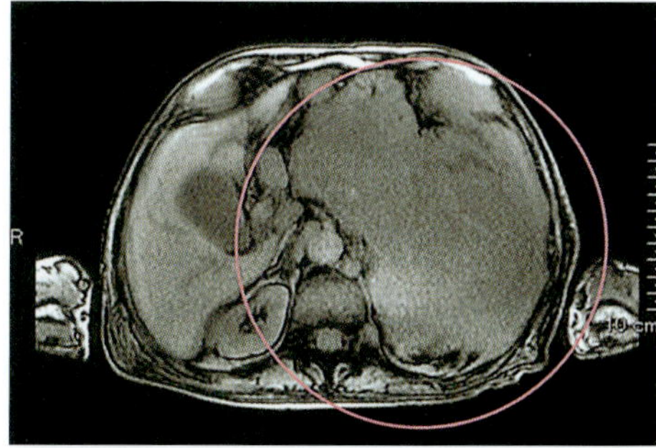

T1 강조영상

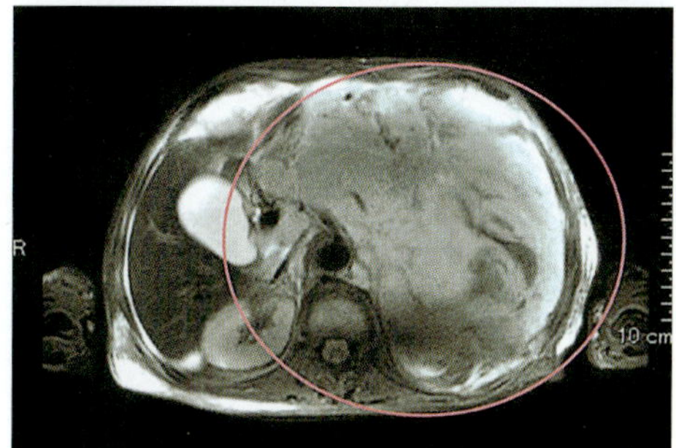

T2 강조영상

- 오른쪽 세 장의 영상은 악성림프종(malignant lymphoma) 환자의 MRI입니다. 비장이 있어야 하는 자리에 비장과 같은 신호의 림프조직 종창이 한 덩어리가 되어 있습니다(○).
- MRI를 다양한 방법으로 촬영하면 종양의 성격을 쉽게 이해할 수 있습니다.
- 왼쪽 해부도와 비교하여 영상에서 어떻게 나타나는지를 확인해 두시기 바랍니다.

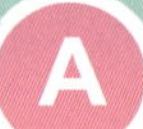

MRI에서 우선적으로 볼 내용은? CT와 어떻게 다른가?

A

- 두부 CT에서는 출혈="백", 경색="흑"으로 외울 수 있었지만, MRI는 촬영방법에 따라 나타나는 영상소견이 다릅니다.
- MRI의 T1 강조영상은 '해부학적 구조를 파악하기 쉽다.' '물이 검게 찍힌다.', T2 강조영상은 '급성 병변을 파악하는데 유용하다', '물은 하얗게 찍힌다.' 등이 대략적인 특징입니다.

MRI의 흑백을 읽기는 단순하지 않다.

두부 CT를 볼 때에는 출혈 = "백", 경색 = "흑"으로 기억해 두면 알기 쉬웠지만, MRI에서는 그렇게 단순하게 읽을 수 없습니다.

CT에서는 장기와 조직별로 방사선의 흡수 정도가 정해져 있습니다. 예를 들어, 흉부 CT를 생각해 봅시다. 종격 혈관을 보기 위한 사진이나 폐를 잘 보기 위한 사진은 한번 촬영한 영상을 어느 쪽이 보기 쉽도록 조건을 바꾸어 출력한 차이입니다.(그림1)

조영 CT는 조영제를 주입한 다음 동맥, 정맥, 실질이 가장 잘 염색되는 조영타이밍에 각각 촬영하여 시간 경과에 따라 차이가 나는 CT 영상을 얻게 됩니다.(그림 2)

그러면 MRI 영상의 흑백(신호 강도)은 무엇으로 결정되는 것일까요?

Q16에서 설명했듯이 수소원자핵(¹H)에서 방출되는 전파의 해석으로 만들어진 MRI 영상은 수소원자핵의 밀도에 관계가 있습니다. 다만, 이 밀도가 MRI 신호 강도의 유일한 결정인자는 아닙니다. 뼈와 지방을 제외하면 체내 조직 대부분을 차지하는 수분 함량은 70~80% 범위입니다. 수소원자핵의 밀도만으로 농도가 결정된다면 체내 조직의 MRI 대부분이 명암대비가 생기지 않는 이해하기 어려운 영상이 되고 맙니다.

촬영방법으로 차이를 만드는 것이 MRI: T1 강조영상과 T2 강조영상

MRI에는 T1 강조영상, T2 강조영상, FLAIR 영상, 확산 강조영상 등의 촬영법이 있는 것을 알고 있습니까? 하나하나의 상세한 내용은 전문서적에 맡기고 여기서는 핵심만 언급하겠습니다.

MRI는 커다란 자석이 있는 실내에서 수소원자핵(¹H)을

그림1 종격 조건의 흉부 조영 CT(좌)와 폐영역 조건의 흉부 조영 CT(우)

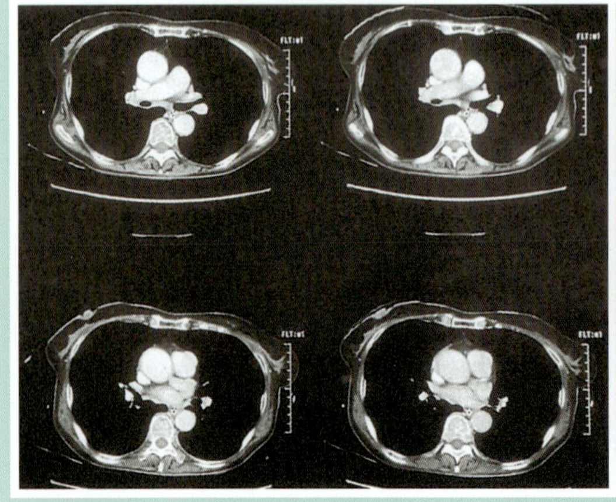

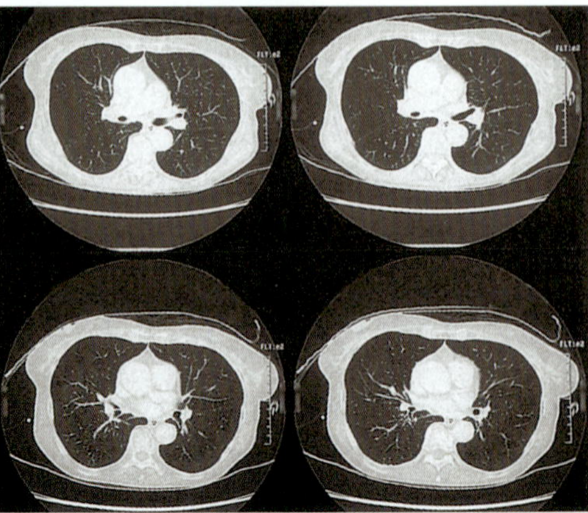

- 흉부 조영 CT의 종격 조건(좌)과 폐영역 조건(우) 영상입니다.
- 두 번의 다른 촬영을 한 것이 아니라 단 한 번의 촬영으로 종격 혈관이나 심장 혹은 폐를 보기 쉽도록 조건을 바꾸어 출력했을 뿐입니다.
- MRI에서는 T1이나 T2 등 촬영방법이 다르므로 각각 별도로 촬영을 시행합니다.

그림2 시간 경과에 따라 차이가 나는 CT 영상

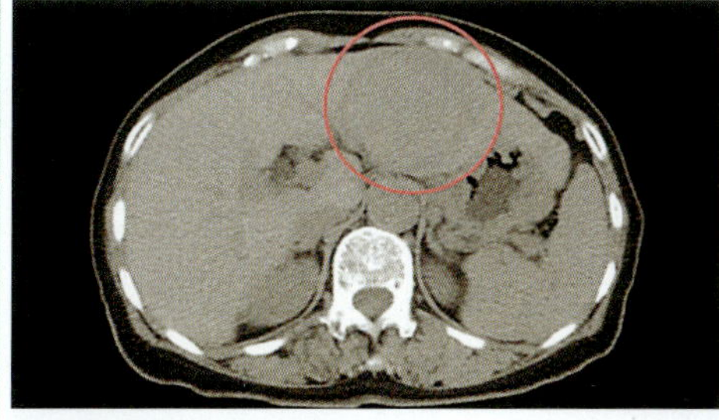
① 조영제 주입 전(단순촬영)

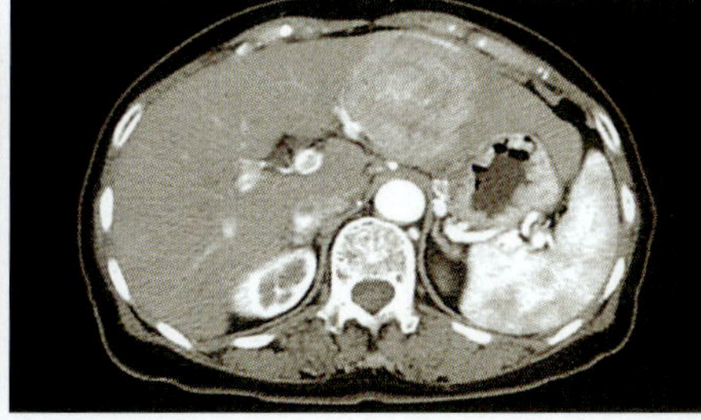
② 조영제를 주입하면서(조기 혹은 동맥기)

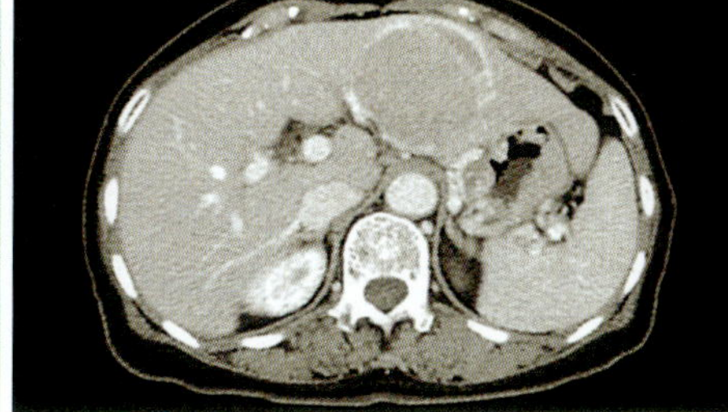
③ 주입 종료 후 바로(문맥기)

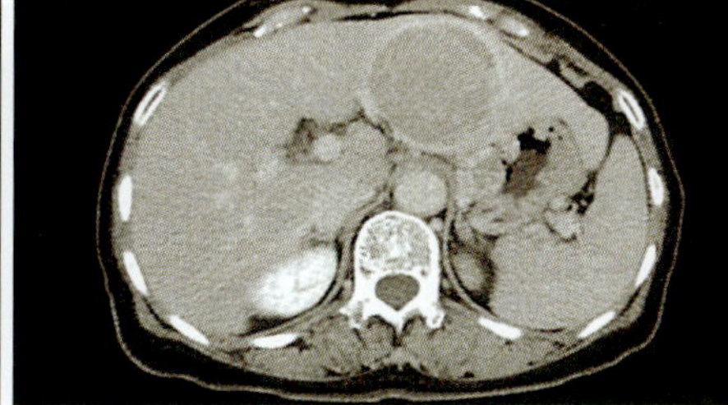
④ 잠시 시간을 두고(지연기)

- 각각 영상소견이 다른 CT 사진이지만, 촬영방법이 다른 것이 아닙니다.
- CT가 단시간에 촬영 가능한 점을 이용하여 ①조영제 주입 전(단순촬영), ②조영제를 주입하면서(조기 혹은 동맥기), ③주입하고 나서 바로(문맥기), ④주입하고 나서 잠시 시간을 두고(지연기) 네 타이밍에 촬영했습니다.
- 영상이 다르게 보이는 이유는 촬영조건의 차이에 따른 것이 아니라 조영제를 주입한 후 시간 경과의 차이가 사진에 반영되었기 때문입니다.
- ○가 간의 좌엽에서 관찰된 간암입니다. 동맥기 ②에서 암 부분만 조영 효과가 높아서 찾기 쉬울 것입니다.

공명시켜 신호를 내게 함으로써 영상이 만들어지지만 원자핵은 같은 힘으로 신호를 계속 낼 수 없습니다. 원자핵에 얼마나 회복능력이 있는지(T1), 얼마나 지속능력이 있는지(T2)를 강조함으로써 구성한 영상이 바로 T1 강조영상과 T2 강조영상입니다. T1 영상이나 T2 영상이 아닙니다(왜 T1, T2인가 하는 설명은 역시 전문서적에 맡기겠습니다).

T1 강조영상과 T2 강조영상의 가장 큰 차이는 물이 표현되는 형태로, T1 강조영상에서는 저신호(흑), T2 강조영상에서는 고신호(백)가 됩니다. 뇌척수액이나 소변 등 물이나 부종이 있는 부분이 하얗게 찍히는 사진이 T2 강조영상입니다. 급성 병태를 파악하려면 이 사실만은 꼭 기억해 두는 것이 좋습니다. T1 강조영상에서는 해부학적 구조를 파악하기 쉽고 T2 강조영상에서는 대부분의 병변이 하얗게 찍히므로 병변 추출에 유용하다는 것입니다.

매우 기억하기 어렵겠지만, 물이나 부종이 있는 부분에서는 "T2 강조영상에서 고신호(백)"만 잊지 않도록 하세요. 덧붙여 말하면 지방은 그 어느 촬영법에서도 하얗게 찍히지만, T1 강조영상에서는 고신호, T2 강조영상에서는 다소 저신호가 됩니다. 근육, 힘줄, 섬유 등은 모두 저신호(low signal)입니다.

그 외에 다음과 같은 특징도 갖고 있지만, 모두 기억하기는 힘들 것입니다. 참고로 기재해 둡니다.

- T1 강조영상에서 고신호를 나타내는 것 : 조영제(가돌리늄, gadolinium), 아급성·만성 혈종(메트헤모글로빈, methemoglobin) 등
- T2 강조영상에서 저신호를 나타내는 것 : 급성 혈종(탈산소혈색소, deoxyhemoglobin), 철 성분

결국, 어떻게 표현되는지는 실제 영상으로 익숙해지는 것이 가장 좋습니다. 그림 3~5를 비교해 보시기 바랍니다.

촬영방법으로 차이를 만드는 것이 MRI: 확산강조영상

확산강조영상(통칭 : Diffusion, 정확히는 diffusion weighted image, DWI)은 급성 뇌경색 진단에 매우 중요합니다.

물 분자의 확산을 영상에 반영하는 방법으로, 확산이 심할수록 저신호(흑), 확산이 약해지면 고신호(백)가 됩니다. 뇌경색 환자로 말하면 정상적인 뇌에서는 물의 움직임이 활발하여 검게 나타나지만, 뇌경색에서는 발작 후 1시간 정도가 지나도 물의 움직임이 없어지기 때문에 하얗게 찍혀 다른 영상진단방법에서 나타나기 전 단계에서 조기 진단을 가능하게 합니다(p.121 참조).

그림3 정상 두부 MRI와 CT 영상

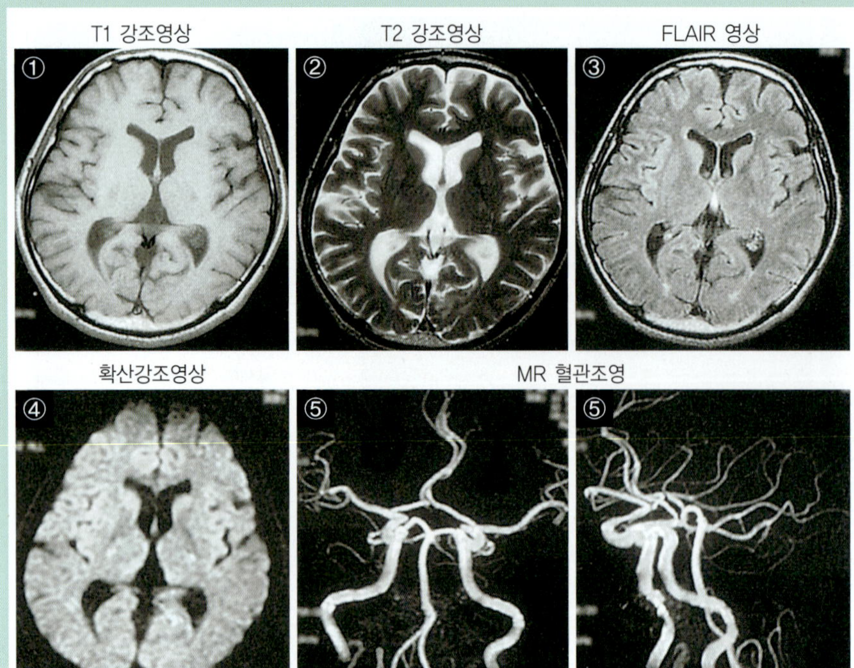

단순 CT 영상

- 이 1장만으로는 부족한 느낌은 들지만 MRI와 단순 CT를 비교해 봅시다. CT는 단시간에 촬영이 가능하고 출혈, 석회화 등의 묘사에 뛰어납니다.

- MRI 촬영은 CT의 몇 배나 되는 시간이 걸리지만, MRI에서는 조영제를 사용하지 않고 피폭 문제도 없으며 위의 다섯 가지 영상을 동시에 촬영할 수 있어 더욱 많은 정보를 획득할 수 있습니다.

① 해부학적 구조를 파악하기 쉬운 T1 강조영상
② 많은 급성 병변이 물을 함유하므로 이 부분이 하얗게 찍혀서 병변 부위를 파악하기 쉬운 T2 강조영상
③ 병변 부위의 수분만 파악하기 쉽도록 한 FLAIR 영상
④ 급성 뇌경색에 필수인 확산강조영상
⑤ MR 혈관조영

그림4 측뇌실 전각레벨에서의 T1 강조영상(좌), T2 강조영상(중), FLAIR 영상(우)

T1 강조영상

T2 강조영상

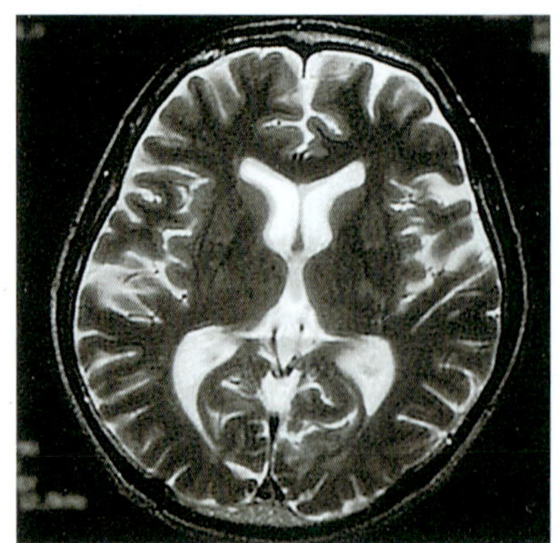

FLAIR 영상

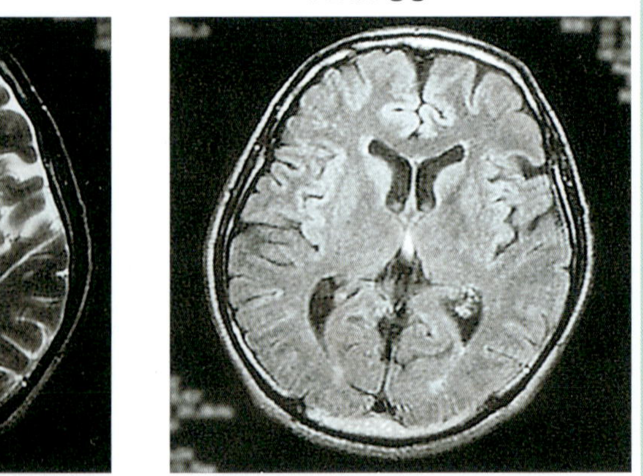

- 측뇌실 전각레벨에서의 T1 강조영상(좌), T2 강조영상(중), FLAIR 영상(우)을 비교해 보겠습니다. 눈에 띄는 차이는 T2 강조영상에서 뇌척수액 등의 물 부분이 고신호로 하얗게 찍히는 점입니다.
- FLAIR 영상은 뇌척수액 등의 물을 검게 나타낸 T2 강조영상입니다.
- T2 강조영상에서는 병변, 뇌척수액 모두 고신호가 되어 구별이 어려운 경우도 많지만, FLAIR 영상에서는 뇌척수액이 저신호인 T2 강조영상을 얻을 수 있으므로 뇌고랑이나 뇌실에 접한 병변 진단에 특히 유효합니다.

그림5 뇌내출혈의 CT와 MRI 소견(급성기와 20일째)

급성기 CT와 MRI 소견

단순 CT 영상

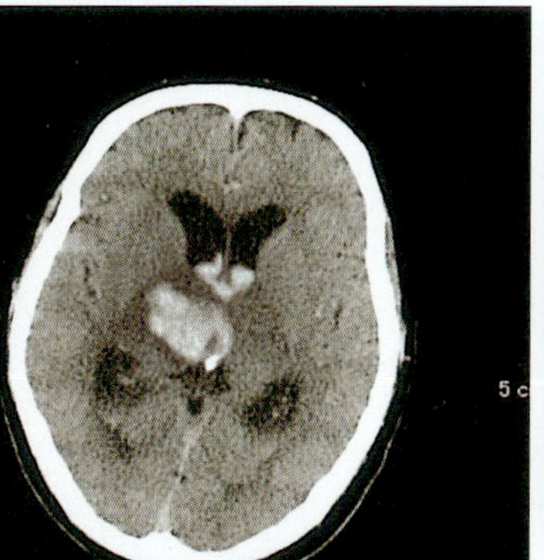

T1 강조영상

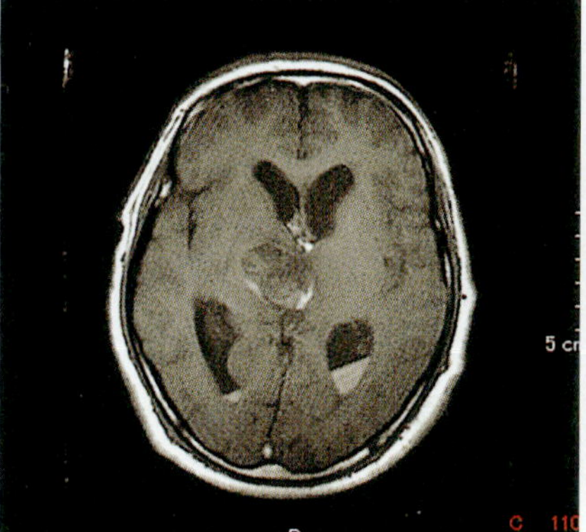

T2 강조영상

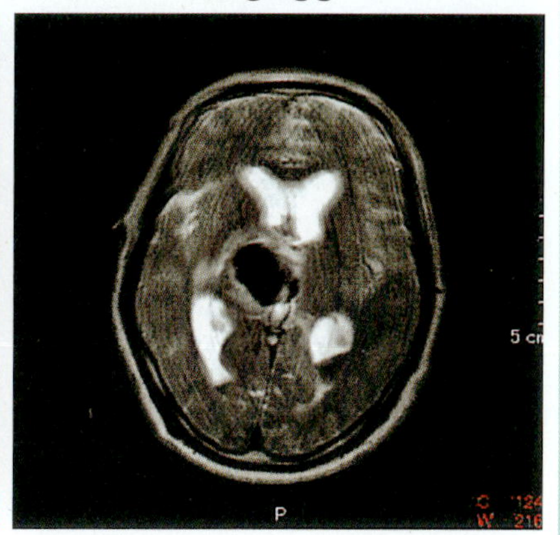

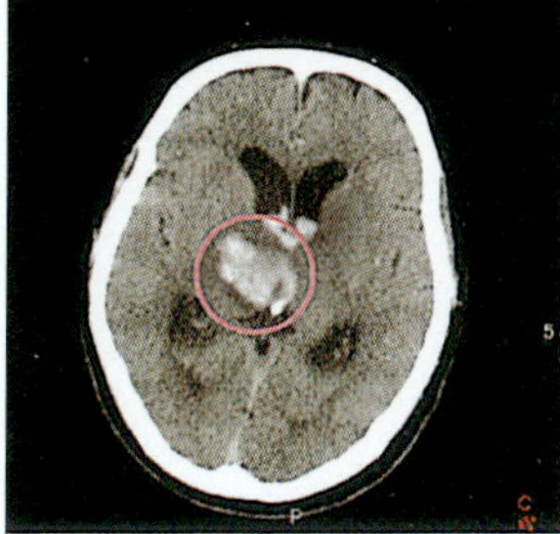

- 우시상출혈의 발병 3일째 CT와 MRI입니다.
- 급성 출혈은 CT에서는 고흡수의 "백"이지만(왼쪽 그림의 ○), T1 강조영상에서는 주위의 뇌실질과 그다지 차이가 나지 않고 T2 강조영상에서는 저신호로 "검게" 보입니다. 각각 다른 질병을 보는 느낌조차 듭니다.
- CT 영상과 MRI를 비교해 보면 급성 출혈은 CT로 충분히 진단할 수 있음을 알 수 있습니다.

발병 20일째의 CT와 MRI 소견

단순 CT 영상

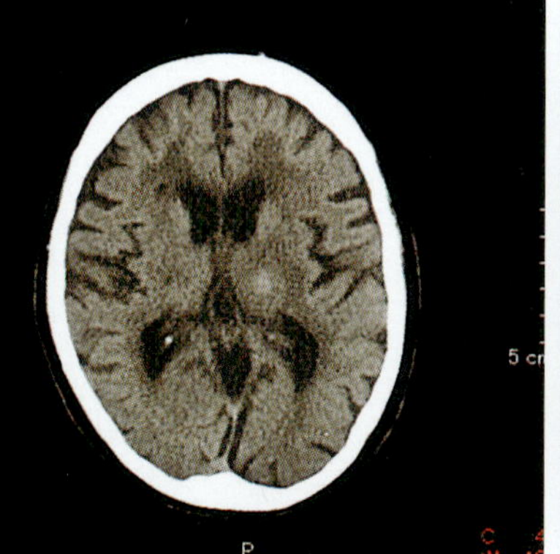

T1 강조영상

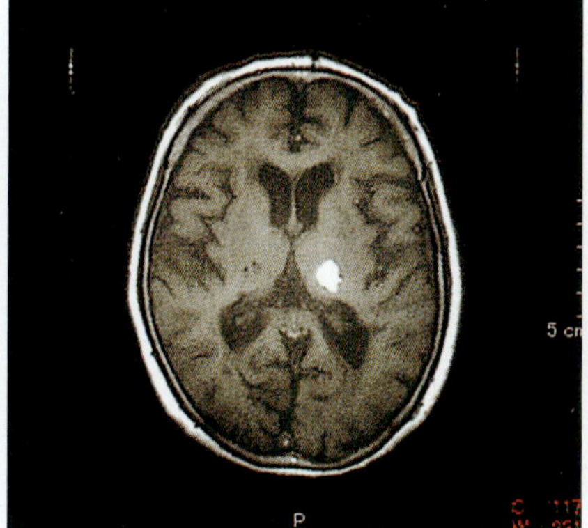

T2 강조영상

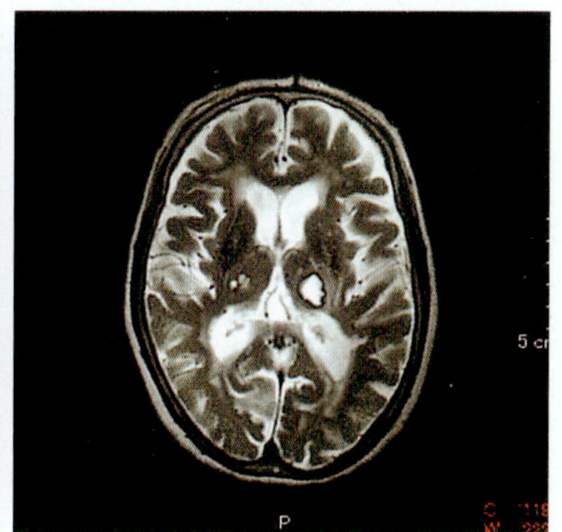

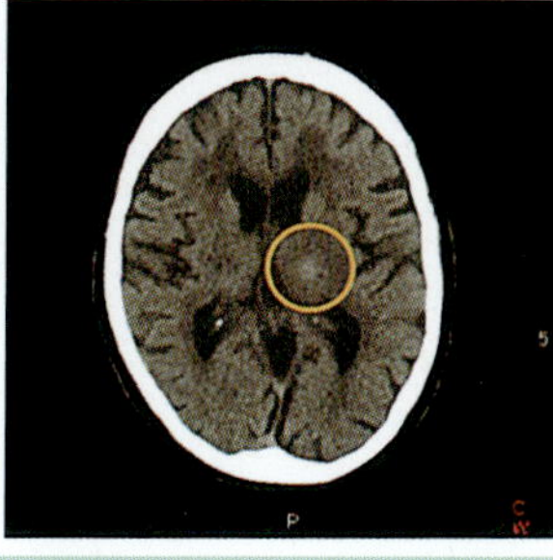

- 좌시상출혈의 발병 20일째 CT와 MRI입니다.
- 20일째의 시상출혈은 CT에서는 상당히 흡수되어서 고흡수의 "백"이 연하여 조금밖에 남아있지 않습니다(왼쪽 그림의 ○).
- 그런데 MRI에서는 급성기의 출혈과 다른 T1 강조화상, T2 강조화상 모두 고신호의 "백"으로 찍혀 CT에서는 흡수되어 알아보기 어려웠던 범위도 분명히 볼 수 있습니다. 급성기의 영상과는 완전히 다름을 알 수 있습니다.

MRI의 장점과 단점은 무엇인가?

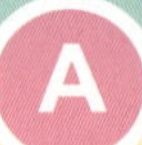

- 큰 장점은 X선 사진 등에서는 피할 수 없는 방사선 피폭 문제를 무시할 수 있다는 점입니다.
- 단점은 CT와 비교하면 MRI를 시행할 수 없는 환자가 많다는 점입니다. 치료에 수반되는 경우도 많지만 심장보조장치 이식, 인공호흡기 장착, 수액펌프 사용 시에는 기기와 함께 입실할 수 없습니다.

MRI의 장점은?

우선 진단에 관계되는 요소 이외의 장점을 생각해 봅시다.

최대의 장점은 방사선 등의 피폭을 무시할 수 있는 점입니다. Q16에서도 언급했지만, FM 라디오나 TV와 비슷한 정도의 전파만 흐르므로 인체에 미치는 영향은 거의 없다고 볼 수 있겠지요.

다만, "커다란 자석 안에 있는 것으로 전혀 전자파가 없다."라고는 할 수 없습니다. 미약하지만 전류도 흐르고 있습니다. 그래서 전기적으로 작동하는 심장보조장치에 오작동을 일으키는 것도 부정할 수 없으며, 또 태아에 미치는 영향도 명확하지 않아서 임신 초기에는 MRI 검사는 받지 않는 편이 좋다고 합니다.

MRI의 단점은?

단점으로는 CT와 비교하면 다음과 같이 "검사할 수 없는" 환자가 많다는 점을 들 수 있습니다.

① 심장보조장치를 장착한 환자

② 임신 초기의 환자

③ 신체에 확실히 고정되지 않은 강자성체(ferromagnetic body)가 있는 환자

③에 대해서는 뇌동맥류에 시행한 클립이 벗겨진 사례가 보고되었습니다. 또한, 골절에 시행한 고정 금속은 확실히 고정되어 있어 벗겨지는 일은 없지만, 주위의 자장을 현저하게 흩트리므로 제대로 된 영상을 얻을 수 없게 됩니다.

게다가 인공호흡기를 달고 있거나 수액펌프를 사용하는

그림1 금속류는 휴대 금지

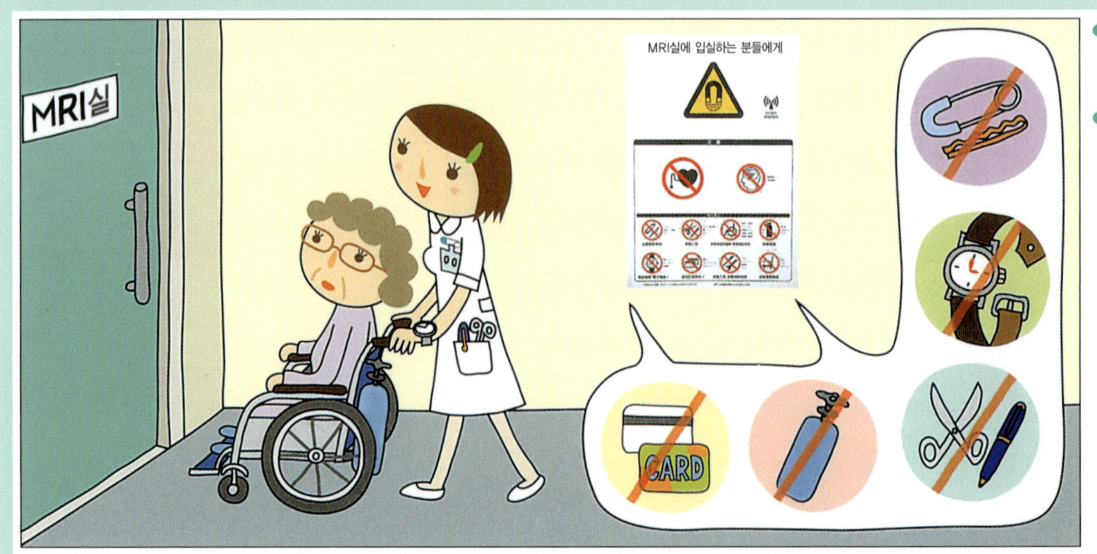

- MRI실 앞에는 주의를 환기하는 게시물이 많습니다.
- 입실 전에는 환자, 수행 간호사 모두 금속류를 휴대하지는 않았는지 반드시 확인합시다.

환자일 경우에는 인공호흡기나 수액펌프와 함께 MRI실에 들어갈 수 없습니다.

머리핀, 귀걸이와 같은 금속은 빼두어야 하고 아이쉐도, 마스카라와 같은 자성체를 함유하는 화장도 지우는 편이 좋겠지요. 신용카드나 현금카드와 같은 자기카드도 데이터가 삭제될 수가 있으며, 아날로그식 손목시계도 동작하지 않을 가능성이 있으므로 휴대하지 않는 것이 좋습니다.

MRI실 앞에는 이러한 많은 주의사항이 적힌 게시물이 있지만, 매년 수십 명의 의료진이 휠체어에 환자를 태운 채 MRI실로 들어 오거나 의료진 자신이 시계나 가위를 소지한 채 입실하는 예가 보고되고 있습니다.**(그림1)**

coffee break

● **기흉**(공기가슴증, pneumothorax)이란 흉막강 안에 공기나 가스가 차는 상태를 말하며, 외상성기흉과 자연기흉(spontaneous pneumothorax)으로 분류된다.

자연기흉에는 폐결핵(pulmonary tuberculosis)과 폐렴 등에 의한 경우와 임상적으로 뚜렷한 질환이 없이 나타나는 특발성이 있다. 기흉이 갑자기 생기면 심한 통증과 숨이 차고 호흡곤란(dyspn[olea)을 일으키는 경우가 있으며, 인공적으로 흉막강 내의 공기를 배출한다든지, 때로는 외과적인 개흉술(thoracotomy)도 필요하게 된다. 또한 폐결핵의 경우에는 병소가 있는 폐엽을 위축 · 안정시킬 목적으로 하는 인공기흉술이 있지만, 항결핵제와 같은 화학요법의 발달로 최근에는 거의 시행되지 않는다.

● **긴장성기흉**(tension pneumothorax)이란 한쪽 폐의 기흉으로 인하여 심장이 반대편으로 밀려 대정맥이 꺽여지면서 정맥의 혈액이 심장을 돌아오지 못하여 쇼크 상태가 되고, 한쪽 폐가 갑자기 기능부전에 빠짐으로 일어나는 응급상황이다. 즉각 진단 및 치료하지 않으면 사망 할 수 있다. 또한 가슴 X-Ray 사진을 통해 파악할 수 있으며 긴장성기흉 발생시 병원 응급실에서 병변이 있는 쪽의 2-3번 앞쪽 늑간에 굵은 주사바늘을 찌르고 흉관삽관술을 시행하여야 한다.

coffee break

● **폐수종**(pulmonary edema)이란 폐울혈에 의하여 폐포 내에 장액성 누출액이 찬 상태를 말한다. 심장판막증(valvular disease) · 고혈압증 · 심근경색 등에 의한 심부전이나 심장이 쇠약해 있을 때, 일시에 다량의 수액을 주사하면 발생한다. 증세로서는 현저한 호흡곤란이 나타나고, 이 호흡곤란은 누워 있을 때보다 일어나서 앉을 때 편한 것이 특징이다. 천명, 다량의 장액성 가래, 기침, 가슴 답답함, 식은땀, 불안감, 청색증(Cyanosis), 빈맥, 부정맥(arrhythmia) 등을 볼 수 있다. 청진상 폐에 수포성 잡음이 현저하다. 치료는 산소흡입(oxygen therapy)을 실시하고 강심제(cardiac stimulants) 특히 디지탈리스제 · 이뇨제(diuretic)를 투여하며, 필요에 따라 혈액을 뽑아 심장의 부담을 가볍게 한다.

● **울혈성심부전**(congestive heart failure)이란 심장이 점차 기능을 잃으면서 폐나 다른 조직으로 혈액이 모이는 질환을 말한다. 심장근육의 탄력성이 떨어져서 혈액을 심장 밖으로 충분히 내보내지 못하면 심장에 혈액이 고이는데, 경우에 따라서는 혈액이 폐나 간 등 다른 기관으로 역류하기도 한다. 또한 심장에서 필요한 양의 혈액을 내보내지 못하므로 심장에서 생산해서 내보내는 산소와 영양분이 신체가 요구하는 만큼 충분하지 못하고, 따라서 체내 곳곳에서 혈액부족 현상이 일어난다. 울혈성심부전의 원인으로는 폐울혈(pulmonary congestion), 심장판막증(valvular disease), 허혈성심장병, 고혈압성심장병(hypertensive heart disease), 선천성심장병(congenital heart defect), 심근질환 등으로 인한 장애 때문이다. 그밖에 빈혈, 감염성질환, 부정맥(arrhythmia), 임신, 갑상선기능항진증(hyperthyroidism), 고혈압, 과도한 염분섭취나 평소 투약 중인 심장약 중지, 정신 및 육체적 과로 등이 원인이 될 수 있다. 위험인자로는 베타차단제(β-blocker)와 디지탈리스(digitalis) 과다 사용, 지방이나 염분 과다 섭취, 고열을 동반한 염증, 흡연, 비만증(obesity), 과음 등을 들 수 있다.

증세로는 특히 움직이거나 누울 때 숨이 차고 가래를 동반한 기침을 하며, 복부 · 다리 · 발목 등이 붓는다. 불규칙적인 심장박동, 빈맥, 저혈압(hypotonia), 간 비대, 경정맥(jugular vein)의 팽창 등이 나타나는 경우도 있다.

치료방법으로는 일반요법과 약물요법(chemotherapy)이 있는데, 일반요법에는 체중을 조절하여 심장의 부하를 덜어 주는 방법과 금연하는 방법이 있다. 약물요법으로는 이뇨제(diuretic) · 디지탈리스 · 항부정맥제 · 항혈액응고제를 사용하는 방법 등이 있으며, 이 질환을 앓고 있는 환자는 심장의 수축력을 떨어트리거나 심장에 독성을 가하고 수분 및 염분을 정체시켜 혈액량을 늘리는 약물은 피해야 한다.

● **복부팽만**(abdominal distention)이란 배가 팽창하는 증상을 말하며, 고창이라고도 한다. 이 증상이 나타난 경우에는 우선 배가 전반적으로 나왔는지 아니면 부분적으로 나왔는지를 살펴보아야 한다. 부분적으로 우상복부가 나온 경우에는 간비대나 간의 종괴를 의심할 수 있고 옆구리 뒤쪽에서 요관이 막혀서 커진 콩팥이 만져질 수 있다. 그 외 복부에서 부분적으로 종괴가 만져지는 경우에는 복부 내 장기가 커지는 경우로 비장비대 · 담낭비대 · 만성췌장염 등이 있을 수 있다.

복부가 전반적으로 팽만해진 경우는 다음과 같다. ①급속히 팽만하면서 심한 복통이 있거나 최근 복부에 손상이 있었을 경우에는 장폐색(intestinal obstruction), 급성 장기 출혈 등을 의심할 수 있다. ②변비가 있거나 방귀가 많이 나오면 장안에 가스가 많이 찬 것이다. ③복사뼈(ankle)가 부었거나 발등을 손으로 누르면 움푹 들어가고, 최근 소변의 양이 줄어들고 체중이 늘어난 경우는 복부에 복수가 찬 것으로 간경화 · 신부전(renal failure, kidney failure) · 심부전(cardiac failure) 등을 의심할 수 있다.

일반적으로 과식했거나 공기를 많이 삼켰을 경우, 과민성대장증후군(irritable colon syndrome), 장이 꼬였거나 막힌 경우 등에 많이 나타난다. 증상은 배가 단단해서 불편하고 더부룩한 느낌이 들며, 동반 증상으로는 체중이 늘거나 신경이 예민해지고 월경이 없는 경우도 있다. 구토, 설사, 피로, 가스가 차는 증상이 나타나기도 한다. 치료는 원인에 따라 다르다. 음식을 많이 먹어 단순한 섭식장애(다이어트장애, diet disorder)를 일으킨 경우에는 소화제를 투여하여 치료하지만, 과민성대장증후군이나 장폐색 등의 경우에는 전문의의 치료를 받는다.

제 2 장

-사례를 통해 배운다-

영상을 읽을 수 있으면 간호가 이렇게 달라진다

영상은 의사가 진단을 위해 사용하는 것이라고 생각하고 있지 않습니까?
사실은 영상을 보는 포인트를 조금만 알고 있으면 다음 10개의 사례와 같이 일상의 간호에도 활용할 수 있습니다.
영상을 읽을 수 있으면 간호가 어떻게 달라지는지 설명하겠습니다.

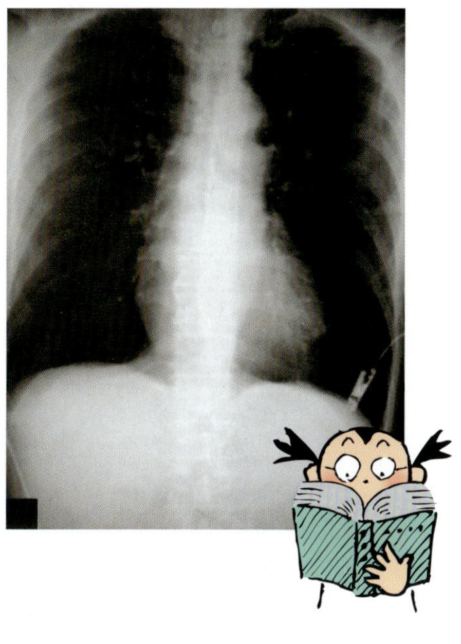

영상을 읽을 수 있으면 간호가 이렇게 달라진다

영상진단은 간호사에게 어려운 항목

최근 간호진단(nursing diagnosis)이라는 말이 정착되어 간호사가 폭 넓은 시점에서 환자를 진단하게 되었습니다. 이와 함께 과거와 비교해 간호진단 능력과 실천능력이 향상되었다는 생각이 듭니다.

외국의 유명한 간호이론가들의 가르침도, 단순히 환자의 사회학적인 측면이나 심리학적 측면에 대한 분석뿐만 아니라 환자의 신체를 생리적이면서 과학적으로 분석하는 것이 필요하다고 시사하고 있습니다. 그것을 받아들일 수 있도록 간호 기초교육에서도, 병태를 종합적으로 검토하는 데 있어 환자의 혈청수치를 비교하고 병태의 진행을 분석하거나, 심전도 모니터의 파형이나 펄스옥시미터(pulse oximeter)인 SpO_2수치에서 환자의 순환과 호흡에 대해 평가하도록 교육받아왔습니다. 그러나 심전도나 혈청수치 등과 비교하면, 환자의 의학 자료로서 가장 대중적인 영상진단은 그다지 우선시되고 있지 않은 것이 현실입니다. 이런 점도 원인이 되어 임상현장의 간호사는 의사로부터 정보를 듣는 데에만 그칠뿐 영상을 간호로 연결시켜 생각하는 것을 어려워하고 있는 것 같습니다.

영상을 읽지 못하는 것은 아까운 일

심전도 소견을 종합 검토하여 간호사가 전달하는 등의 업무를 할 때 「ST저하와 허혈변화」「QRS의 연장」등의 전문 용어를 사용하는 일이 드물지 않습니다.

그러나 뢴트겐(Röntgen)소견에서 「오른쪽 하엽에 음영이 강하고 실루엣징후(silhouette sign)(p.81 참조) 양성」등의 정보교환을 하는 장면은 거의 없을 것입니다. 이것은 유익한 정보가 손 안에 들어와도 간호사가 영상진단을 간호에 충분히 활용하지 못한다는 의미입니다.

그럼 영상진단을 어떤 시점에서 이해하면 간호에 도움이 될 수 있을까요? 흔히 영상진단이라고 하면 그 영상으로부터 무엇을 읽어내야 할지를 생각하는 경우가 많은 듯합니다. 그 점이 더 어렵게 느끼게 하는지도 모르겠습니다.

이때 관점을 조금만 바꾸어서 영상진단이 매일 매일의 간호문제를 해결하는 데 얼마나 유익한지를 생각해 보면 그 중요함과 흥미로움을 알 수 있을 것입니다.

다음에 그 10가지 사례를 들어 보겠습니다.

point

- 영상은 환자의 정보를 매우 쉽게 얻을 수 있는 데이터 중 하나. 단 간호에 있어서는 그다지 효과적으로 사용되지 않는 것이 현실입니다.
- 영상의 기본을 알아 두면 배변조절, 체위변환, 사고방지 등 다양한 간호 상황에서 그 정보를 살릴 수 있습니다.
- 정상영상을 떠올리면서 현장에서 접한 영상과 비교해 가는 것이 영상을 읽기 위한 지름길입니다.

사례1 | 설사약을 사용해도 좀처럼 변이 나오지 않을 때

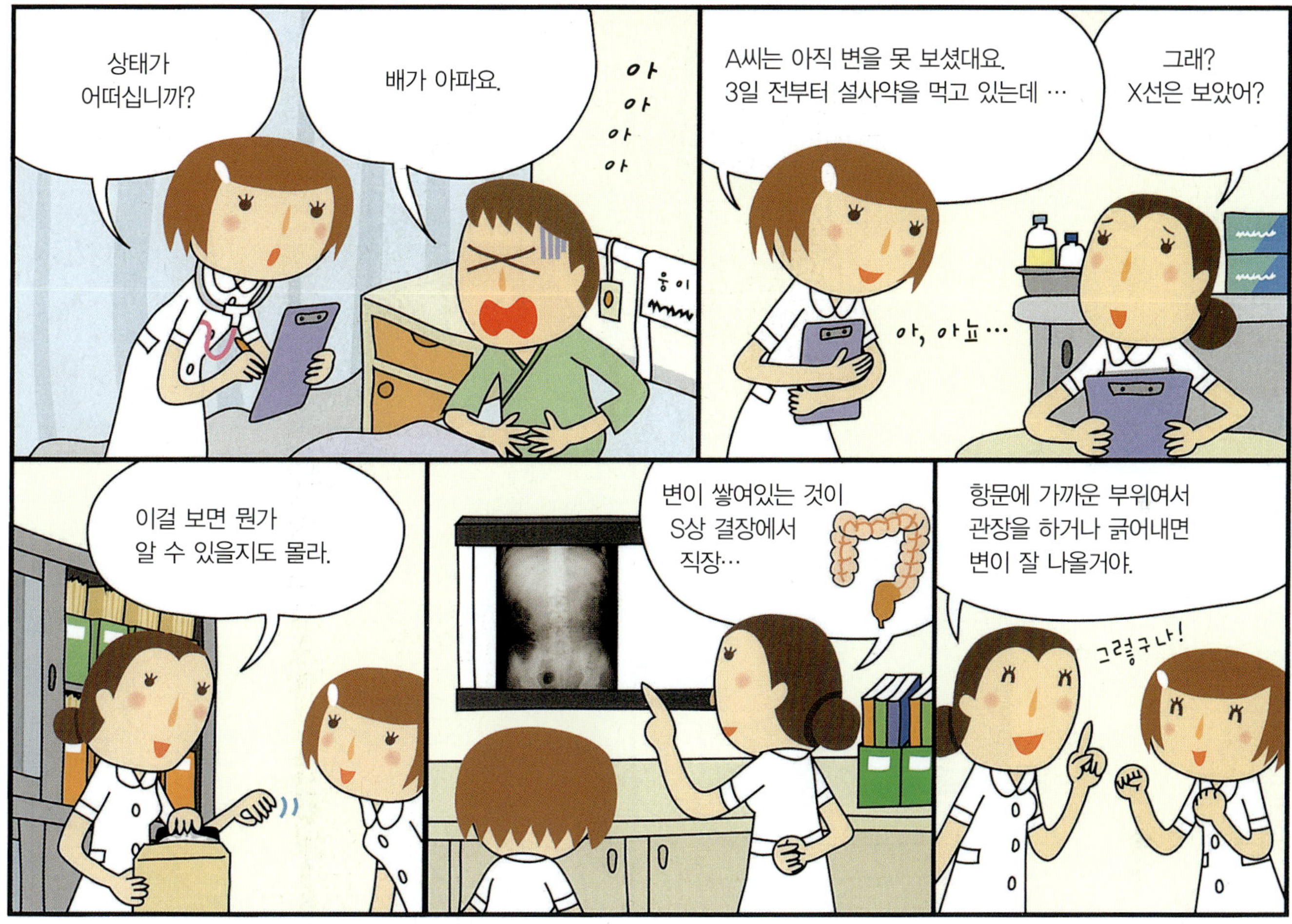

변이 보이는 상태와 위치로 간호가 달라진다

30대 남성 환자가 며칠 동안 변이 나오지 않는 상태였습니다. 그래서 의사가 설사약을 투여했습니다. 그러나 변은 나오지 않고 환자는 복통을 호소했습니다.

그 후 담당 간호사들은 변비와 복통을 호소하는 환자를 어떻게 간호해야 할지 고민을 했다고 합니다. 모두 이러저러한 의견을 내 보았지만 좀처럼 대응책을 찾지 못했습니다.

만약 이때 최근 복부 X선영상이 있고 그것을 보고자 하는 의식이 작용한다면 변의 상태를 영상을 통해 알아내어 어떻게 대응해야 할지 구체화시켰을 것입니다.

실제로 이 환자의 최근 촬영된 복부영상을 보면 S상결장(구불창자, sigmoid colon)에서 직장부에 걸쳐 변이 막혀있는 상태임을 알 수 있었습니다. X선 사진을 보려는 의지가 있고, 변이 어떻게 보이는지에 대한 지식이 있다면 영상은 매우 귀중한 정보를 제공해 줍니다.

이 경우에서는 설사약을 복용하기 보다는 적변(摘便, 직장 내의 숙변을 손가락 등을 사용하여 단단해진 대변을 빼내는 것)이나 소량의 관장(관장제, enema)을 실시하는 것이 변비(constipation)에 의한 복통을 쉽게 해결할 수 있는 방법이었음을 판단할 수 있습니다.

머리말에서도 말했지만 영상은 의사만의 것이 아니라 간호를 변화시켜 나가는 데 있어 빼 놓을 수 없는 것이라고 말할 수 있습니다.

사례2 | 좌측와위 금지, 정말 옳은가?

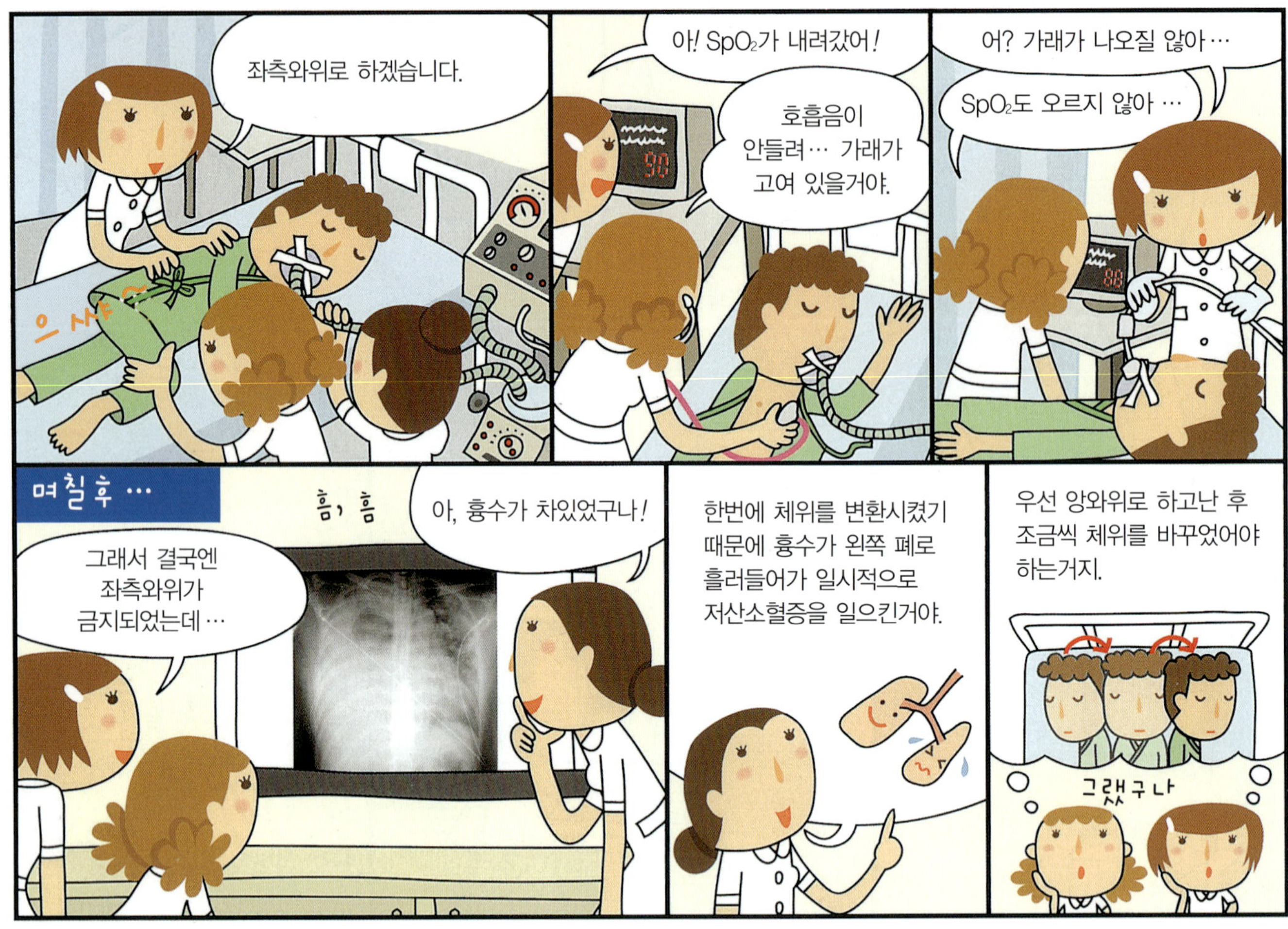

호흡상태 악화의 이유를 X선으로 파악한다

인공호흡기(ventilator)를 장착중인 우측와위의 환자를 간호사 세 명이 체위를 바꾸고 있습니다.

하측폐장애* 예방을 목적으로 그대로 좌측와위로 했는데 갑자기 100%였던 SpO_2가 90%까지 내려갔습니다. 인공호흡기 작동 상황은 문제가 없지만, 체위변환 전에 들을 수 있었던 좌폐영역의 호흡음(breath sound)이 사라졌습니다. 가래(sputum) 때문이라고 생각한 간호사는 기관흡인(tracheal suction)을 여러 차례 시도합니다. 그러나 포말형 가래가 소량 흡인된 것으로는 SpO_2는 개선되지 않습니다.

그 후 환자를 앙와위로 반드시 누원 채 잠시 경과하자 SpO_2가 상승했으므로 의사와 상의하여 환자의 체위변환에 있어 좌측와위는 금하게 되었습니다. 사실 이때 흉부X선 사진에서는 환자의 양쪽 폐영역에 흉수를 볼 수 있었습니다. 우측와위였던 환자의 체위를 단시간에 좌측와위로 전환했기 때문에 폐영역에 있는 흉수가 좌폐로 모여 일과성 저산소혈증(hypoxemia)이 된 것입니다.

좌측와위 금지는 일시적인 대응으로는 좋을지 모릅니다만 좌폐영역의 산소화 능력이 저하되어 더 위험한 합병증(complication)을 유발할 우려가 있습니다. 환자의 흉수고임을 흉부X선 사진으로 사전에 확인한다면 체위를 변환할 때 일단 바로누운자세로 한 후 호흡상태를 관찰하여 5~10분 정도의 시간을 가지면서 단계적으로 체위를 변환함으로써 SpO_2(혈중산소포화도)저하는 막을 것입니다.

* **하측폐장애** : 오랜 시간동안 앙와위(바로누운자세, supine position)로 환자를 관리하면 중력의 영향으로 폐의 뒤쪽으로 혈액과 분비물이 집중하여 환기혈류비(ventilation blood flow ratio) 불균등이나 뒤쪽 무기폐 등이 발생하는 것.

사례3 | 위관삽입 환자의 복통의 원인

으…으으…
C씨…
C씨가 복통을 호소해요!
X선은 어때? 한 번 봅시다.
부위도 안 보이니 가스도 차 있지 않을텐데요.
어떻게 된거지?
여기에 켈크링(Kerckring)이 보이지요. 이것도 소장가스 소견입니다.
C씨, 오늘 아침에 와위촬영을 했지요. 와위에서는 부위가 잘 안 보이지요.
입위와 와위에서 보이는 것이 다르군요.

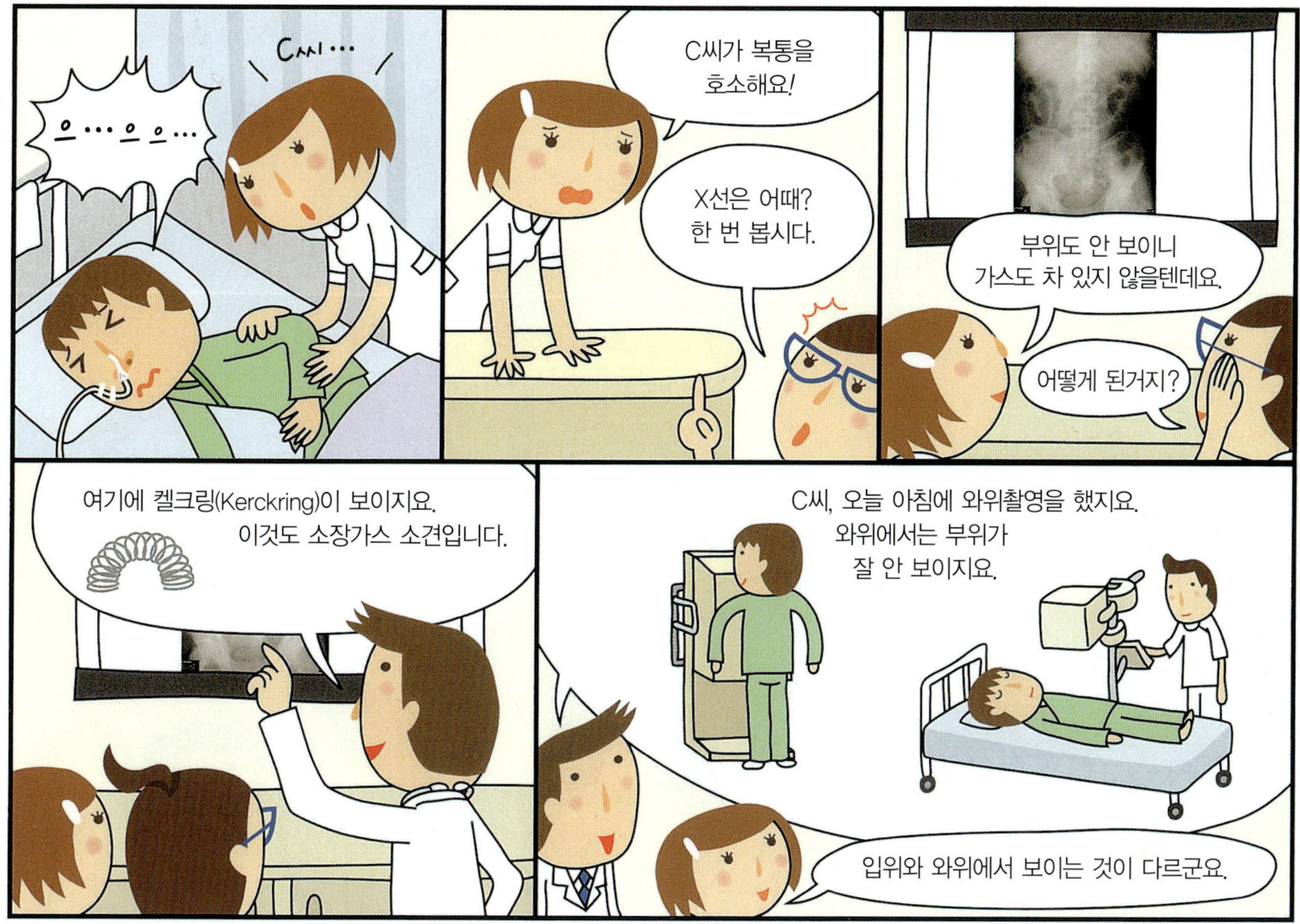

입위(upright position)와 와위(supine position) 영상은 보이는 것이 다르다

조금 어려운 상황입니다만 장폐색이 의심되어 위관카테터를 삽입하고 있는 환자가 복통(abdominal pain)을 호소해 온 경우를 생각해 보겠습니다.

의사의 지시에 따라 X선 사진을 촬영했는데 환자의 통증이 심하기도 해서 환자는 침대에 누운 채 휴대용기기로 촬영했습니다.

X선 사진이 완성되어 간호사가 영상을 보았는데, 장폐색 등 가스가 차 있음을 나타내는 부위의 소견은 없습니다.(p.92 참조) 「심한 가스는 없는 것 같다」라고 판단하여 복통의 원인은 다른 것에 있다고 생각했습니다.

그러나 그 후 의사가 영상을 읽어 보고 복통의 원인이 역시 가스가 차 있기 때문이라고 지적을 했습니다. 본래 가스가 차면 입위에서 공기액체층(air-fluid level)으로 나타나지만 이번에는 와위로 촬영했기 때문에 가스가 있어도 그 상이 잘 보이지 않았던 것입니다. 그 차이를 알고 있으면 소장가스가 다른 양상(켈크링)(p.91 참조)으로 나타나고 있음을 읽을 수 있습니다. 의사는 그것을 보고 판단한 것입니다.

결국 위관카테터의 기능이 불충분하여 그 위치를 확인해 보니 삽입위치가 나빠 충분한 배액(drainage)을 할 수 없었음을 알 수 있었습니다.

사례4 | CT영상의 혈종에서 의식수준의 저하를 예측한다

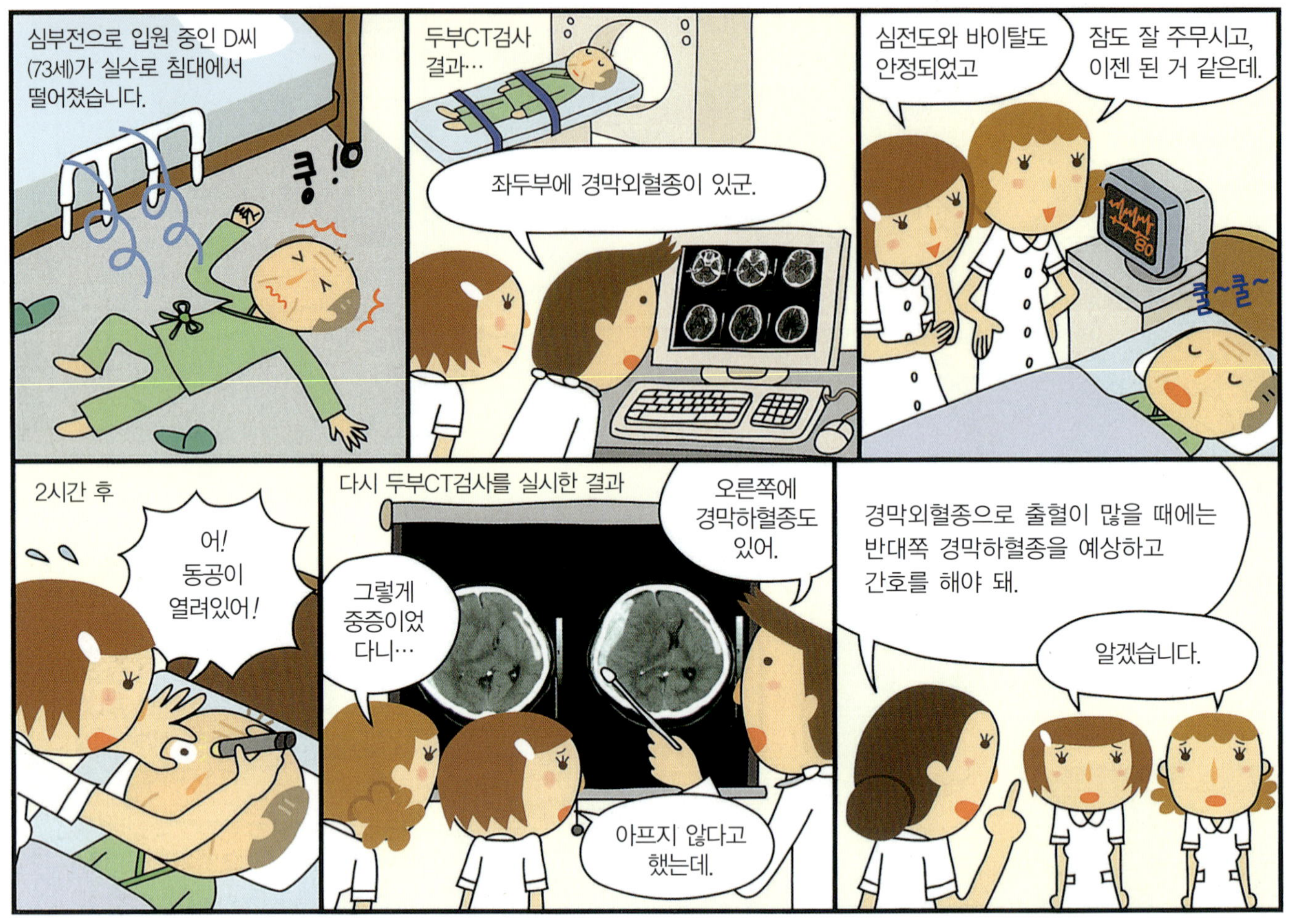

CT에서 급성 경막외혈종이 보이면 반대쪽의 급성 경막하혈종에 주의한다

고령의 심부전 환자가 침대에서 굴러 떨어졌다. 외상은 없고 두부CT로 좌측두부에 급성 경막외혈종(epidural hematoma)을 확인했지만 통증은 없고 의식수준과 활력징후(vital sign, 맥박, 호흡, 체온, 혈압)도 안정적이었습니다. 의사의 진찰 결과 경과 관찰을 하기로 하고 환자도 안정을 되찾고 잠이 들었으며 코를 골기 시작하였습니다. 바이탈과 심전도에 아무런 이상이 없이 2시간이 경과했습니다. 의료진이 긴장을 풀 무렵 환자는 오른쪽 동공이 1mm 정도 확대된 동공부동(anisocoria)의 상태로 발견되었습니다. 다시 두부CT촬영을 실시한 결과 새롭게 우 경막하혈종(subdural hematoma)을 진단하고 응급수술(emergency operation)을 하게 되었습니다. 일반적으로 급성 경막외혈종은 상처 쪽에서 나타나는 경우가 많은데 몇 시간 후에는 그 반대쪽에 급성 경막하혈종이 나타나는 경우가 있습니다. 이런 상황에서의 대응은 먼저 CT로 두개골의 바깥쪽에 있는 출혈(혈종, hematoma)이 많이 보였을 때 내출혈(internal hemorrhage)의 위험이 높음을 느끼는 것이 중요합니다.

가벼운 급성 경막외혈종에서는 상처를 입은 직후에 더 의식수준이 높은 것이 특징적입니다. 그러나 본 예와 같이 처음에는 가벼운 증세를 보이다가도 상처 반대쪽에 급성 경막하혈종이 오고 갑자기 의식수준이 저하하는 경우가 있습니다. 그 점에서 「급성 경막외혈종이 있다」라는 것을 알고, CT에서 「출혈이 많다」라고 파악할 수 있는 단계에서 「반대쪽의 출혈」과 「의식수준 저하」의 가능성을 예측할 수 있어야 합니다. 그러면 활력징후와 함께 「동공소견」과 「신경학적 소견(대마비, 양측마비 diplegia)」에 대해 「수시 관찰을 요한다」고 판단할 수 있습니다.

사례5 | 골절 시 통증의 이유를 영상으로 파악한다

교통사고로 좌대퇴부 골절과 허리 타박상으로 입원한 E씨(43세)
강선견인을 실시한 후 동통을 호소했다.
골절로 인한 통증입니다. 진통제를 사용한 후 상태를 지켜 봅시다.
너무 너무 아파요.
통증을 호소할 때는 볼타렌좌약을 쓰세요.
7시간 후
아파요ー
아무래도 골절로 인한 통증만은 아닌 것 같아요.
골절부위와 발가락을 한 번 더 어세스먼트 해보는 게 어때?
허벅지가 부었네! 열도 있는 것 같아요.
발 끝에 마비증상도 있어.
영상으로 확인해 보니
견인실시 당시
현재
각도가 어긋나 있어! 그러고 보니 E씨가 허리가 아프다고 옆으로 누워있는 일이 많았어.
견인이 충분하지 않았던 것 같아.

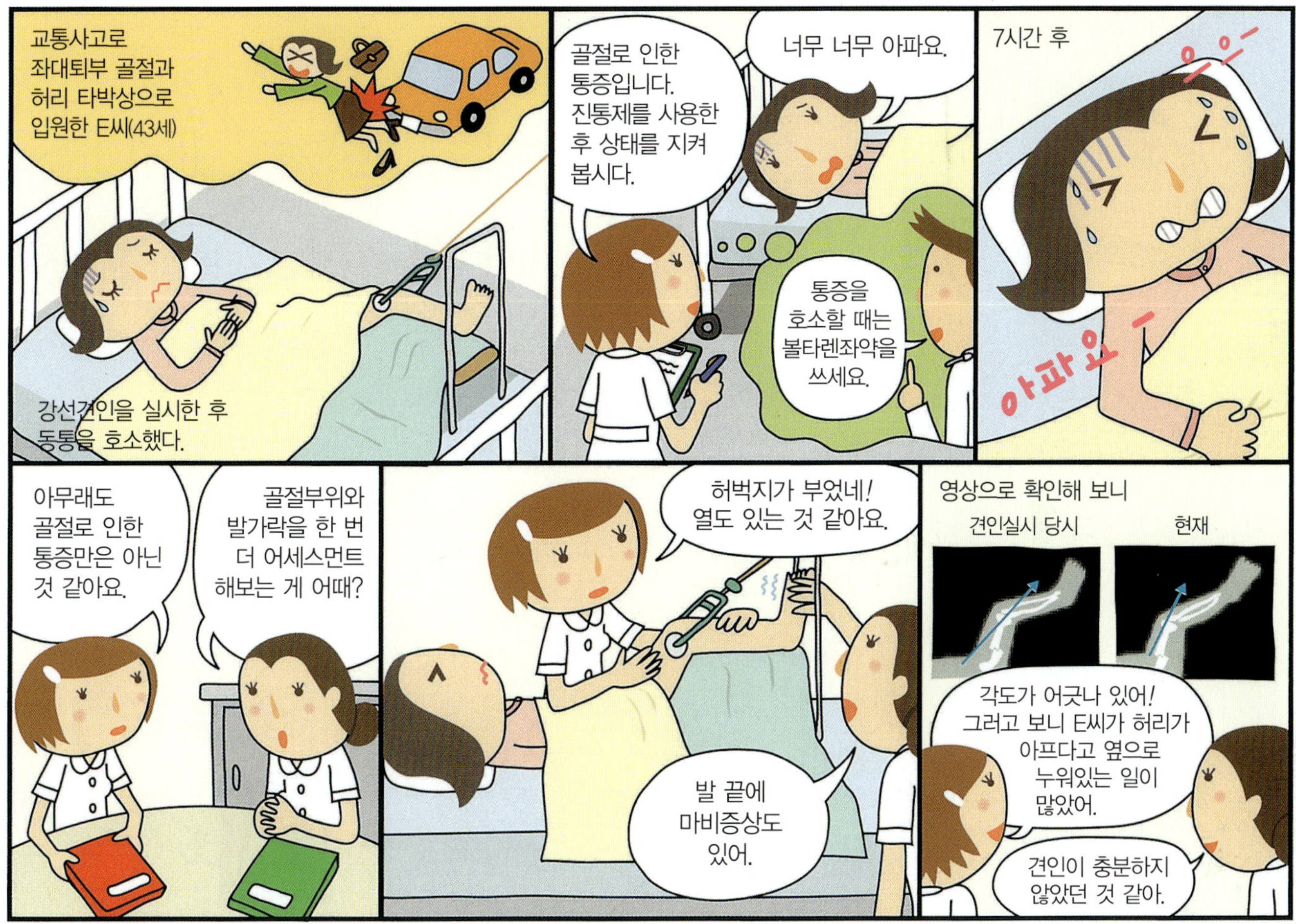

견인치료를 할 때와 현재의 영상을 비교하여 견인의 중량과 각도를 확인한다

교통사고로 오른쪽 대퇴골(넙다리뼈, femur) 골절과 허리에 타박상을 입은 여성 환자에게 8kg의 강선견인*을 시행한 뒤 환자가 대퇴부의 동통을 호소해 왔습니다.

담당 간호사는 「골절 통증이군요. 진통제(analgesics)를 사용하죠」라며 동통 시 사용하도록 지시받은 볼타렌 좌약(diclofenac suppository)을 사용한 후 상태를 지켜보니 약의 효과로 통증은 완화된 듯 했습니다.

그러나 7시간 후 환자는 다시 골절부의 통증을 호소합니다. 아무래도 골절의 통증만은 아닌 듯 했습니다. 선배 간호사와 회의를 하여 통증, 골절부위와 발가락 어세스먼트(assessment)를 시행하기로 했습니다.

강선견인에서는 견인이 충분하지 않을 때 통증과 환부의 염증 등이 일어나기 쉽습니다. 견인의 중량과 각도를 확인해야 하는데 이때 견인치료 당시의 영상과 현재의 영상의 비교가 도움이 됩니다. 치료했을 때와 「어긋남」이나 「각도의 차이」를 확인했다면 문제는 견인방법이라고 할 수 있습니다. 담당 간호사가 환자가 통증을 호소하는 환부를 다시 관찰해 보니 골절부는 팽창해 있고 만져보니 열도 있었습니다. 특히 발끝에는 마비(paralysis)도 보였습니다.

환자는 허리 타박의 통증으로 인해 오랜 시간 같은 자세를 유지하기 어려워 압박을 줄이기 위해 스스로 몸을 옆으로 돌리는 경우가 많았기 때문에 브라운 가대의 발이 옆으로 비틀어져 충분한 견인(당김, traction)을 하지 못했던 것이었습니다.

* **강선견인** : 출골절부위에 발생하기 쉬운 연부조직, 혈관, 신경의 부상, 이에 따른 염증과 부종을 피하는 것이 하나의 목적입니다. 안정과 제압에 의한 동통의 경감에도 효과적입니다.

사례6 | 흡인을 해도 가래소리가 계속 난다

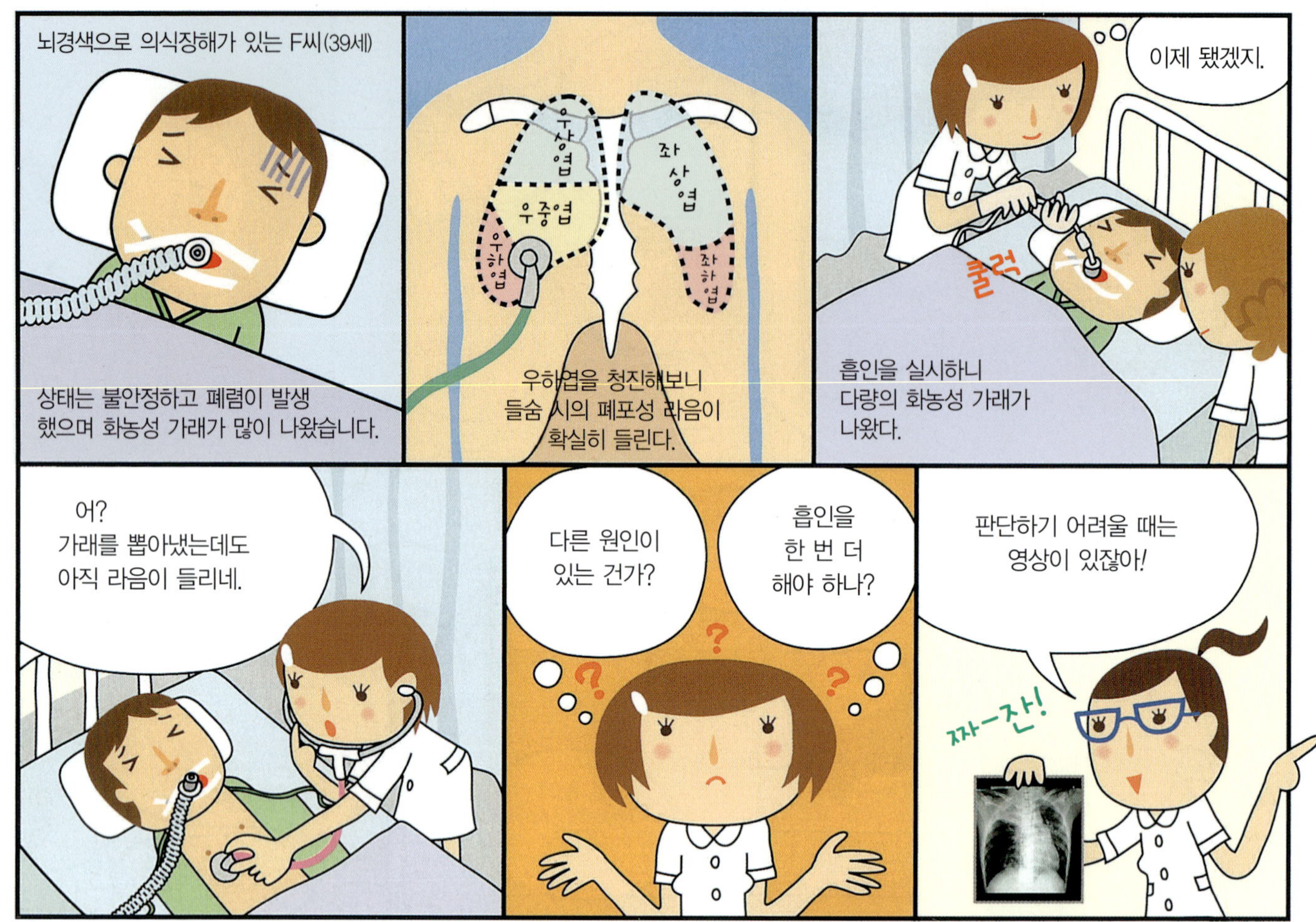

청진과 영상진단을 함께하여 확실하게 호흡간호를 시행한다

뇌경색(cerebral infarction)으로 의식장해(disturbance of consciousness)를 일으킨 환자에게 기도확보를 목적으로 기관삽관을 하여 인공호흡관리가 시행되었습니다. 그 후 환자는 발열(pyrexia)을 되풀이하여 폐렴에 걸리고 객담의 양도 늘어나 지금은 농성가래(농성담, purulent sputum)가 많이 나오게 되었습니다.

호흡음을 확인(청진)하니 오른쪽 중엽에서 아래 폐영역에 걸쳐 숨을 들이마실 때 폐포성 라음(vesicular rales)이 현저합니다. 환자는 기침요동(buking)을 되풀이하여 기관흡인의 필요성을 고려하게 되었습니다. 그래서 간호사가 흡인을 실시하자 다량의 농성가래가 나왔습니다. 그런데 기관흡인 후 폐영역의 청진을 실시하니 흡인하여 가래가 제거되었을 텐데 환자의 들숨 시 폐포성 라음은 아직 분명히 들립니다. 다시 한번 흡인하는 것이 좋을까요? 아니면 다른 원인이 있을까요? 간호사는 판단을 망설입니다.

기관흡인의 기본과 요령

기관흡인(tracheal suction)을 시행할 때 호흡음 청진과 함께 흉곽의 움직임을 관찰하고 촉진을 활용하는 것은 매우 중요한 일입니다. 효과적이지 않은 흡인은 환자를 괴롭힐 뿐이기 때문입니다. 특히 청진 시에는 호흡음의 성질도 포함하여 가능한 많은 정보를 확인하면서 판단해 가는 것이 중요합니다.

예를 한 가지 들면 폐포성 라음 등의 이상호흡음이 구체

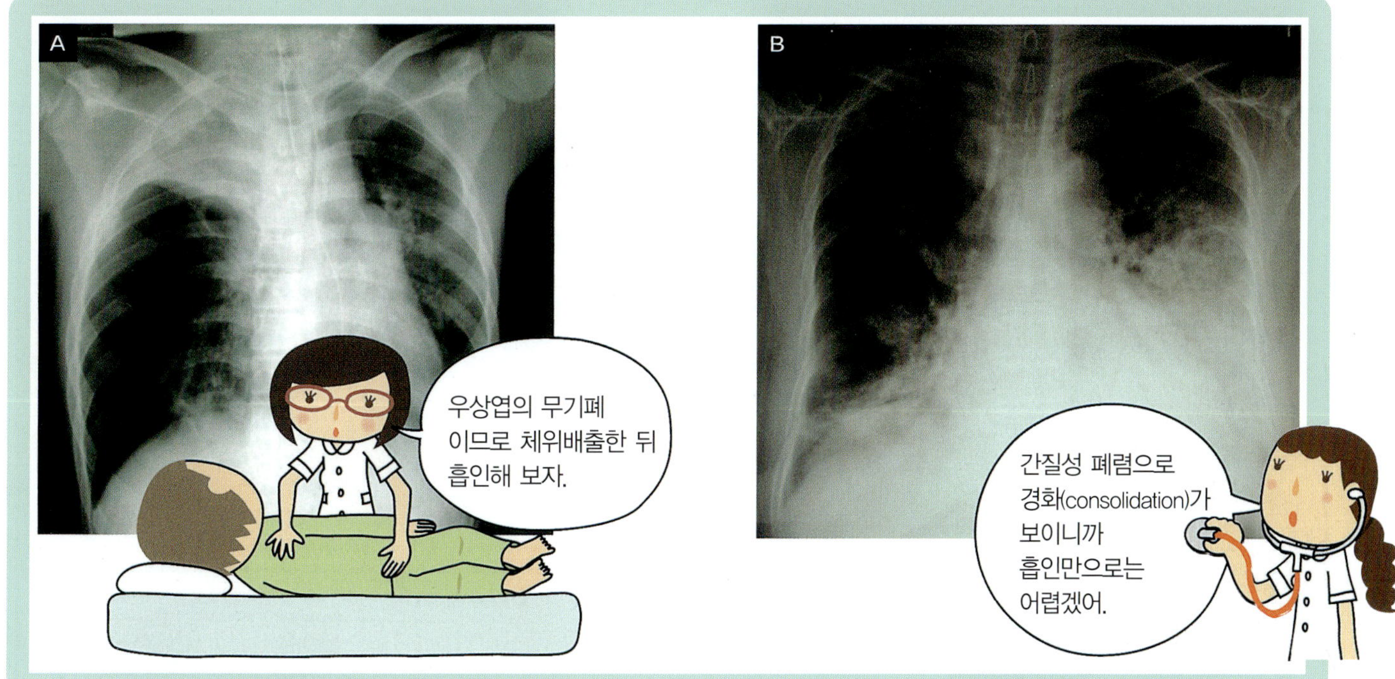

적으로 어떤 음인지 판단하기 어려운 경우에도 「날숨 시」 들리는지 「들숨 시」 들리는지만 알 수 있다면 상황을 판단하는데 도움이 됩니다. 즉 날숨(호기, expiration) 시에 청취된 호흡폐잡음 등에서는 주로 「기도 내에 축적된 객담=흡인으로 나오는 가래」인 것에 비해 들숨(흡기, inspiration) 시에 청취된 경우에는 객담이 말초기도에 있기 때문에 가래를 흡인하기는 어려울 것이라 판단할 수 있습니다.

사실 들숨 시에만 폐포성 라음이 들리는데 폐포성 라음이 들린다고 기관흡인을 자주 실시하면 기관을 상하게 할 뿐만 아니라 폐포에서의 가스교환(gas exchange)에 장애를 초래할 수도 있습니다.

영상을 호흡간호에 어떻게 활용할 것인가?

예를 들면 무기폐에서 호흡음을 청취하기 어렵다, 혹은 전혀 청취하지 못하는 경우, 가래의 유무뿐만 아니라 폐의 병태도 제대로 파악하지 못한 상태에서는 흡인 타이밍(timing)을 판단하기가 어려워집니다. 이럴 때 도움이 되는 것이 흉부 단순X선 사진에 의한 호흡 평가입니다.

영상 A는, 우상엽의 무기폐를 띠고 있는 상태입니다. 호흡음을 들어보아도 우상엽에서는 청취할 수 없거나 어렵습니다. 그러나 X선 사진에서 무기폐와 그 장소를 알 수 있으면 환부를 위로 한 좌측와위를 취하면 체위배출(postural drainage)에 의해 가래는 환부에서 기도로 이동할 것으로 기대됩니다.

그런 다음 주기관지 청진에서 날숨 시에 확실한 염발성 라음이 청취되면 기관흡인을 시행합니다. 그 후에도 라음이 그치지 않는다면 단순히 객담의 양이 많아 1회로는 충분한 흡인효과를 기대할 수 없었을 뿐이라고 평가할 수 있습니다. 기관흡인을 한 번 더 시행해도 좋을 것입니다.

한편, **영상 B**는 좌중엽에서 하엽에 걸쳐 간질성 폐렴을 나타내고 있습니다. 간질성폐렴(pneumonitis)은 영상에서 콘솔리데이션(경화, consolidation)이라는 구름이 낀 듯한 음영상이 두드러집니다. 이 병태에서는 가래의 양은 늘어나지만 그 가래는 폐포 등의 염증(inflammation)에 의한 결과이며 한 번의 기관흡인으로 폐의 이상음이 소실되는 것은 드문 일입니다. 이 경우 다시 흡인을 고려하기보다 기관흡인을 시행하여 어떻게 호흡음이 변화했는가 평가하는 것이 중요합니다.

이와 같이 환자의 병태를 영상진단 등을 통해 이해한 뒤 청진과 함께 호흡관리를 진행해 가는 것은 영상을 간호에 활용하는 수단의 하나입니다.

사례7 | 위관을 삽입했는데도 복부팽만이 계속되는 이유를 안다

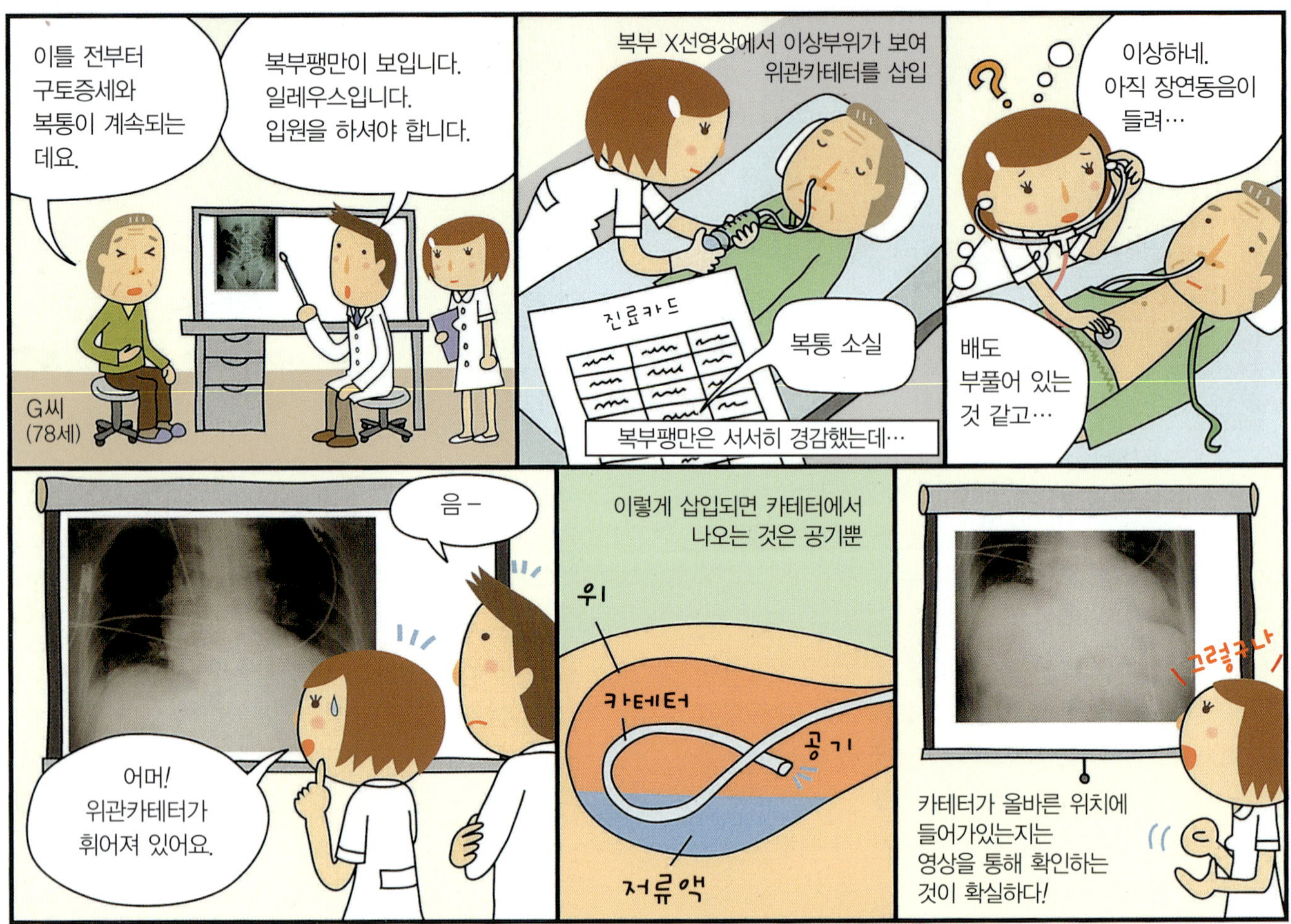

카테터 삽입과 그 효과를 판단하려면 X선 사진에 의한 위치 확인이 유용하다

고령의 남성이 이틀 전부터 오심, 구토가 이어지고 복부가 찌르듯 아프다며 진료를 받으러 왔습니다. 일레우스(장폐색, ileus)* 라는 진단을 받고 금식 상태로 입원을 하게 되었습니다. 복부 X선영상에서는 공기액체층(p.92 참조)이 확인되어 환자에게 위관카테터를 삽입. 감압을 시도해본 바 환자의 복부팽만은 서서히 경감되어 갔습니다.

보고서에는 「환자의 복통은 사라졌다」라고 되어 있습니다. 단 복부에서는 금속음의 장연동(intestinal peristalsis)음이 들리고 아직 팽만감도 남아있는 상태입니다. 위관카테터로 30분마다 주사 실린지로 흡인을 실시하자 다량의 공기(air)가 빠져나온 상태였습니다. 그 후에도 위관카테터로 공기는 빨아들일 수 있으나 복부팽만(abdominal distention)은 그다지 개선되지 않습니다. 그래서 복부 X선 사진을 보니 위관카테터가 깊게 삽입되어 있기는 하지만 위체부에서 구부러져 끝이 들려있는 것을 알 수 있었습니다. 즉 위 속의 공기는 내보내도 위 속에 고인 액체는 흡인하기 어려운 상황이었던 것입니다. 액체의 고임이 많아지면 팽만감이 계속되어 환자는 다시 오심, 구토 증세를 호소할 것입니다.

위관카테터의 삽입위치는 교과서에 나오듯이 「코에서부터의 카테터의 길이」만으로 판단하기는 어렵습니다. 또한 이 상황에서는 위포음을 확인해도 정상 시와 별반 다르지 않을 것입니다. 위관카테터의 삽입과 그 효과를 판단하는 데 X선 사진에 의한 위치 확인이 유용합니다.

* **일레우스** : 복강 내의 염증과 장 마비 등에 의해 장 사이의 움직임이 완만해지거나 정체되어 있습니다. 그래서 위 안에는 공기와 소화관액이 고이기 쉬운 환경이 되어 그것을 대처하기 위해 위관카테터로 공기와 저장액을 배출(배액, 배농, drainage)합니다.

사례8 | 앞가슴을 건드렸는데 등이 아픈 이유

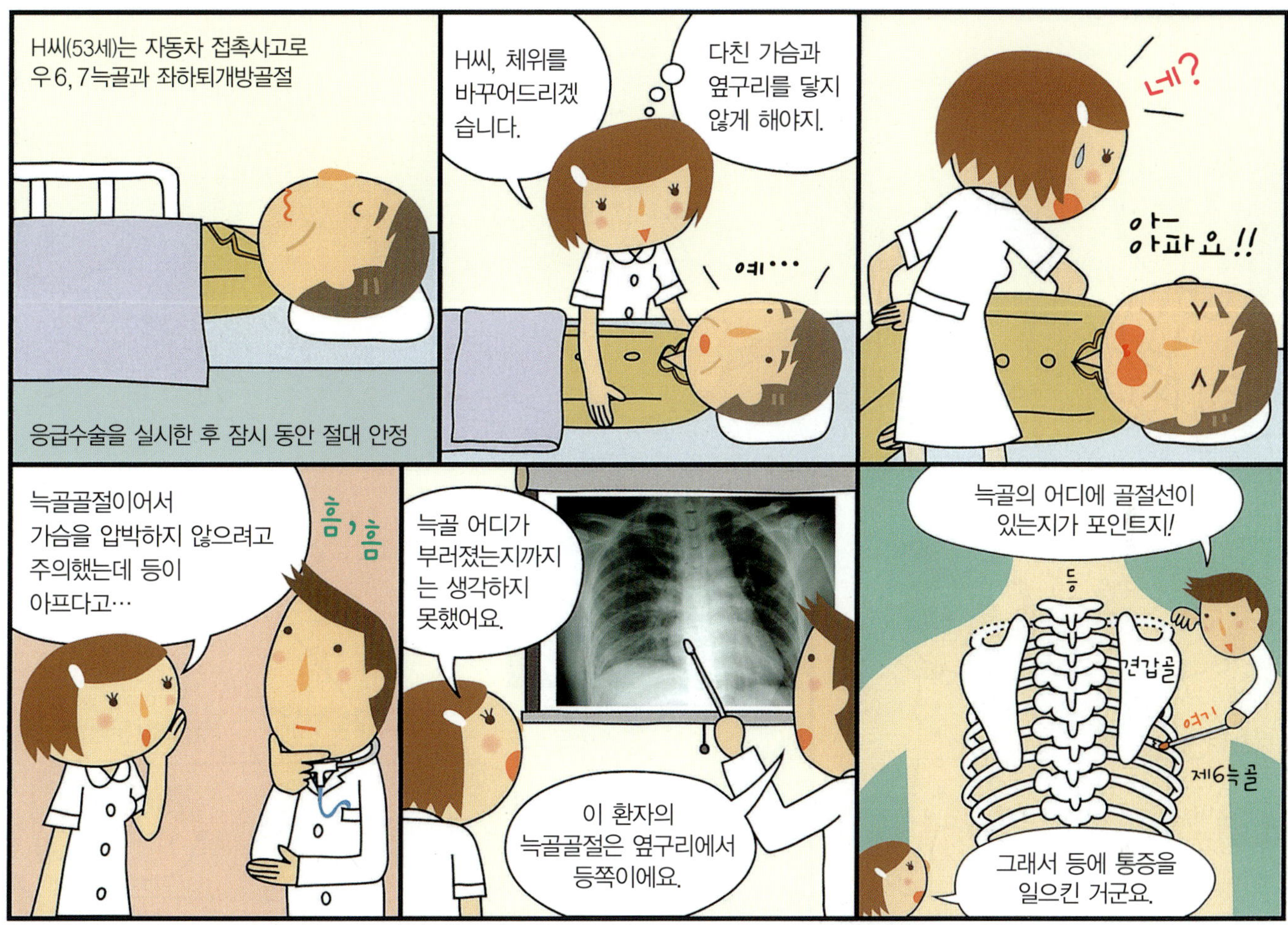

골절환자의 경우 영상을 이용하면 피해야 할 압박부위를 알 수 있다

50대 남성이 자동차 접촉사고로 앞가슴을 다쳐 오른쪽 제6, 7늑골골절, 또 좌하퇴개방골절을 당해 응급수술을 받았습니다. 수술 후 잠시 동안은 안정이 필요하며 특히 전신 타박에 의해 몸을 옆으로 누이는 것도 고통스러웠기 때문에 간호사가 체위를 바꾸어 주었습니다.

그 때 간호사는 오른쪽 제 6, 7늑골골절이라는 것을 파악하고 측와위(lateral decubitus)로 체위를 변환할 때 다친 부위의 보호에 신경을 썼습니다. 그런데 며칠 후에 간호사가 환자의 체위를 바꾸어 주려고 등에 손을 갖다 대자 환자가 갑자기 격심한 통증을 호소했습니다. 환자는 늑골이 부러졌기 때문에 가슴과 옆구리에는 손이 닿지 않도록 주의한 간호사는 이상하게 생각되었습니다. 「견갑골이나 다른 부위의 손상이 있나?」라는 의심도 가졌습니다. 그래서 주치의인 정형외과의에게 상담을 했더니 「이 환자의 늑골골절은 말이죠. 옆구리에서 등쪽에 있어요」라며 X선 사진을 꺼냈습니다. 「상처가 난 앞가슴에 골절이 있는 것처럼 생각할 수도 있지만 늑골의 어디에 골절선이 있는지를 보세요. 힘이 가해졌을 때의 영향은 등쪽이 크다는 것을 알 수 있죠. 그래서 환자의 등을 누르면 환부를 압박하게 되어 통증을 느끼는 것입니다」

골절이 있는 환자들은 부상부위의 압박도 물론 피해야 하지만 힘이 가해지는 부위의 압박도 피해야 한다는 것을 영상으로 확인할 수 있었던 예라고 할 수 있을 것입니다.

사례9 | 두부CT로 현재 발생한 상황의 병태를 파악한다

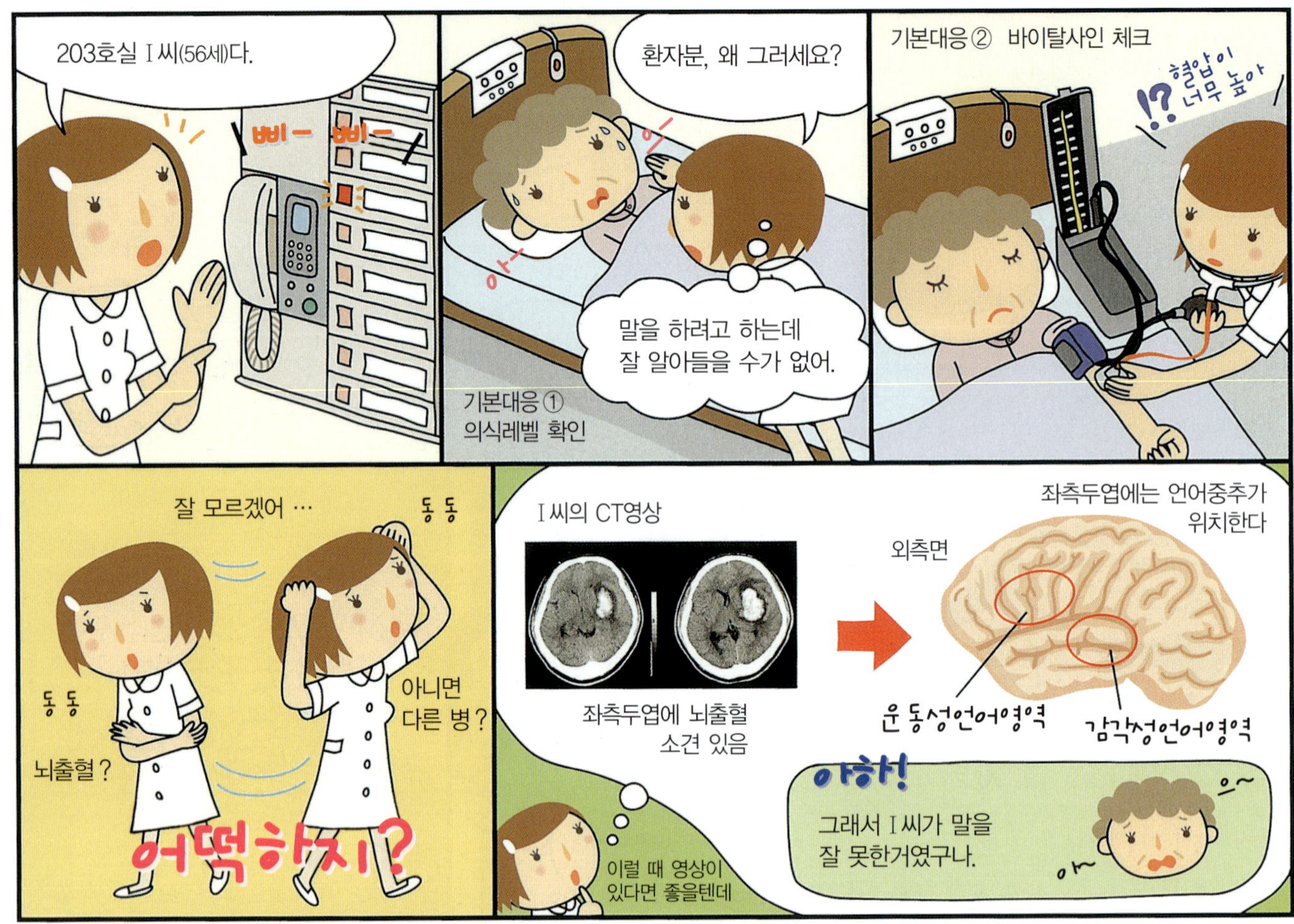

환자의 평가(assessment)가 어려운 상황에서, 영상으로 확인할 기회가 있다면…

환자가 말이 잘 안 나와 난처해하고 있다. 게다가 좌우 어딘가의 신경마비(nerve palsy) 증상이 나타났다. 이럴 때는 먼저 뇌경색(cerebral infarction)이나 뇌내출혈(뇌속출혈, intracerebral hemorrhage) 등을 의심할 것입니다.

간호사는 환자의 이상증세를 알았을 때 보통 의식레벨부터 관찰합니다. 그러나 이러한 상황에서는 제대로 확인하지 못합니다. 그리고 말이 나오지 않아 초조해하는 환자의 모습에 간호사도 당황합니다.

다음에 실시하는 것은 환자의 활력징후(vital sign) 측정입니다. 뇌졸중에서는 일반적으로 혈압이 높아지는 경우가 많겠지요. 이에 간호사는 더욱 초조함을 느낄 것입니다. 그러한 상황에서도 만약 최근의 두부CT영상을 파악하고 있거나 확인할 수 있는 기회가 주어진다면 그 영상을 통해 대략의 병태를 확인할 수 있습니다. 임상증세와 대조하여 판단하게 되는데 언어중추(speech center)는 좌측두엽에 위치하는 경우가 많아 그 부위에 경색이나 출혈소견이 보이면 지금 환자가 나타내는 증상과 일치하게 됩니다. 또한 이미 두부CT에서 뇌졸중 진단을 받은 환자라면 갑자기 실어증(언어상실증, aphasia)에 걸리거나, 마비증상의 진행이 보일 때, 처음 영상보다 현재 CT에서 악화된 소견을 보는 경우가 많을 것입니다.

환자의 영상소견을 파악해 두면 현재 환자의 몸에서 일어나고 있는 일을 이해하는 데 도움이 되며 상태가 급변했을 때 중요한 정보원이 될 것입니다.

사례10 | 종골골절의 상처부위가 순환장애?

음? 마비증세가 있네.
네 !?
종골골절로 입원 중인 J군(12세)
순환장애를 일으켰어.
언제부터 상태가 이랬지?
진료카드
그게…
J군이 정글짐에서
떨어져서 골절
아야…
입원한 것은
어제 아침
밤에 아프다고 하여
좌약을 사용하고
아파요.
으-
관절부 부종과 족저가
파래진 것은 알고
있었지만
떨어질 때 입은
타박상일거라고…
순환장애나
신경장애에도
주의해야
하는군요.
영상을 보면
골절의 중증도를
금방 알 수 있지.

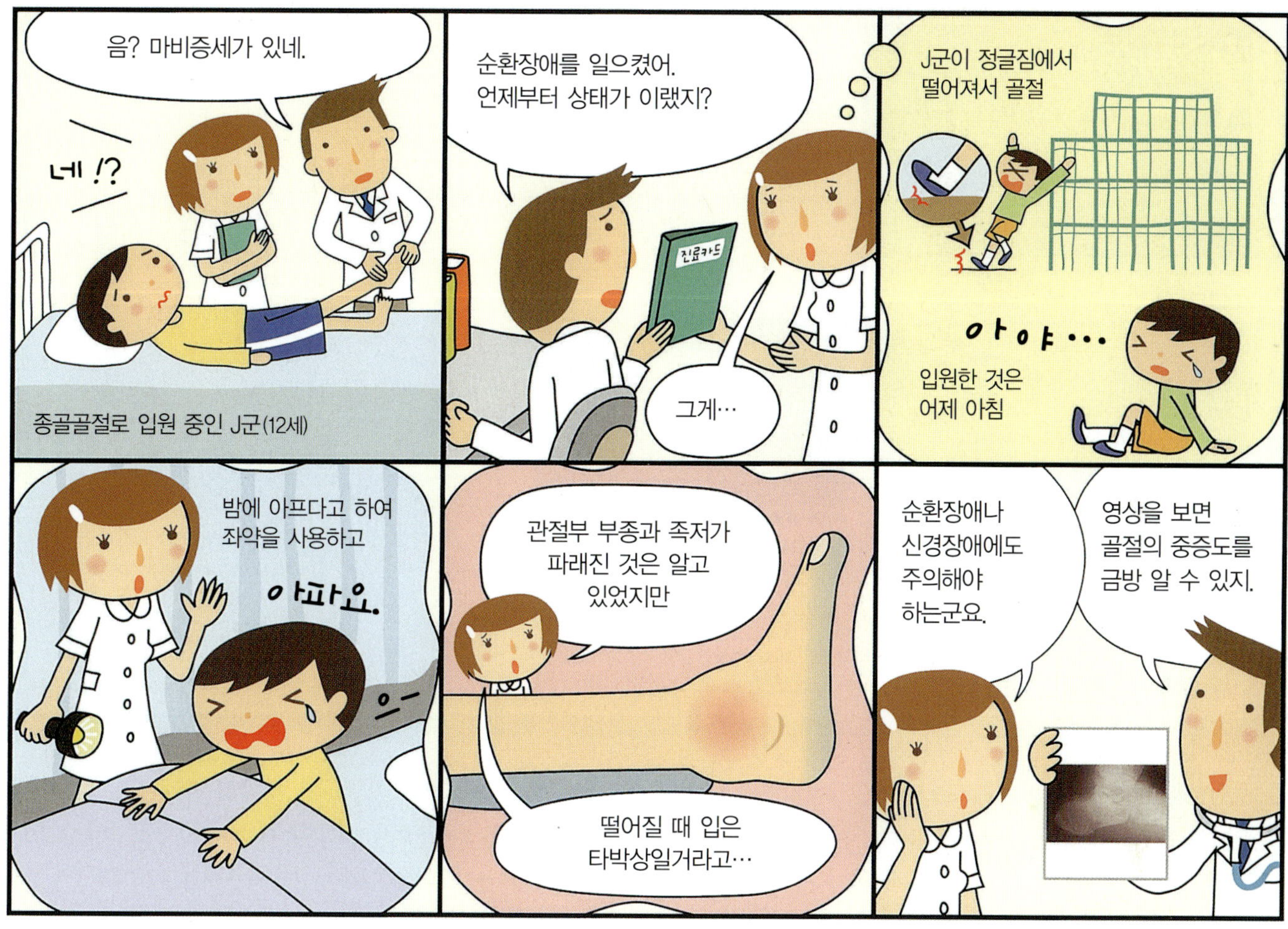

종골골절(calcaneus fracture)의 정도는 뵐러각(Boehler's angle)으로 확인

12세의 남자 어린이가 공원의 정글짐에서 뛰어내리다 다쳤습니다. 진료를 할 때에는 오른쪽 족저부가 파랗게 멍이 든 상태였습니다. 정형외과의의 진단은 종골골절. 관절부의 부종도 있어 입원치료하기로 했습니다.

환부관찰은 3시간 마다 통증과 부종을 확인하고, 야근 시에 환자가 환부의 통증을 호소했으므로 담당 간호사는 동통 시의 지시약인 진통 좌약을 투입했습니다.

그 때 간호사는 관절부가 부어있음을 알아채고 조금이라도 부담을 덜기위해 담요를 받쳐 다리 쪽을 높였습니다.

또한 족저부가 파랗게 멍들어 있는 것을 알았지만 "뛰어내릴 때 생긴 타박상이겠지"라고 생각하여 특별히 신경 쓰지 않았습니다. 환자는 통증이 멎었는지 잠이 들었습니다. 그런데 다음 날 아침 주치의가 진찰할 때 환자의 네 번째와 다섯 번째 발가락의 움직임이 둔하고 마비증상도 있음을 알았습니다.

의사가「언제부터 이런 상태였어요?」라고 묻자 간호사는「밤 2시경부터 통증이 심하고 더 부어서 담요를 사용해 다리를 높게 했다」고 의사에게 설명했습니다. 그러나 그 시점에서 상처 주위는 부종으로 인해 압박을 받아 순환장애(dyscyclia)를 일으켜 시급한 대응이 필요한 상태였습니다. 족저가 파래진 것은 타박상(contusion) 때문이 아니었습니다. 일련의 경과 중 뭔가 다른 대응책이 있었을까요?

종골골절에서는 종골에 골절선을 확인할 수 있을 정도인 경우와 거종관절(talocalcaneal joint)의 변형이 나타나는 정도의 중증 예가 있습니다. 중증인지 아닌지의 판단은 종

그림1 종골 측면촬영

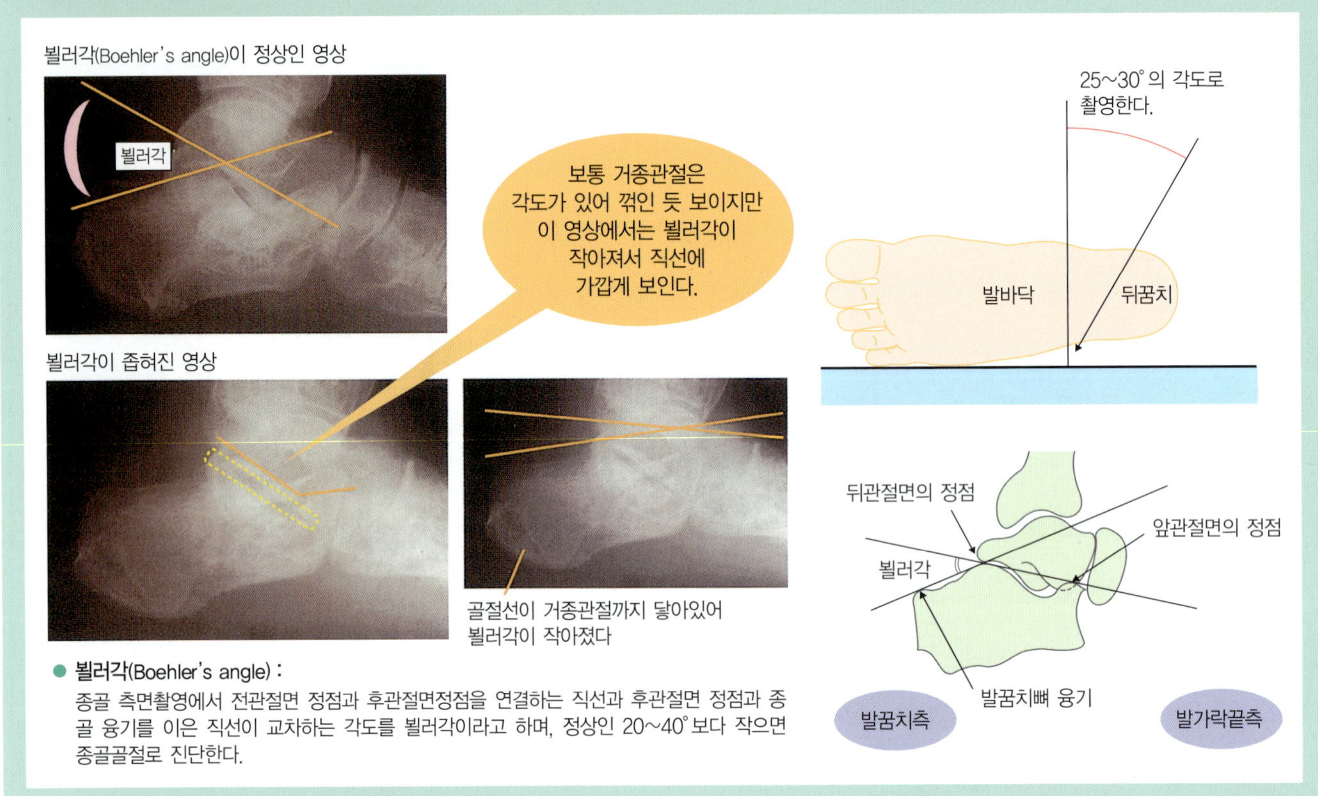

● **뵐러각(Boehler's angle) :**
종골 측면촬영에서 전관절면 정점과 후관절면정점을 연결하는 직선과 후관절면 정점과 종골 융기를 이은 직선이 교차하는 각도를 뵐러각이라고 하며, 정상인 20~40°보다 작으면 종골골절로 진단한다.

골 측면촬영에서 뵐러각(Boehler's angle)을 측정하여 확인합니다. 중증이라면 수술을 해야 하는 경우도 많을 것입니다.(그림1)

이번 경우에서 환자의 족저부가 새파래진 것은 뛰어내릴 때의 타박 흔적이라고 볼 수도 있지만 강한 관절부 종창이 있는 경우에는 순환장애를 의심해 볼 수도 있습니다.

특히 이러한 관절부와 관련된 경증이라고 할 수 없는 골절을 영상으로 볼 수 있었다면, 평가를 하는데 있어 주의사항으로서 동통과 타박부 관찰뿐만 아니라 순환장애와 신경장애 등에도 충분히 주의를 기울였겠지요. 그 점을 염두에 두고 환부에 접촉하고 피부온도와 발가락의 움직임을 확인하면 좀 더 빠른 단계에서 의사에게 보고할 수 있었으리라 생각합니다.

만약 영상을 읽을 수 있다면

이제까지 10가지의 구체적인 사례들을 살펴보았는데 만약 처음부터 이 환자들의 간호계획의 객관적인 정보 중에 영상이라는 항목이 있었다면 결과는 어떻게 되었을까요?

사례1에서는 변비의 원인과 대응법을 아는 수단으로서 변의 위치를 확인할 수 있다면 치료와 간호의 선택이 달라졌을 것입니다.

사례2에서는 「흉수」「체위변환」「호흡에 미치는 영향」이라는 3가지 관련성을 이해할 수 있다면 영상의 결과를 통해 호흡상태를 배려한 신뢰할 수 있는 체위변환이 가능했을 것입니다. 환자의 SpO_2저하는 막았을 지도 모릅니다.

사례3은 조금 어려운데, 먼저 와위와 입위에서 영상이 다르며 와위에서 이상부위는 잘 보이지 않는다는 것을 이해해야 합니다. 그 다음으로 입위에서 특징적인 가스소견을 알아 두면 당황할 필요가 없습니다.

사례4의 "뇌의 CT영상"에는 조금 어려운 이미지가 있을지 모르나 몇 가지 소견은 친숙한 것입니다. 외상에 동반된 출혈(혹)도 이해하기 쉬운 영상일 것입니다. 출혈이 분명함을 의사와 확인하고 그 출혈양을 기준으로 반대쪽의 재출혈의 가능성과 그에 따른 신체소견을 파악할 수 있다면 병태의 급변에 빠르게 대응할 수 있을 것입니다.

사례5에서는 골절 진단이 아니라 견인 평가에 영상을 이용하고 있습니다. 영상을 이해하고 있으면 「통증」부위확인과 원인을 파악할 수 있을 것입니다. 왜 통증이 있는지를 영상데이터로 확인하는 것은 환자에게 설명하는 데 있어서도 중요합니다. 그리고 중요한 포인트는 견인요법을 시행한 직후의 적절한 영상소견을 파악해 두는 것입니다. 비교할 수 있으면 이상소견도 분명해집니다.

사례6에 있듯이 「흉부X선」에서 호흡병태를 알아내는 기술은 어려운 영역일지도 모릅니다. 그러나 하얀 부분, 검은 부분, 얼룩덜룩한 부분이 무엇을 의미하는지는 대략 이해할 수 있을 것입니다. 거기에 해부학적인 지식을 결부시켜 근거를 이끌어낸다면 자신감을 가지고 간호에 임할 수 있습니다.

사례7의 위관카테터는 복부배액의 일종이라 할 수 있습니다. 그렇다면 삽관된 카테터의 길이, 삽입위치, 관으로부터의 배출액, 그리고 정상적으로 기능하는지의 확인은 필수입니다. 그 중에서도 보이지 않는 부분을 확인할 수 있는 것은 X선입니다. 그것을 깨달으면 삽입위치 문제는 바로 이해할 수 있습니다.

사례8은 간호를 실행하는 데 있어 보이지 않았던 것을 영상이 가르쳐 주는 예입니다. 상처부위가 앞가슴이라고 하니 그 부분을 보호하는 것은 지극히 당연하겠지요. 그러나 신중하게 간호하는데 환자는 통증을 호소한다면 분명 이상한 일입니다.

그럴 때 X선 사진에서 골절부의 위치를 알 수 있다면 통증의 이유가 확실해집니다. 뒤쪽이 골절되었으므로 등을 누르면 아픈 것입니다. 장애부위를 확실하게 알고 간호에 활용하는 것은 매우 중요한 일입니다.

또한 흉부의 렌트겐으로는 등에 판을 두고 정면에서 빛을 쏘이기 때문에 늑골부위의 판단은 간단하지 않습니다. 착각하기 쉬우므로 주의가 필요합니다.

사례9도 CT입니다. 병소의 특징, 즉 출혈의 위치, 크기, 양 등을 파악할 수 있다면 환자에게 현재 일어나고 있는 것, 앞으로 일어날 수 있는 것을 판단하는데 큰 도움이 될 것입니다.

물론 그것을 "간호사가 진단할 수 있어야한다"는 것은 아닙니다. 담당의가 그 정보들을 파악하고 있으므로 그 소견을 공유하는 것이 중요합니다. 예측이 가능하므로 환자를 관찰하는데 빼 놓을 수 없는 정보가 됩니다.

사례10에서 말할 수 있는 것은 골절에 따른 내출혈과 부종은 반드시 그 부위에 발생한다고는 할 수 없다는 것입니다.

이번 증상의 예에서와 같이 종골 · 족관절의 골절 진단을 받은 환자라도 그 아래쪽 즉 뒤꿈치부위에 부종을 동반합니다. 상처부위와 골절부 특히 환부의 유지상황을 관찰할 때 상처부위 이외에 발생하는 「순환장애」나 「신경장애」를 예측하고자 하는 노력이 필요하다고 생각합니다.

여러 가지 상황을 보았는데 이외에도 영상이 간호에 활용되는 일은 적지 않습니다. 결국 영상을 읽을 수 있으면 매일 매일의 「간호의 질」을 높이는데 큰 힘이 된다고 할 수 있습니다.

영상을 어떻게 배우면 좋은가?

영상 보는 법, 간호에 활용하는 법을 배우려면 영상이 무엇을 의미하는지, 어디에 어떤 장기가 있는지 라는 해부학적인 기초를 생각하면서 되풀이하여 보십시오.

다만 임상에서는 영상을 볼 기회가 있다 해도 비정상적인 영상인 경우가 많을 것입니다. 그래서 정상영상을 의식하는 습관을 익혀두는 것이 좋습니다.

환자들의 지금까지의 영상을 나열하여, 과거의 것과 비교함으로써 어디가 어떻게 변화를 일으켰는지를 보는 것이 지름길입니다. "좀 이상하다" "이것이 원인일지도 몰라"라고 생각할 수 있으면 됩니다.

coffee break

● **두개내출혈**(intracranial hemorrhage)이란 머리손상으로 인해 두개 내에 일어나는 출혈로서 대부분 교통사고, 작업장에서의 안전사고에 의해 발생하거나 어린이의 경우 계단이나 의자에서 떨어지거나 야구방망이 등에 머리를 맞았을 경우 등 머리부분에 손상을 입었을 때 생긴다. 태아의 경우는 분만 곤란 때문에 태아의 두개가 계속하여 강한 압박을 받음으로써 뇌막출혈이 일어나게 되어 생긴다. 경막하출혈(subdural hemorrhage)은 분만외상으로, 뇌실 내 출혈은 저산소증(hypoxia)으로 일어나는 경우가 많으며, 이외에도 뇌내출혈 등이 있다. 두개내출혈이 일어나게 되면 의식을 잃거나 마비증상이 나타나고 심하면 귀나 코 · 입에서 피가 나온다. 또한 경련 · 호흡의 변화 · 마비 · 뇌부종(cerebral edema) · 저산소증에 의한 청색증(cyanosis), 동공의 불균형과 빛에 대한 반사능력의 저하, 서맥이 동반된 의식저하가 나타나는데 치료가 되었다고 하더라도 간혹 현기증과 두통, 인격 및 행동의 변화를 일으키기도 한다. 성인은 보통 현기증과 두통, 정신적 변화의 전형적인 세 가지 증상이 나타나지만, 어린이들은 두통이나 현기증보다는 행동 또는 성격의 변화가 일어난다. 대개 격분 · 행동과다 · 주의산만 · 수면장애(sleep disturbance) 등이 나타난다. 간혹 간질이 올 수도 있다. 보통 두개내출혈이 심할수록 간질의 빈도가 높아진다. 외상 후의 두개내출혈로 인한 경련이 다발성으로 오래 계속되거나 뇌압상승이 있는 경우에는 1년 정도에 걸쳐 항경련제(항간질제, antiepileptic)를 투여해야 한다. 따라서 머리에 타박상을 당했을 때에는 될 수록 머리를 움직이지 않고 자리에 눕혀 안정을 시킨다. 만약 환자를 병원에 운반해야 할 경우에는 머리를 모로 돌려 움직이지 않게 고정하고 운반해야 한다.

● **피하지방**(subcutaneous fat)이란 포유류의 체표 바로 밑에 발달한 지방층으로서 피하지방조직 이라고도 한다. 체모가 발달한 동물에서는 볼 수 없으나 체모가 비교적 적은 동물이나 수서포유 류에는 잘 발달되어 있다. 사람에게서 가장 잘 발달된 것은 성인 여성으로서 전신에 대량의 침착이 보이며 여성 특유의 체형을 특징짓고 있다. 그 다음이 사춘기 이전의 남녀로서 성인 남성에서도 양적으로는 적지만 전신에 반드시 존재한다. 피하지방의 기능의 첫째는 단열성으로서 체온을 유지하는 역할이다. 둘째로는 섭취한 영양분 중에서 잉여분을 지방의 형태로 저축하였다가 필요 할 때에 에너지원으로 하는 점이다. 그 때문에 운동이나 생리기능의 변화에 대응해서 증감이 있는데 그것은 먼저 얼굴에 나타나며 이어서 사지가 영향을 받고, 체간부는 비교적 변동이 적다.

● **지방간**(fatty liver)이란 과음이나 비만, 당뇨 등 여러 원인으로 간에서 정상적인 지방대사가 이루어지지 못하여 지방이 전체 간 무게의 5~10% 이상을 차지하는 경우를 말한다. 간세포 속에 축적된 지방은 자신의 간세포에는 큰 독성이 없기에, 중증이 아닌 경우 별다른 증상이 없는 경우도 많으며, 개인차도 심하여 겉보기에 정상인처럼 보이는 사람부터 피로감과 전신 권태감 또는 오른쪽 상복부의 통증을 호소하는 사람까지 겉으로 드러나는 증상의 양상과 정도가 다양하다. 지방간을 알 수 있는 검사법으로는 조직검사가 가장 정확하며, 그 외 의사의 판단에 따라 간기능검사, MRI, CT, 초음파검사 등도 시행될 수 있다.

● **실루엣**(silhouette)이란 창문에 비친 사람의 그림자, 또는 불빛에 비친 물체의 그림자를 뜻한다. 18세기 무렵에는 검은 종이를 가위로 잘라 엷은 색 대지 위에 붙인 옆모습의 초상화를 일컬었다. 이 이름의 기원은 이런 종류의 초상화는 값이 쌌으므로 당시의 프랑스 재무장관이며 인색하기로 유명한 A.드실루엣(1709~1767)이 이런 초상화를 특히 좋아했기 때문이었다고 한다. 그 후 이것은 모든 사물의 외곽선을 지칭하는 말이 되었고, 현재는 인물 또는 사물의 외관을 대충 나타낸 그림을 가리키게 되었다. 특히 복식용어로 사용되는 경우가 많은데 이때에는 복장의 세부적인 부분의 디자인을 제외한 윤곽 또는 외형을 말한다.

제 3 장

정상과 이상 영상 이것이 다르다

알아두고 싶은 기본 영상

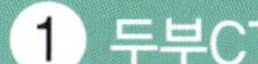

▍영상의 어디가 이상인지를 아는 포인트를 정상영상과의 비교를 통해 알아봅니다.

▍이상이 어떻게 보이는가, 시간 경과에 따라 어떻게 변화해 가는가, 보는 법을 달리하면 어떻게 찍히는가를 해설합니다.

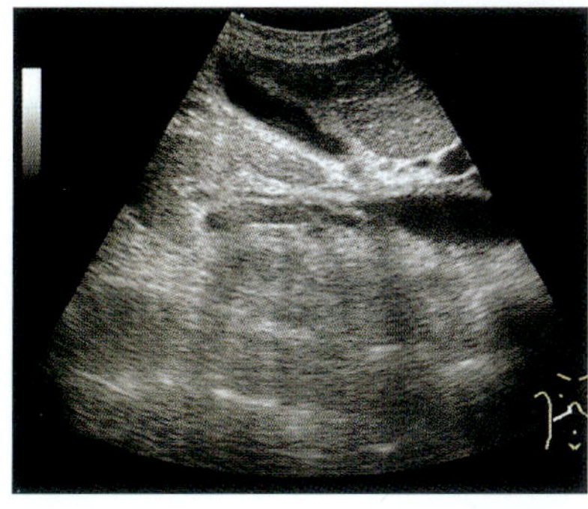

1 두부CT

항목 일람

- 뇌경색
- 지주막하출혈
- 시상출혈 · 피각출혈
- 소뇌출혈 · 교뇌출혈
- 외상
  - 급성 경막하출혈
  - 급성 경막외출혈
  - 뇌좌상
  - 만성 경막하출혈

정상 뇌CT영상의 예

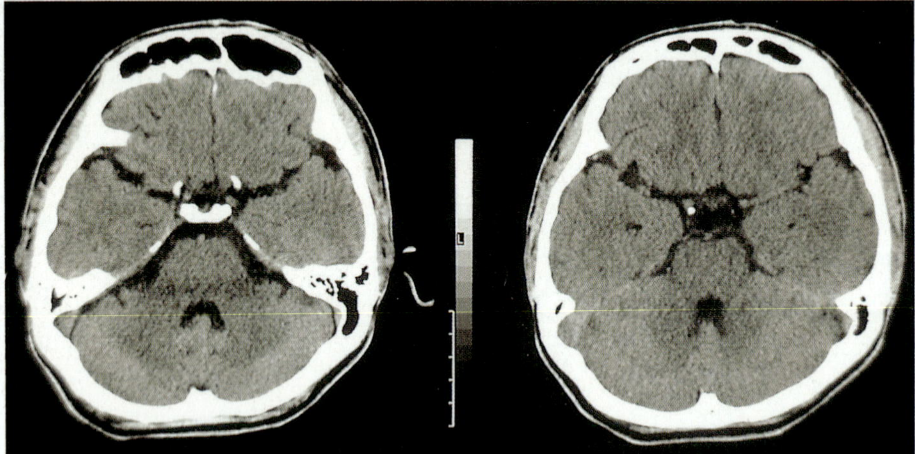

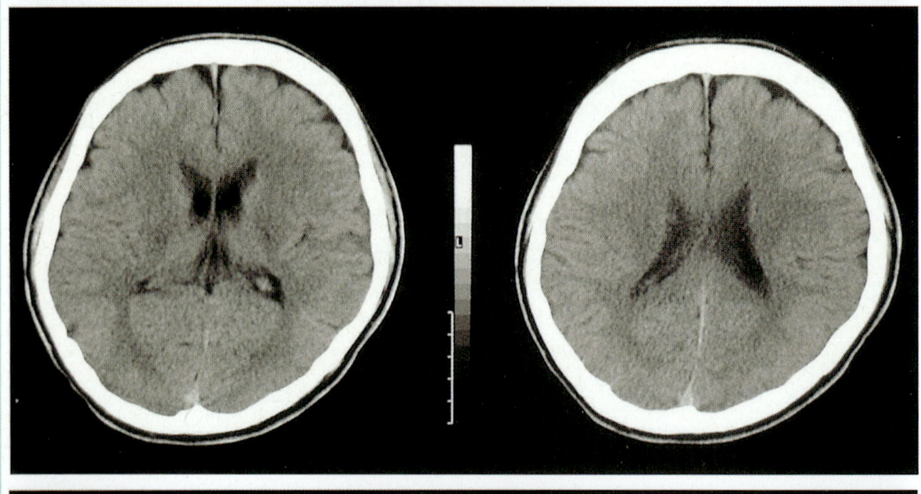

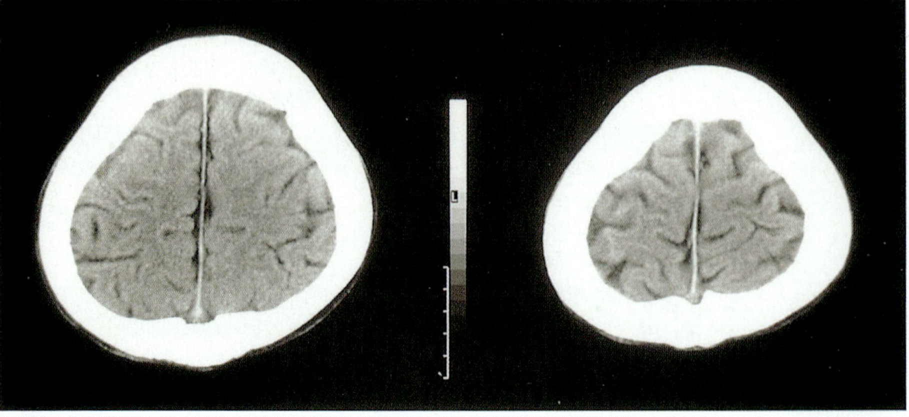

- 먼저 좌우가 거의 대칭을 이루는 정상 뇌를 이해하기 바랍니다. 보는 법은 뼈가 「흰색」, 수액이 있는 뇌실이 「검은색」입니다. 또한 출혈은 「흰색」, 경색이나 부종은 「검은색」이 됩니다.

뇌경색 보는 법

뇌경색의 급성기 영상 변화

● 뇌출혈(cerebral hemorrhage)은, 발생직후에 CT에서 이상소견이 나타나는데 비해, 뇌경색(cerebral infarction)은 직후에는 CT상에 분명한 소견이 보이지 않습니다. 1~2시간 정도 지나서야 조기 소견이 나오기 시작합니다.

● 증세 발생 후 6시간 정도 경과하면 명백한 뇌부종(cerebral edema)이 보입니다. 그 결과 CT에서도 부종 부분이 주위의 정상적인 뇌보다 검게 나타납니다. 또한 뇌의 표면 주름(뇌구)이 불분명해지므로 좌우의 차이를 살펴보는 것이 가장 좋다고 생각합니다. 그 후에는 2~3주 이후에 위축(atrophy)이 발생합니다.

● 뇌경색에서는, 정상적인 뇌의 혈류(피흐름, blood flow)가 방해를 받아 그 부분이 부어오릅니다. 이것이 CT상의 "주변보다 검게 보인다" "뇌의 주름을 알아보기 어렵다"라는 소견으로 이어집니다.

● 뇌경색은 증상 발생 후 시간이 경과함에 따라 CT소견도 달라집니다. 여기에서는 급성기에 한정하여 대표적인 CT상을 제시합니다.(그림1, 2) 좌우의 차이와 뇌의 표면 주름이 어떻게 보이는지에 주목해 주세요. 그림3은 연습입니다. 잠깐만 보아 주세요.

뇌경색의 CT영상 정리 포인트

- 영상은 곧바로 변하지 않습니다. 1~2시간 후에 조기 소견이 나오기 시작합니다.
- 증세 발생 후 6시간 정도 경과 후 부종이 일어나고 그 부분이 검어지며 뇌의 주름은 보이지 않게 됩니다.
- 좌우의 차, 표면의 주름이 어떻게 보이는지에 주목합니다.

그림1 왼쪽마비로 뇌경색을 일으킨 경우 [6시간 경과 후 CT소견]

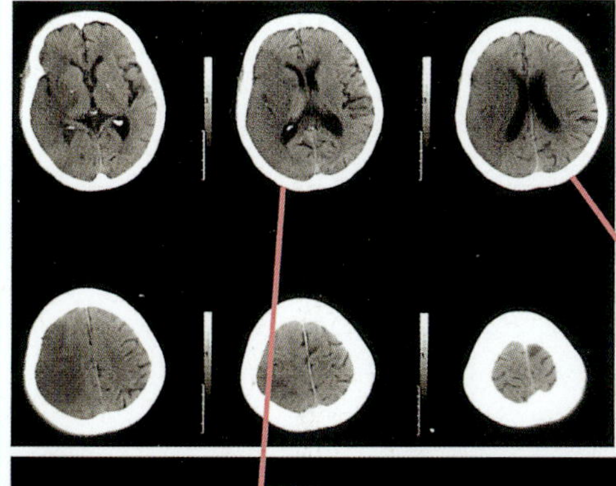

● 왼쪽마비로 증세가 나타난 지 6시간 후의 CT입니다.
● 왼쪽 CT 상단의 중간, 오른쪽 영상을 아래에 크게 확대했습니다.

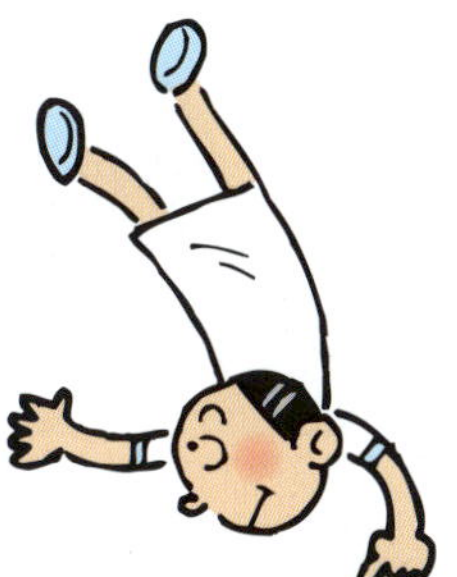

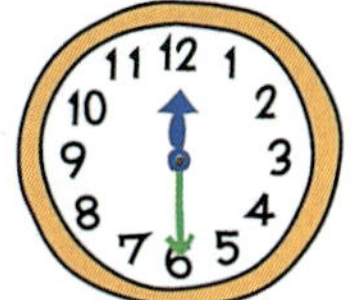

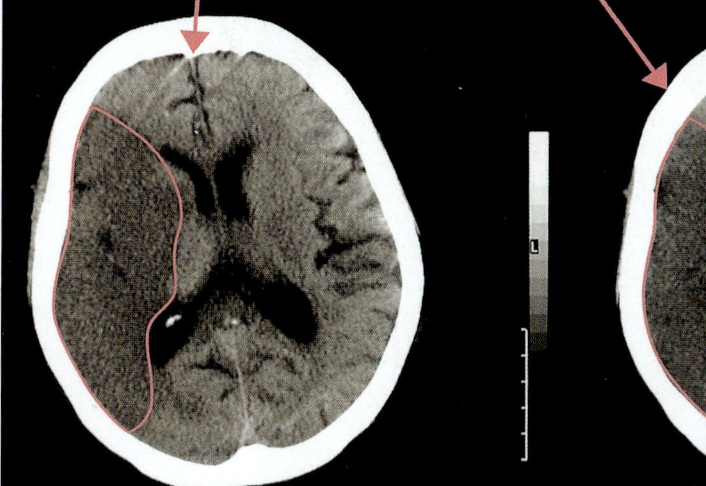

● 각 CT의 좌우를 비교해 보면 오른쪽 대뇌가 큰 쐐기같이 검게 보이고, 그 표면의 주름을 관찰하면 분명하지 않음을 알 수 있습니다.
● 중대뇌동맥(middle cerebral artery) 영역의 뇌경색에 의해 부종이 시작된 소견입니다.
● CT는 단면상을 머리 쪽이 아니라 다리쪽에서 보고 있으므로 사진의 왼쪽이 우뇌가 됩니다.

그림2 왼쪽마비로 뇌경색을 일으킨 경우 [증세 발생 후 3일 째 CT소견]

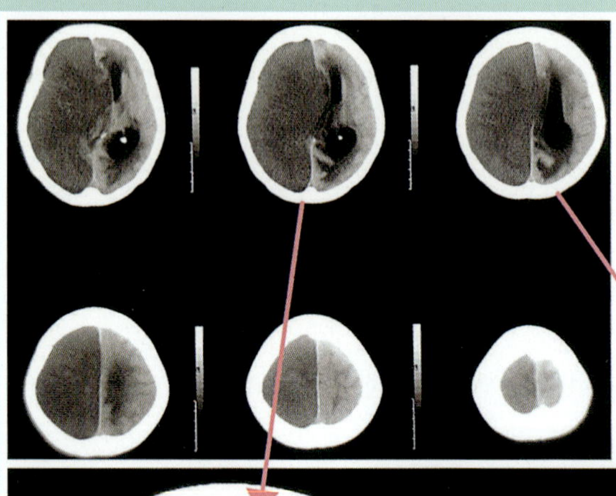

- 그림1과 같은 환자의 증상발생 후 3일째입니다.
- 왼쪽 CT 상단의 중간, 오른쪽 영상을 아래에 크게 확대했습니다.

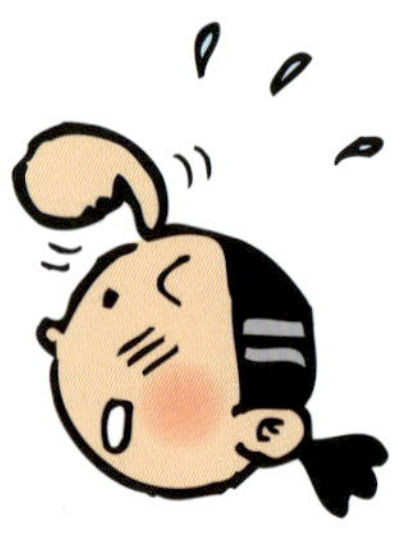

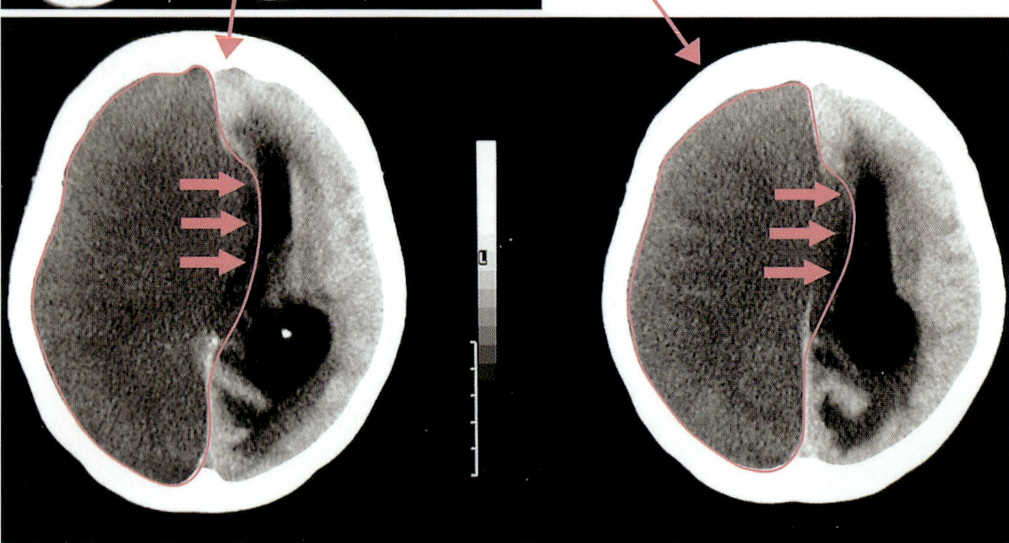

- 증세 발생 후 3일 째에 시행한 두부CT에서는 오른쪽 대뇌가 전체적으로 검고, 중대뇌동맥 영역뿐 아니라 전대뇌동맥(anterior cerebral artery)과 후대뇌동맥(posterior cerebral artery)영역도 경색이 되었습니다.
- 매우 강한 뇌부종이 발생했으므로 뇌의 주름이 불분명하며 반대쪽 뇌를 압박하고 있음을 알 수 있습니다(➡ 부분).

그림3 왼쪽마비로 뇌경색을 일으킨 경우 [3시간 경과 후의 CT]

좌 · 우는 같은 영상. 오른쪽에 이상 부위의 윤곽을 제시합니다.

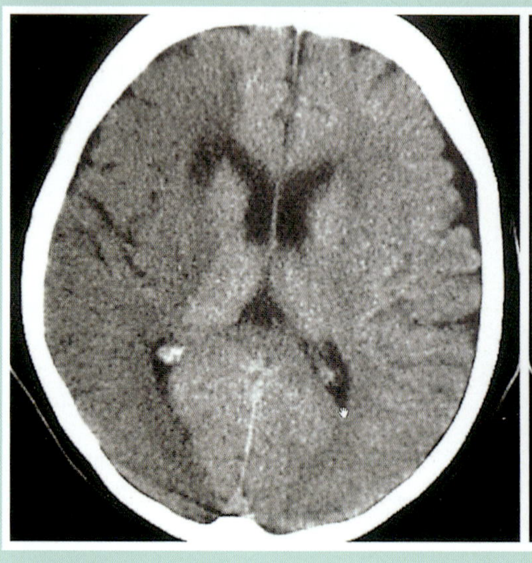

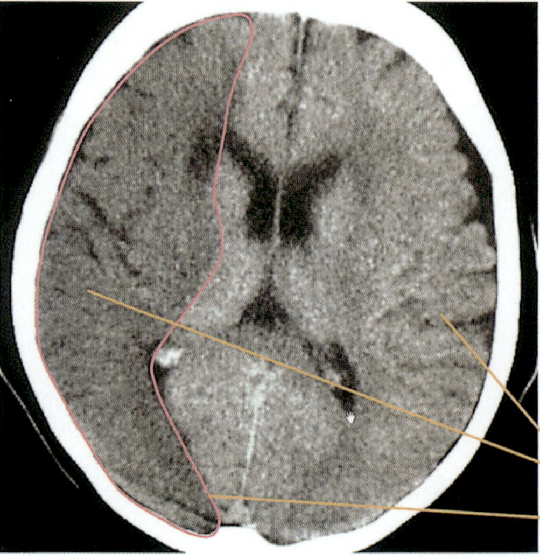

- 그림1, 2와는 다른 증상입니다.
- 좌 대뇌와 우 대뇌를 비교해 보면 우 대뇌에 옅게 어두운 부위가 있습니다.
- 그 표면의 주름을 관찰해 보면 뇌의 검게 보이는 부분은 주름이 불분명함을 읽을 수 있습니다. 이것도 중대뇌동맥 영역의 뇌경색입니다.

지주막하출혈 보는 법

지주막하출혈이란?

● 지주막하출혈(거미막하출혈, subarachnoid hemorrhage)은 갑작스런 두통, 특히 후두통(후두통증, laryngalgia)과 의식장해로 발생하는 경우가 많으며, 두통은 "지금까지 경험한 적이 없는 통증"이나, "후두부를 얻어맞은 듯한 통증" 등으로 표현됩니다.

● 뇌 표면의 막의 구조를 기억하고 계십니까? 뇌를 감싸고 있는 것이 연막(연질막, pia mater)입니다. 두개골 바로 아래에 경막(경질막, dura mater)이 있고 그 아래에 지주막(arachnoid membrane)이 있습니다.**(그림1)** 이 3장의 막 가운데 지주막 아래에 출혈이 일어나면 뇌구 표면으로 들어갑니다.

하얀 혈종이 특징

● 지주막하출혈의 원인으로 가장 많은 것은 뇌동맥류의 파열입니다. 지주막하출혈의 CT에서는 뇌저부의 지주막하강(거미막밑공간, subarachnoid space), 실비우스(sylvian)열에 하얀 혈종으로 나타납니다. 정상 CT와 비교해 보면 그 차이를 잘 알 수 있습니다.**(그림2)**

● 교뇌(pons) 전방부분의 지주막하출혈이 하얀 5각형으로 보이므로 이 부분을 「펜타곤(U.S. Department of Defense)」이나 「불가사리(starfish)모양」으로 표현합니다. CT의 어느 부분에 출혈이 보이는지를 눈으로 기억해 두면 지주막하출혈이 보일 것입니다.**(그림3)**

● 두부CT의 조건으로는 혈액은 혈종으로 덩어리져 있으면 하얗게 찍히고, 덩어리져 있지 않으면 검어집니다. 그러므로 혈관 속을 흐르는 혈액이 하얗게 보이는 일은 없습니다. 지주막하출혈이 소량일 때에는 진단하기 쉽지 않은 경우도 있습니다.

지주막하출혈의 CT영상 정리 포인트

- 지주막하출혈에서는 뇌의 주름 속에 혈액이 들어갑니다.
- CT에서는 뇌저부의 지주막하강, 실비우스열로 들어간 혈종이 하얗게 보입니다.
- 교뇌 전방부분의 지주막하출혈에서는 하얀 5각형이 보입니다.

그림1 뇌를 둘러싼 3장의 막

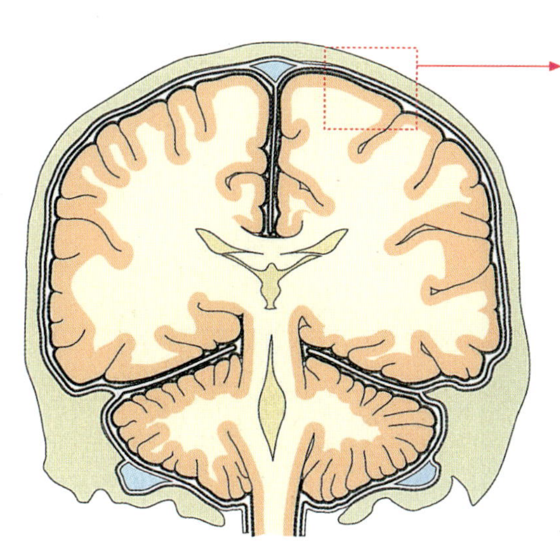

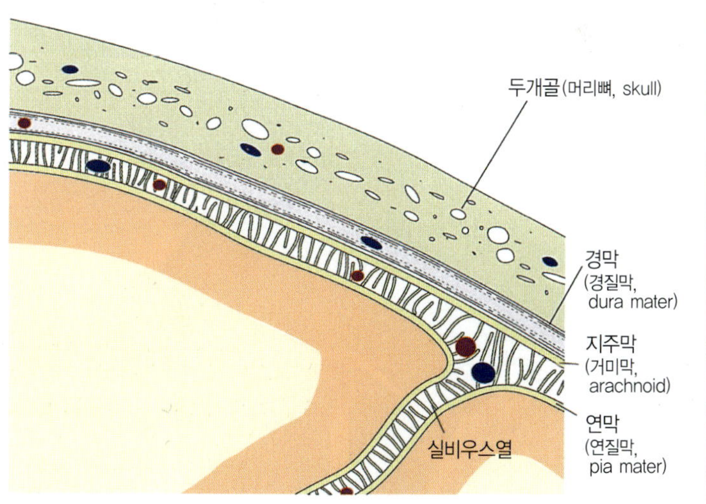

- 두개골 아래에서 뇌는 3장의 막에 싸여 있습니다.
- 뇌를 덮고 있는 것이 연막입니다. 두개골 바로 아래에 경막이 있고 그 아래에 지주막이 있습니다.
- 지주막하출혈에서 출혈은 뇌 주름 속으로 들어가지만, 경막하혈종이나 경막외혈종에서는 뇌 표면의 주름 속으로 혈액이 들어가는 일은 없습니다.

그림2 지주막하출혈의 CT와 정상영상의 비교

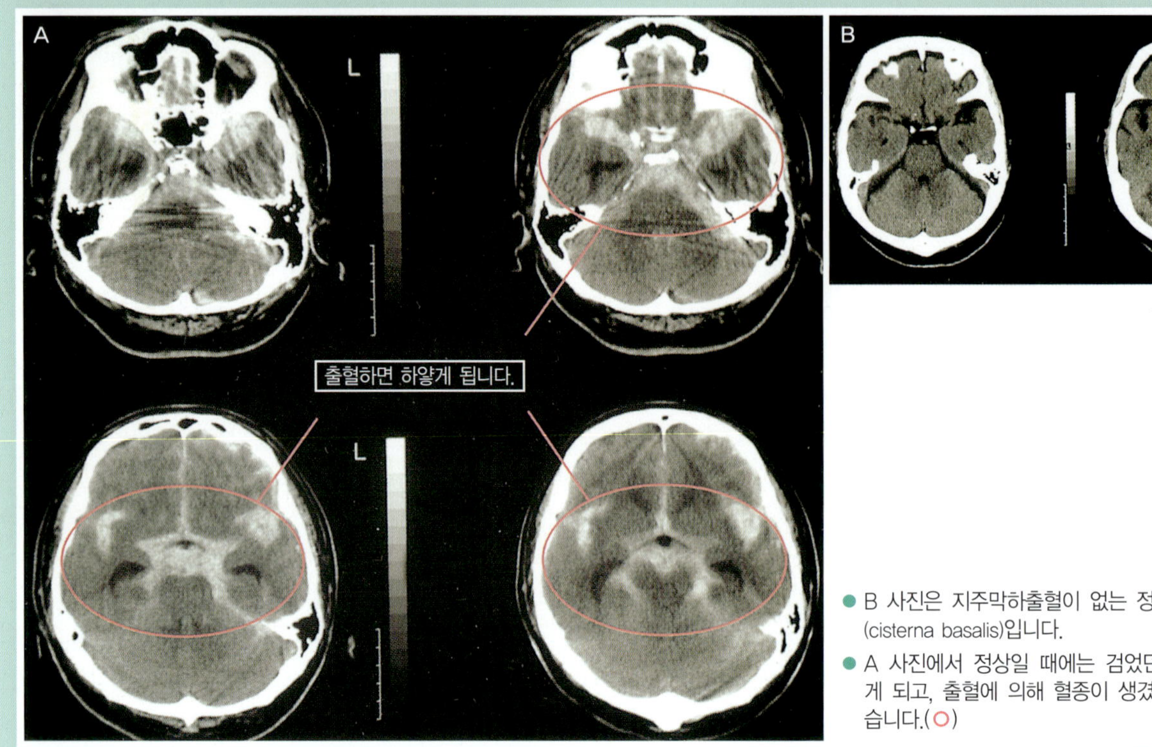

정상적인 뇌저조

- B 사진은 지주막하출혈이 없는 정상적인 뇌저조(cisterna basalis)입니다.
- A 사진에서 정상일 때에는 검었던 부분이 하얗게 되고, 출혈에 의해 혈종이 생겼음을 알 수 있습니다.(○)

그림3 지주막하출혈의 CT소견

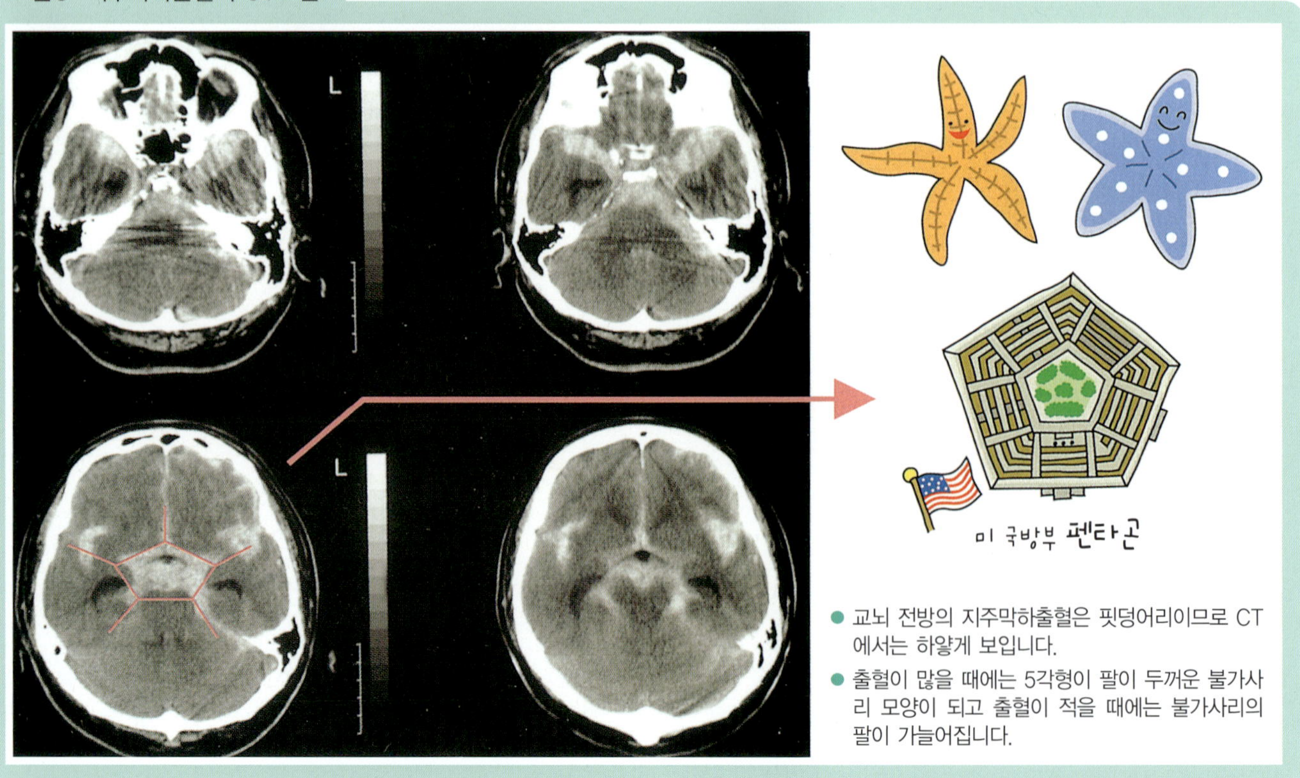

- 교뇌 전방의 지주막하출혈은 핏덩어리이므로 CT에서는 하얗게 보입니다.
- 출혈이 많을 때에는 5각형이 팔이 두꺼운 불가사리 모양이 되고 출혈이 적을 때에는 불가사리의 팔이 가늘어집니다.

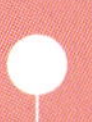

시상출혈(thalamic hemorrhage)·피각출혈(putaminal hemorrhage) 보는 법

시상과 피각의 출혈

● 고혈압성 뇌내출혈(hypertensive intracerebral hemorrhage)이 잘 일어나는 부위로 「피각」 「시상」과 다음 페이지의 「소뇌」 「교뇌」 그리고 「대뇌피질하」를 들 수 있습니다. 되풀이 하는 말이지만 두부 CT에서 하얗게 찍힌 것은 혈종으로 단면을 다리 쪽에서 보고 있으므로 영상의 왼쪽이 실제의 오른쪽, 오른쪽에 찍힌 것이 왼쪽이 됩니다.

● 뇌내출혈 부위는 scheme(도표, 영상을 기본으로 한 밑그림)과 비교하면 떠올리기 쉬울 것입니다. 내포(internal capsule)라고 하는 굵은 섬유다발의 안쪽이 시상(thalamus), 바깥쪽이 피각(putamen)입니다. 실제로 대량 출혈의 예에서는 양쪽을 구별하기 어려운 경우도 적지 않습니다. (그림1)

혈종량을 추정할 수 있다

● CT영상을 통해 혈종의 양이 어느정도인지를 추정할 수 있습니다. 추정식은 혈종이 구체(회전 타원체)라는 가정하에서 긴지름×짧은지름×높이÷2로 계산합니다.

● 예를 들면 혈종이 가장 크게 보이는 부분의 세로 3cm×가로 4cm의 혈종이 있을 때 CT로 몇 조각 찍히는가로 계산할 수 있습니다. 높이가 5cm라면 3cm×4cm×5cm÷2 = 30mL가 됩니다.

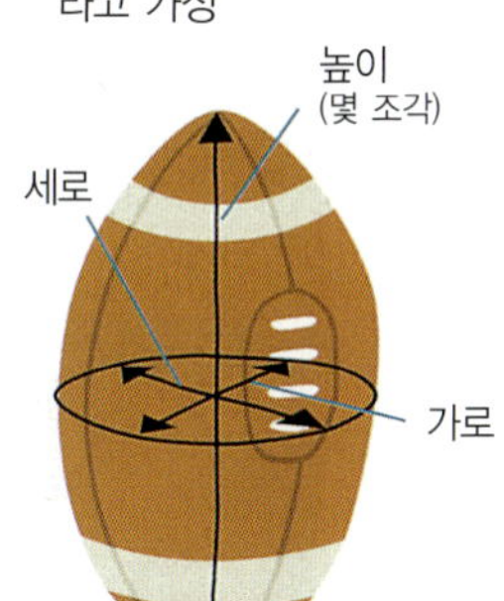

시상출혈·피각출혈의 CT영상 정리 포인트

● 하얗게 찍히는 부분이 혈종입니다.

● 내포라고 하는 굵은 섬유다발의 안쪽이 시상이고, 바깥쪽이 피각입니다. 대량출혈의 예에서는 구별하기 어렵습니다.

● 하얗게 찍힌 부분의 크기측정을 통해 혈종량 추정이 가능합니다.

그림1 시상출혈·피각출혈

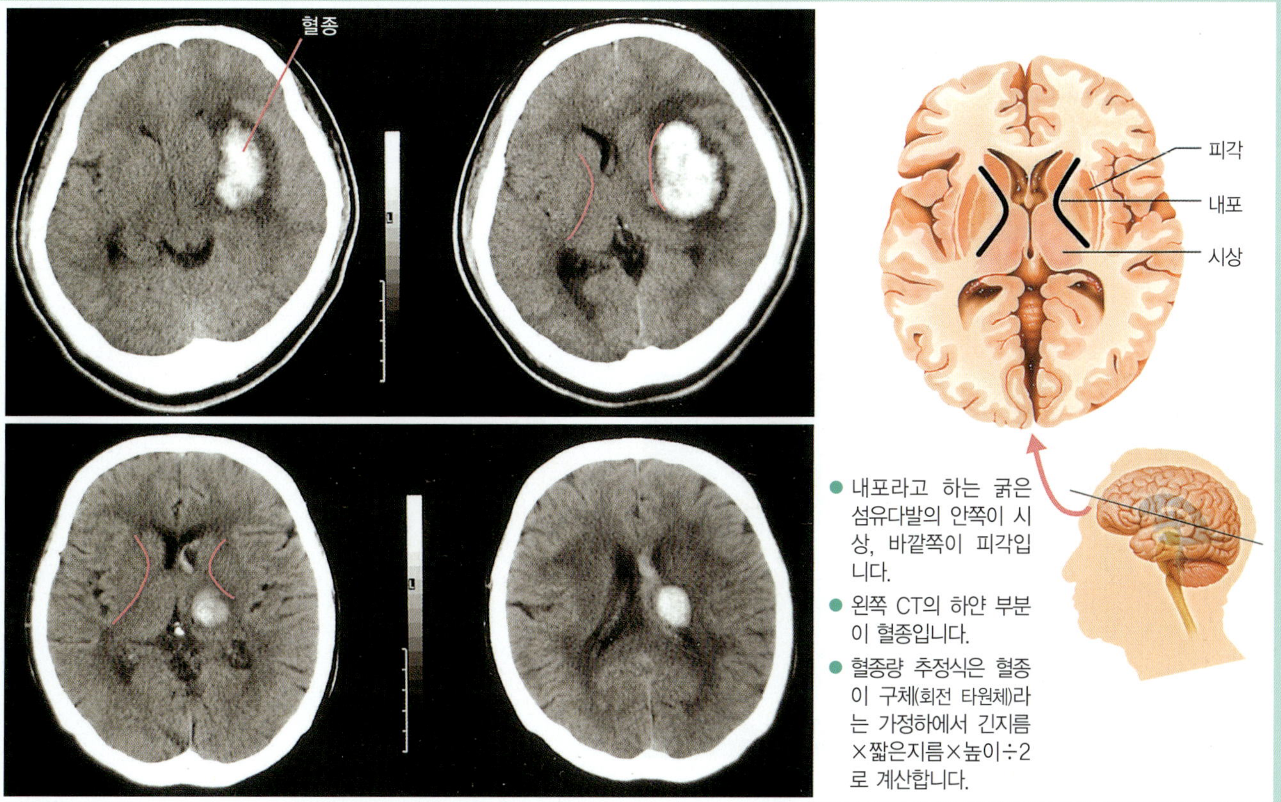

혈종

피각

내포

시상

● 내포라고 하는 굵은 섬유다발의 안쪽이 시상, 바깥쪽이 피각입니다.

● 왼쪽 CT의 하얀 부분이 혈종입니다.

● 혈종량 추정식은 혈종이 구체(회전 타원체)라는 가정하에서 긴지름×짧은지름×높이÷2로 계산합니다.

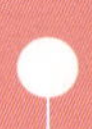

소뇌출혈(cerebellar hemorrhage) · 교뇌출혈(pontine hemorrhage) 보는 법

출혈위치를 영상화한다

- CT에서 하얗게 보이는 것이 출혈(hemorrhage)이라는 것은 지금까지 설명했으므로 그림1을 보면 출혈 장소를 확실히 알 수 있을 것입니다.
- 소뇌, 교뇌의 출혈은 익숙하지 않으면 구별하기 어려울 수 있습니다. 특히 소뇌충부(cerebellar vermis)와 교뇌는 그 위치관계를 확실하게 이해하지 않으면 혼란스럽습니다.

소뇌출혈 · 교뇌출혈 CT영상 정리 포인트

- 하얗게 찍히는 부분이 출혈입니다.
- 소뇌, 교뇌, 뇌실의 위치관계를 이해한 후 영상을 보아야 출혈부위를 알기 쉽습니다.

그림1에서는 소뇌와 교뇌, 뇌실(cerebral ventricle, 뇌 속에 액체가 차 있는 빈 공간)과의 위치관계도 나타냈습니다. 위치관계를 알면 출혈부위를 이해할 수 있습니다.

그림1 소뇌와 교뇌, 뇌실과의 위치관계

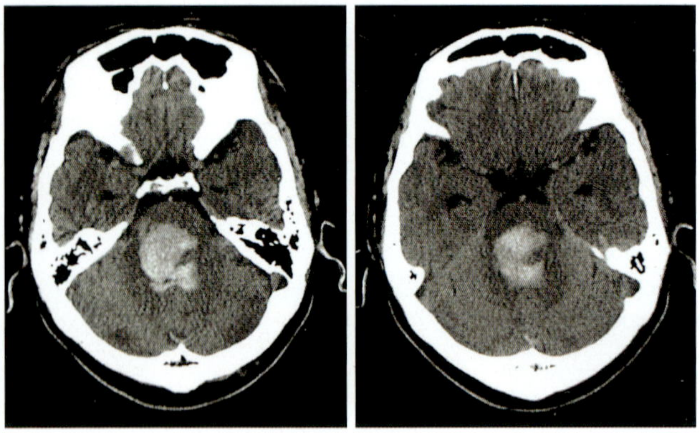

- 입체적인 모델로 영상화해 주세요.
- 하얀 부분이 출혈임을 바로 알 수 있겠지만 두부 CT 사진 속에서 소뇌와 교뇌가 어디에 위치하는지 알 수 있다면 어디의 출혈인지 읽을 수 있을 것입니다.

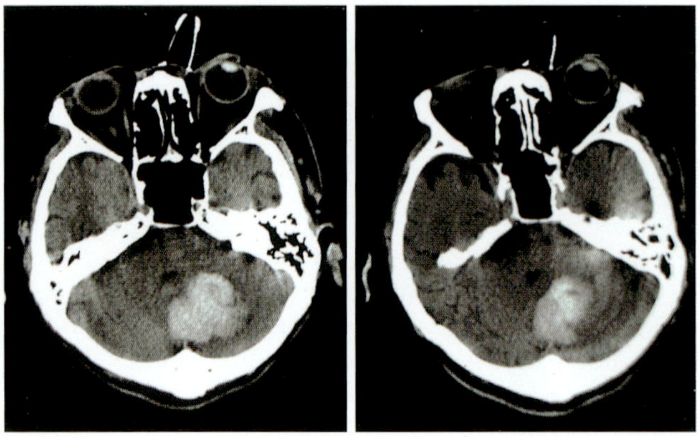

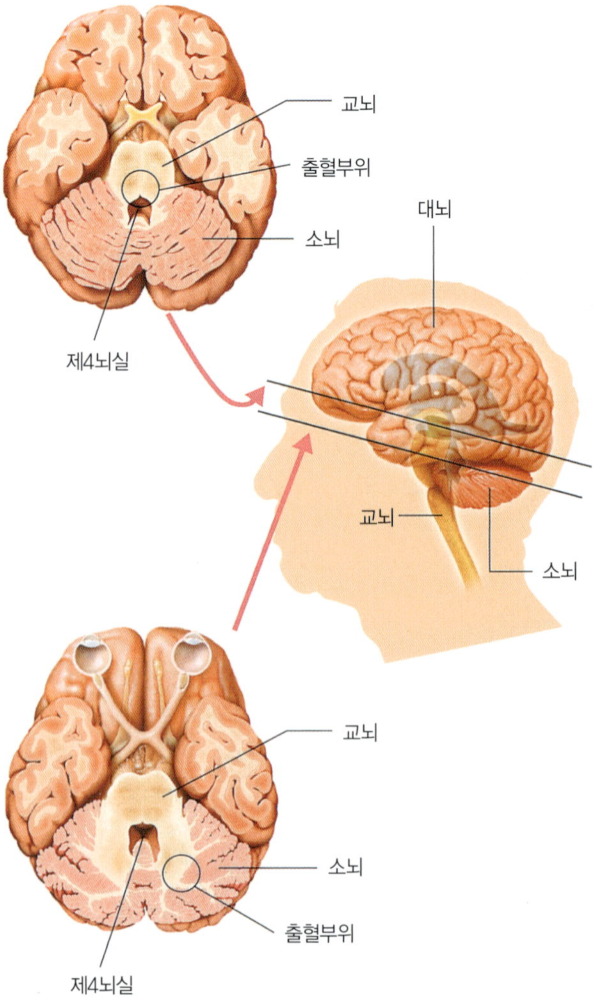

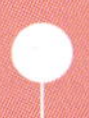

외상 : 급성 경막하혈종과 급성 경막외혈종 보는 법

두부외상의 대표적 소견

- 두부외상(head trauma)에서 보는 대표적인 CT소견은 두개골과 두개저의 골절, 피하혈종, 급성 경막외혈종, 급성 경막하혈종(그림1), 뇌좌상과 외상성 지주막하출혈 등입니다.
- 뇌출혈과 뇌경색에서도 출혈과 경색이 일어난 부위의 주변에서는 부종(edema)이 발생하는데, 외상에서도 상처부위 또는 뇌 전체의 부종이 보이는 경우가 있습니다. 여기에서는 급성 경막하혈종(subdural hematoma)과 경막외혈종(epidural hematoma)만을 다룹니다.

출혈의 위치에 따라 보이는 것이 다르다

- 지주막하출혈에서 뇌를 덮은 막에 대해 이야기 했는데 뼈와 바로 안쪽에 있는 경막 사이에 고인 것을 경막외혈종, 경막 안쪽에 출혈이 일어난 것을 경막하혈종이라고 합니다.
- 뼈와 경막 사이는 비교적 결합이 강하기 때문에 이곳으로의 출혈은 그다지 확대되지 않고 국한되어 볼록렌즈(convex lens) 형태가 됩니다.(그림2-A)
- 이에 대해 경막은 아래의 지주막과의 결합이 약해 퍼지기 쉬우므로 초승달모양(crescent form)이 됩니다.(그림2-B)
- 급성 경막하혈종에서는 혈종에 의해 뇌 자체가 손상을 입는 합병증을 많이 볼 수 있습니다.

급성 경막하혈종과 급성 경막외혈종의 CT영상 정리 포인트

- 뼈와 바로 안쪽에 있는 경막 사이에 고인 것을 경막외혈종, 경막 안쪽에 출혈이 있는 것을 경막하혈종이라고 합니다.
- 뼈와 경막 사이의 출혈은 볼록렌즈 형태가 됩니다.
- 경막과 지주막과의 결합은 약하여 경막하혈종은 초승달 모양이 되어 퍼지기 쉬워집니다.

그림1 급성 경막하혈종

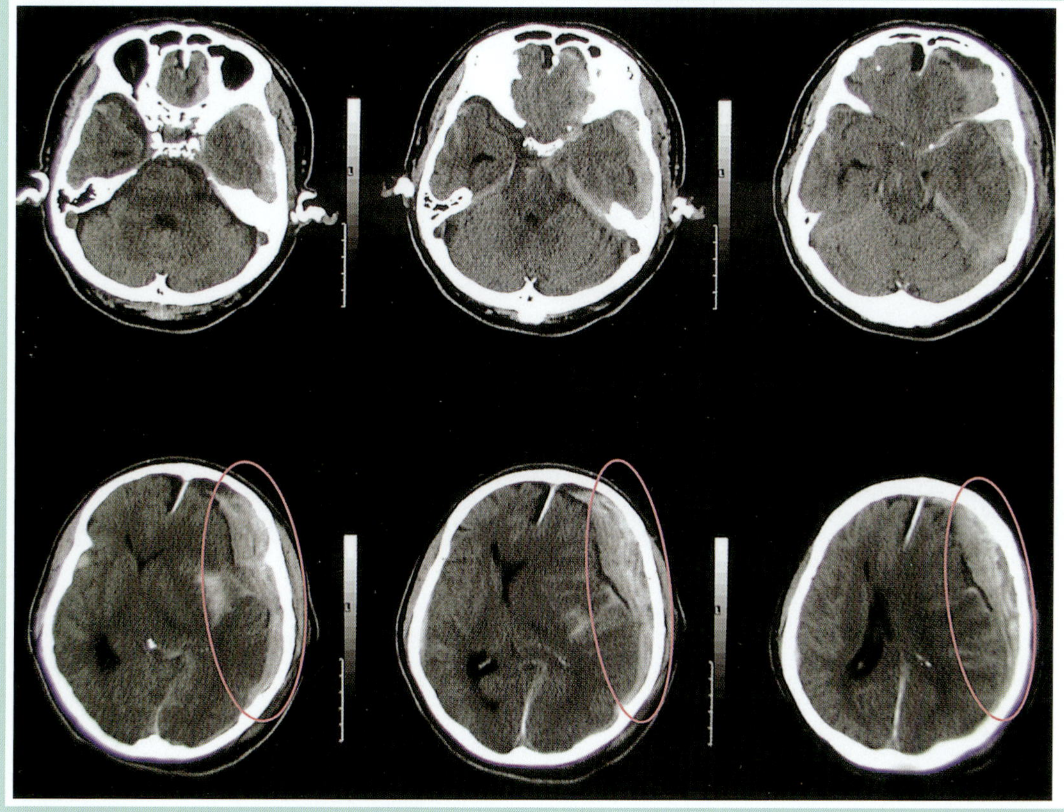

- 새하얗게 보이는 두개골 안쪽에 혈종이 하얗게 초승달모양으로 보입니다(○).
- 뇌 표면의 주름을 따라 들어가 있는 하얀 출혈은 외상에 의한 지주막하출혈입니다.

그림2 급성 경막외혈종(A)과 급성 경막하혈종(B)

급성 경막외혈종(acute epidural hematoma)

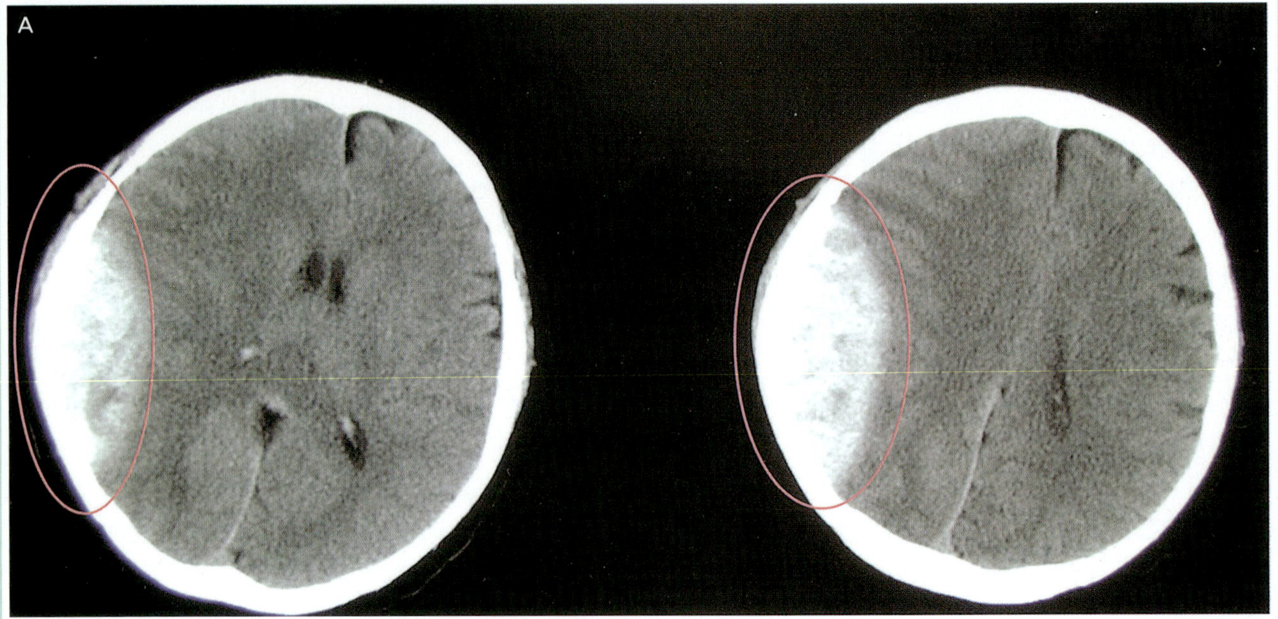

급성 경막하혈종(acute subdural hematoma, ASDH)

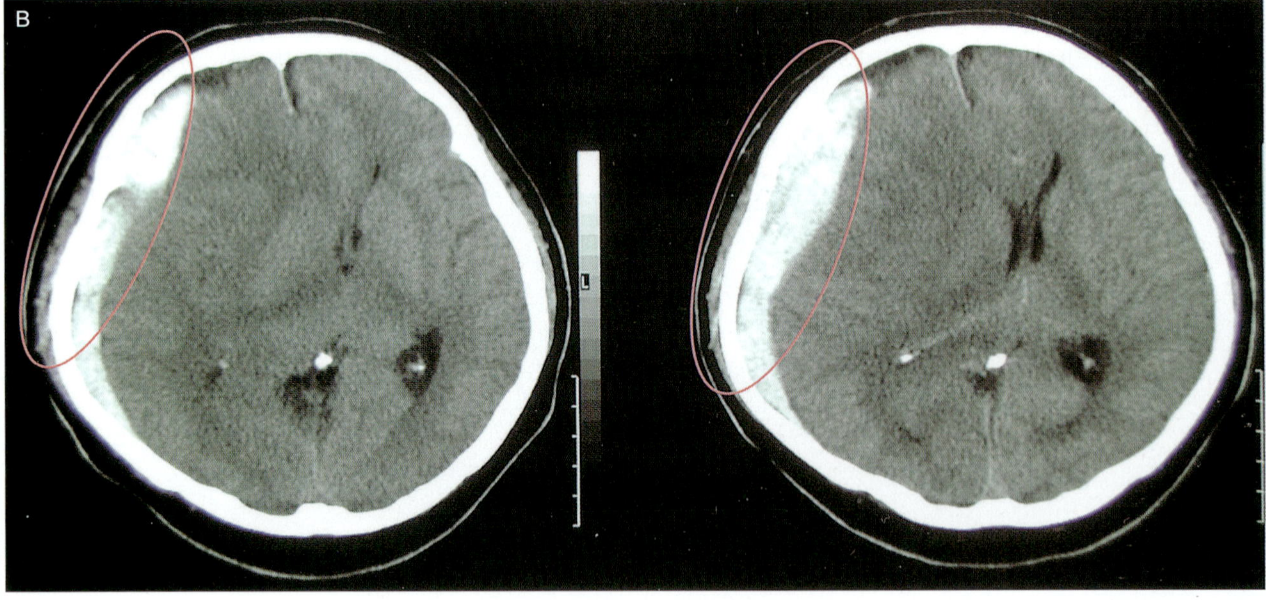

- A의 급성 경막외혈종은 「볼록렌즈모양」의 하얀 영역으로 보입니다.
- B의 「초승달모양」을 한 급성 경막하혈종과는 많이 다릅니다.
- 급성 경막외혈종에서는 대부분의 경우 두개골 골절을 동반합니다.

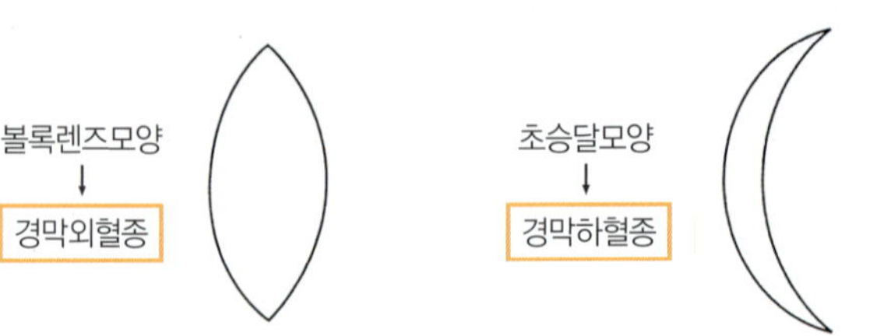

외상 : 뇌좌상 보는 법

뇌좌상의 CT영상 정리 포인트

- 뇌좌상 CT영상에서는 혈종이 하얗고, 부종이나 괴사부위가 검게 됩니다.
- 두부외상 직후에는 소견이 확실하지 않은 경우가 많으며 시간의 경과와 함께 분명해집니다.
- 두부외상의 CT영상에서 뇌실질에 흑백의 얼룩무늬가 있으면 뇌좌상이라고 할 수 있을 것입니다.

뇌좌상(뇌진탕, cerebral contusion)의 대표적 소견

- 뇌좌상의 CT소견은 영어로 salt & pepper나 mottled (얼룩 반점이 있다) 등으로 표현됩니다.
- 뇌좌상은 뇌실질의 강한 타박에 의한 내출혈과 그 주변의 부기, 부종, 조직 괴사 등이 혼재한 병태로 CT에서는 혈종이 하얗게, 부종과 괴사의 범위가 검게 나타납니다.(그림 1, 2) 침대 모서리에 부딪친 허벅지가 부어 내출혈을 일으키는 것과 같습니다.
- 두부 외상 직후에는 소견이 확실히 나타나지 않는 경우도 종종 있어 시간이 경과함에 따라 확실해집니다.(그림 3)
- 좌상에 의한 점상(點狀)의 출혈이 커지고 융합하면 외상성 뇌내혈종(traumatic intracerebral hematoma)이 되고, 또한 출혈 주변의 부종이 2~3일은 늘어나는 것이 일반적입니다.
- 뇌좌상은 후두부를 부딪쳤을 때 그 반대쪽 전두엽에, 또는 측두부를 부딪혔을 때에는 측두엽 등에 보이는 경우가 많아 한 곳에 국한된다고는 할 수 없습니다. 대개의 뇌좌상은 급성 경막하혈종 등의 뇌실질 외의 혈종을 수반합니다.
- 두부외상에서 흑백의 얼룩상태가 뇌실질에 있으면 뇌좌상입니다. salt & pepper는 소금과 후추이며 뇌좌상의 흑백혼재의 이미지와는 직결되지 않는 것 같지만 한국인과 서양인 간의 감각의 차이 때문일 것입니다.

그림1 뇌좌상 CT 상 · 하는 같은 영상. 아래는 이상 부위를 제시합니다.

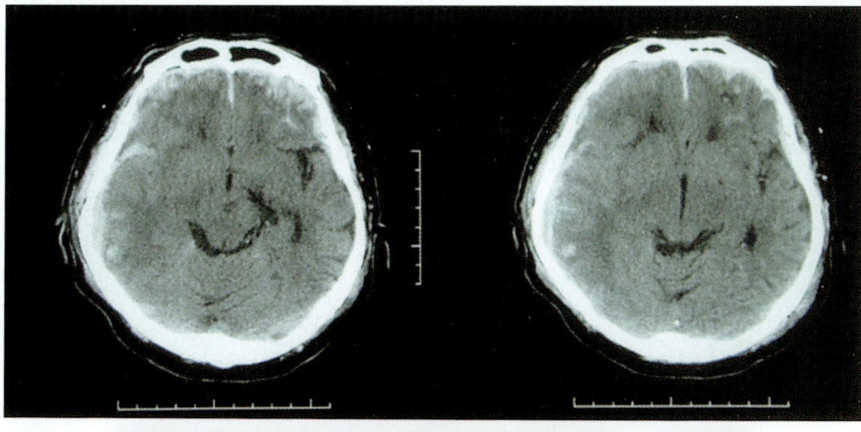

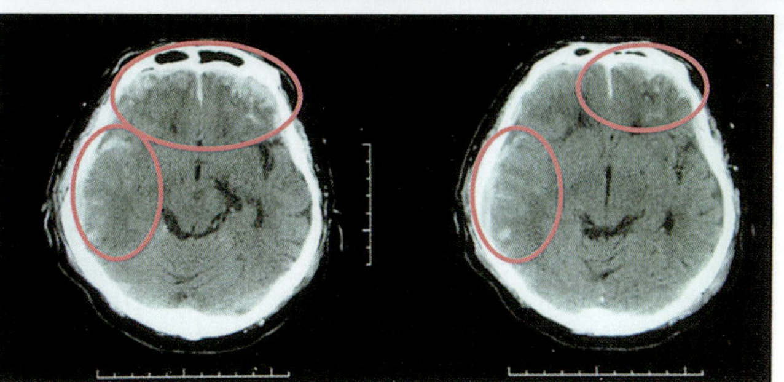

- 뇌좌상부위(아래의 ○)는 salt & pepper로 표현됩니다.
- 뇌실질의 강한 타박에 의한 내출혈과 그 주변의 부기, 부종, 조직 괴사 등이 혼재한 병태입니다.
- CT영상에서는 혈종이 하얗게, 부종과 괴사 범위가 검게 나타납니다. 좌상부위를 보아 주세요.

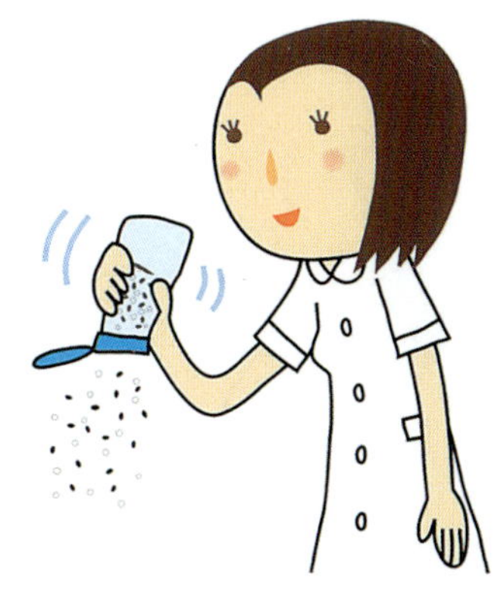

그림2 뇌좌상 CT

좌 · 우는 같은 영상. 오른쪽은 이상 부위를 제시합니다.

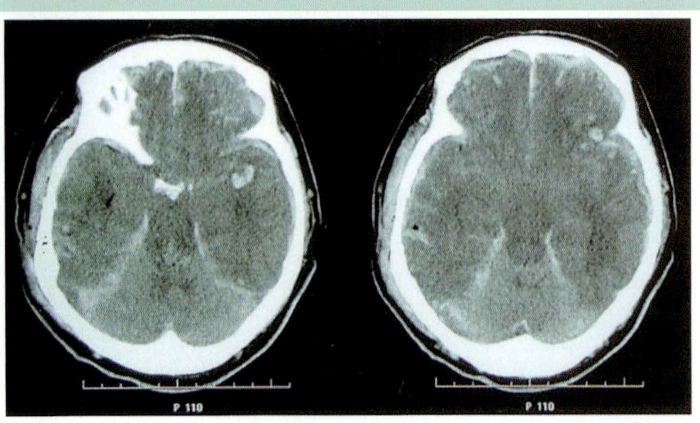

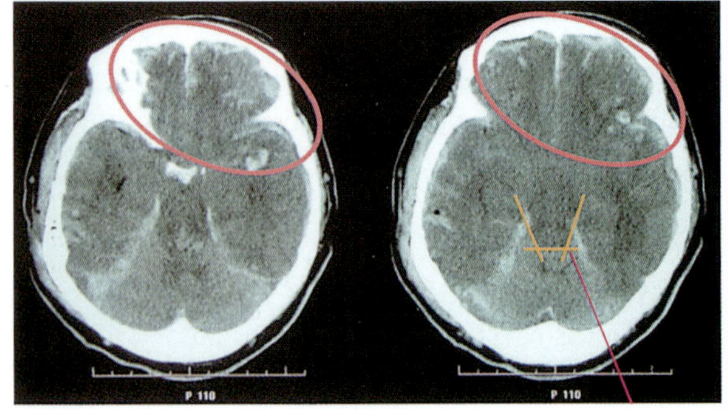

- 그림1과 마찬가지로 salt & pepper 양상의 뇌좌상이 전두엽을 중심으로 보입니다.(○)
- 그림1과의 차이는 ━ 으로 나타나는 뇌저조가 소실된 것이며 두개내압(머리속압력, intracranial pressure)이 항진되었음을 나타냅니다.

그림3 뇌좌상의 시간적 경과

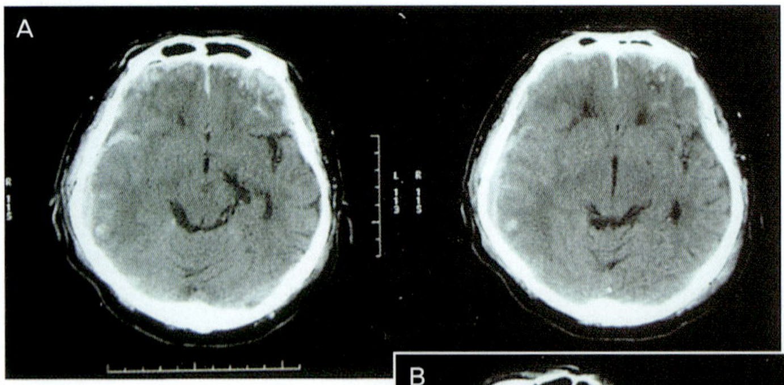

A

부상 2시간 후

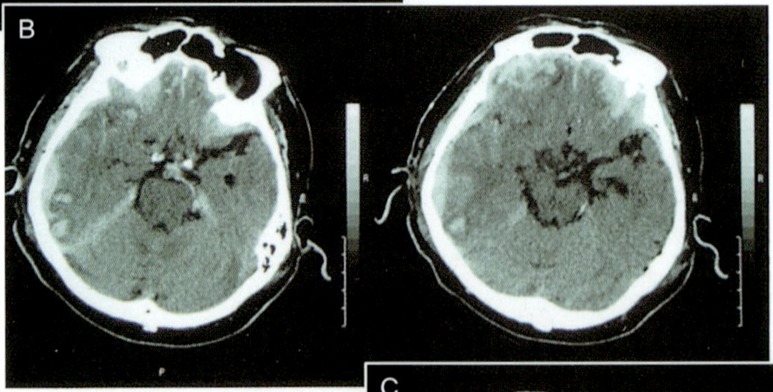

B

부상 24시간 후

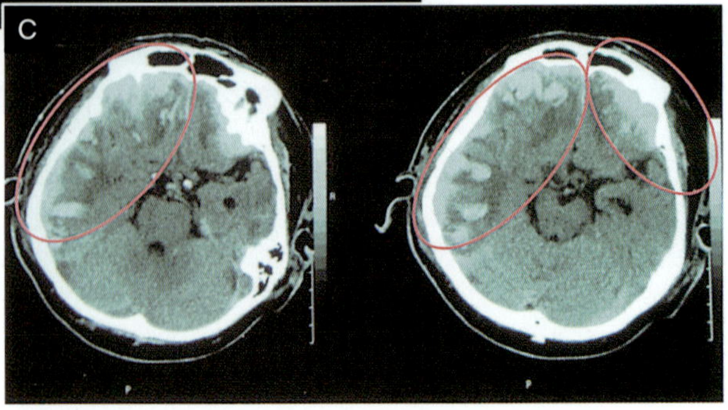

C

부상 3일 후

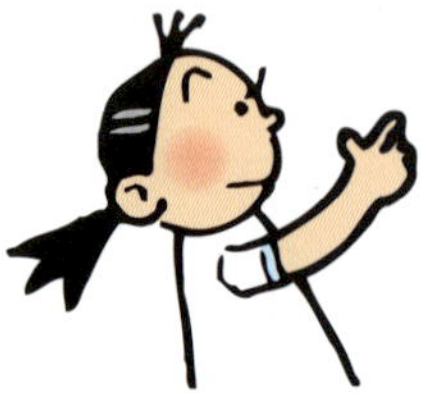

- 74세의 남성. 음주 후에 10계단 정도의 높이에서 실수로 굴러 떨어져 부상을 당한 예입니다.
- 양측 전두엽과 우측두엽의 뇌좌상은 부상 직후(A)에는 salt & pepper이지만 시간이 경과함에 따라(B,C), 뇌실질에 확실한 혈종을 형성하고 있음을 알 수 있습니다.(○)

외상 : 만성 경막하혈종 보는 법

만성 경막하혈종의 증상과 메커니즘(mechanism)

● 만성 경막하혈종(chronic subdural hematoma)은 비교적 경미한 두부 외상 후 대개는 3~4주 이후에 증상이 나타나는 경막하혈종입니다.

● 고령의 남성이 「한 달 전에 굴러 머리를 부딪혔다. 의식장해도 없고 입원도 하지 않고, CT상에서도 아무 이상이 없다고 했는데 요즈음 아무래도 멍해진 듯하고(치료 가능한 치매), 걸음을 잘 못 걷고 젓가락이나 밥그릇을 들지 못한다(편마비, hemiplegia)」라는 증상으로 내원한 유형이 전형적이라고 생각합니다. 외상의 병력이 확실하지 않은 경우도 적지 않습니다.

● 경막과 뇌를 연결하는 가느다란 정맥이 상처를 입어 여기에서 나온 혈액과 수액이 섞여 서서히 피막을 형성하면서 혈종으로 커지는 것으로 알려져 있고 자세한 메커니즘은 알 수 없습니다. 양측성이 10~20% 됩니다.

● 급성 경막하혈종이 초승달모양(crescent form)으로 확산되는 것은 앞서 말했습니다만 만성이어도 그 형태는 같습니다.

● CT 상의 차이이지만 우선 급성 혈종은 CT에서 하얗게 보입니다. 그에 대해 만성에서는 혈종의 상태에 따라 뇌실질보다 높거나 낮은 부분이 섞여 있어서 흑백이나 회색 등이 혼재하거나 액체층을 형성하는 경우도 있습니다.(그림1, 2)

● 색조가 다른 이유는, 빈혈이 없는 혈액의 응혈은 하얗고, 혈종이 용해되면서 회색이 되며, 또한 계속 같은 자세로 있으면 짙은 부분(CT에서 하얗게 보이는 곳)이 아래로, 옅은 부분(CT에서 검게 보이는 곳)이 위로 분리되는 것도 있기 때문입니다.

만성 경막하혈종의 CT영상 정리 포인트

- 외상 후 대개는 3~4주 이후에 천천히 증상이 나타납니다.
- CT영상에서는 급성 경막하혈종과 마찬가지로 혈종이 초승달모양으로 확산됩니다.
- 만성 경막하혈종의 CT영상은 그 색조가 급성 경막하혈종과는 달라 흑백의 혼재와 회색, 액체층(fluid level) 등 다양합니다.

그림1 만성 경막하혈종의 예①

● 만성 경막하혈종은 아래의 몇 가지 유형으로 분류됩니다.
• 고감쇠형(high attenuating) • 등감쇠형(iso-attenuating) • 저감쇠형(low attenuating) • 혼합형(액체층 형성형, mixed-type) • 양측성(bilaterality)

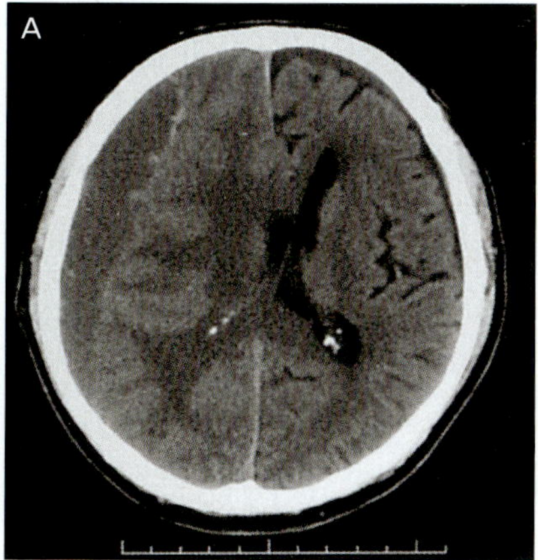

A : 오른쪽의 저감쇠형의 CT입니다. 대뇌피질의 감쇠치와 비교하여 더 검습니다.

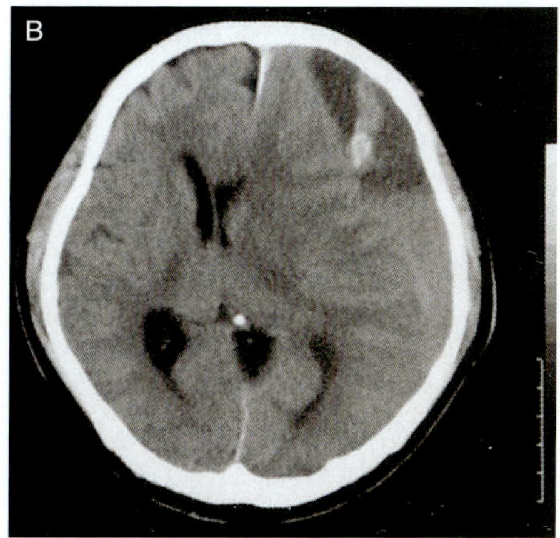

B : 왼쪽의 혼합형(액체층 형성형)입니다. 아래쪽은 대뇌피질보다 고감쇠역이고, 위쪽은 저감쇠역이 되어 층을 형성하고 있습니다.

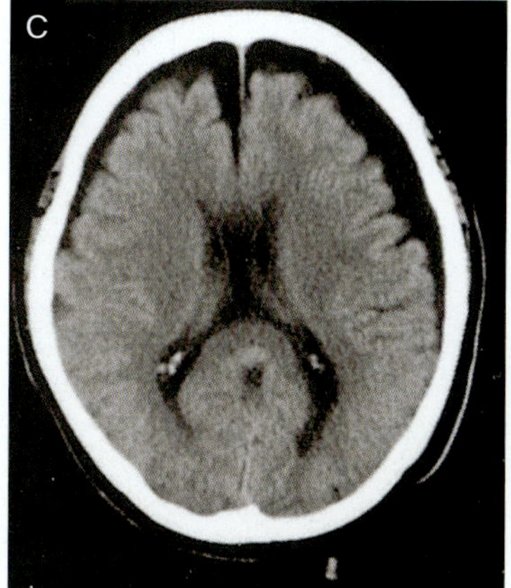

C : 뇌가 위축되어 있을뿐 만성 경막하혈종은 아닙니다. 뇌표면의 뇌구에는 압박을 받아 괴로울 것 같은 느낌은 없습니다. 실제로 만성 경막하혈종에서는 혈종을 둘러싼 막이 있습니다.

그림2 만성 경막하혈종의 예②

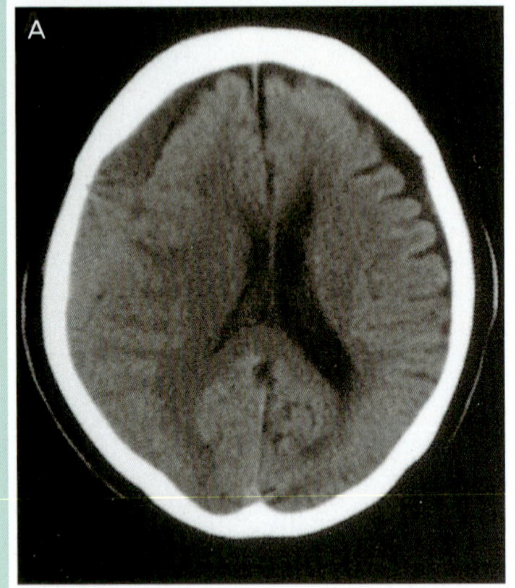

A : 오른쪽 혼합형(액체층 형성형)인데 거의 대뇌 피질의 뇌실질과 감쇠치가 같아 등감쇠형에 가깝습니다.

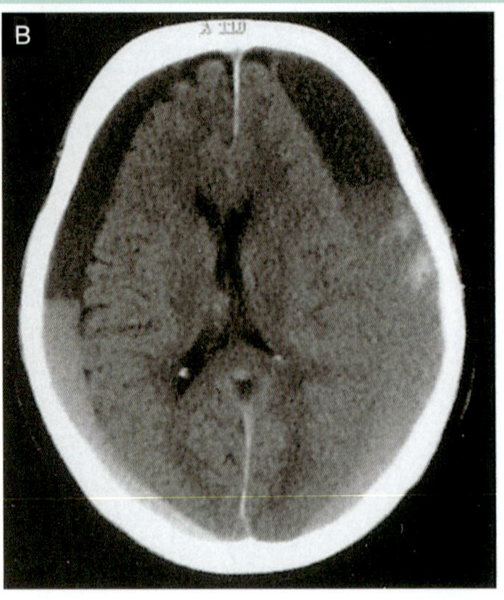

B : 양측성의 혼합형입니다. 양쪽에 액체층 형성을 하고 있는데 오른쪽은 고감쇠역 위에 저감쇠역, 왼쪽은 등감쇠역 위에 저감쇠역으로 보입니다.

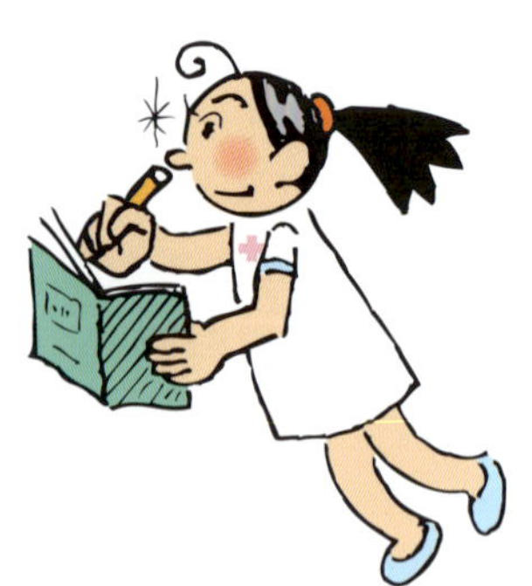

column 새로운 영상 진단① CT의 3D영상(그림1~4)

지금까지 보아 온 CT영상은 인체를 여러 장의 횡단면 영상으로 보여주었으므로 그 실제 모습을 뇌의 상상력을 통하여 입체로 재구성해 보는 것은 많은 경험과 훈련을 요하는 일이었습니다. 최근 나선식 CT가 도입되어 1~2mm 두께로 고속 촬영이 가능해지고, 그 단면영상을 삼차원 재구성 소프트웨어를 이용하여 입체로 재구성하면 한 장의 영상으로도 매우 실감나고 일목요연하게 해부학적 이상을 표현할 수 있습니다. 이 분야는 계속 발전해가는 영역입니다.

그림1 3D-CT에 의한 뇌혈관 촬영

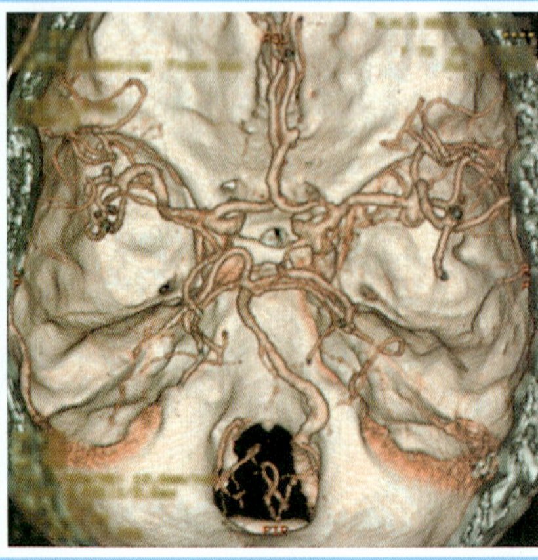

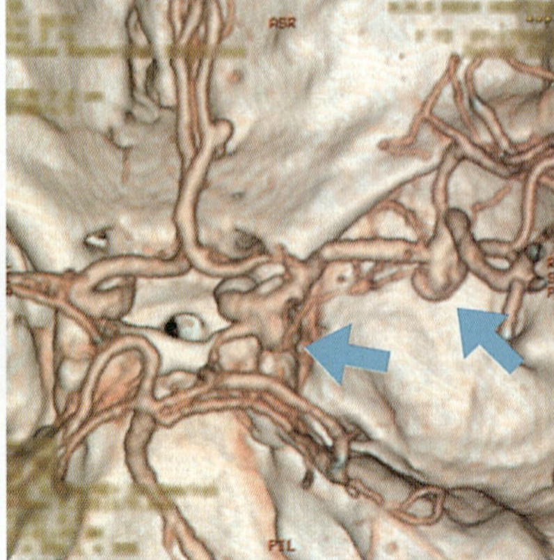

● 두개내 혈관이 입체적으로 그려져 있습니다. 화살표로 표시한 것이 뇌동맥류(cerebral aneurysm)입니다.

다음페이지 계속

그림2 관상동맥의 3D-CT

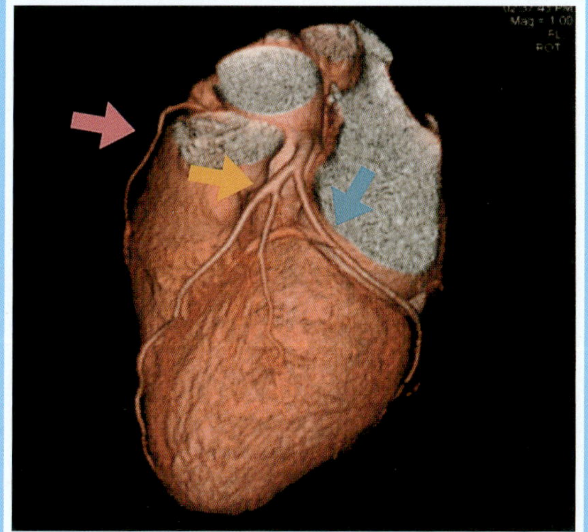

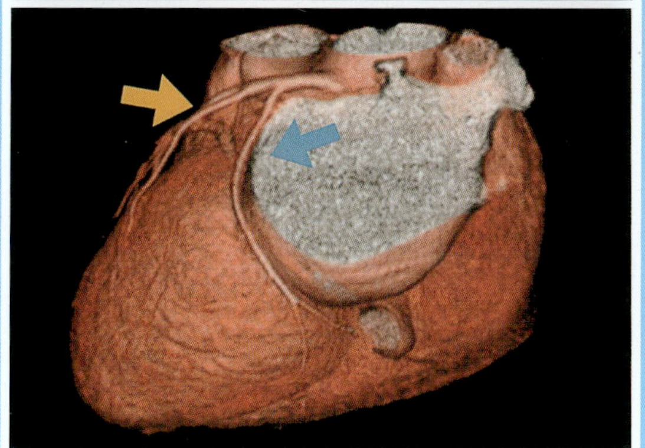

- 모형이 아니라 관상동맥 평가를 CT로 실행한 것입니다. 협심증이나 심근경색을 일으킬 우려가 있는 병변은 보이지 않습니다.

➡ : 우관상동맥 ➡ : 좌관상동맥 전하행지

➡ : 좌관상동맥회선지

그림3 경부~늑골까지의 3D-CT

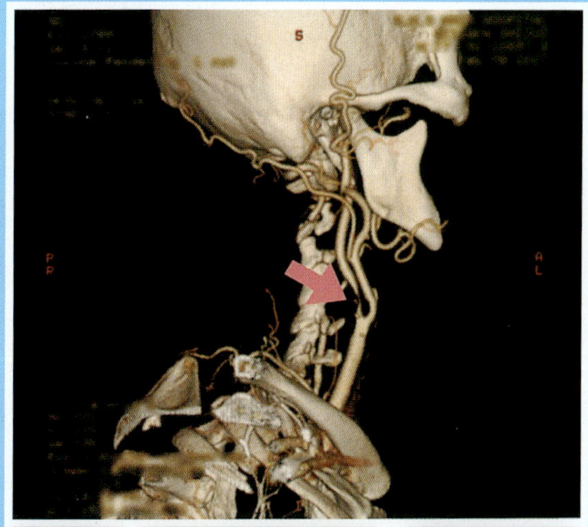

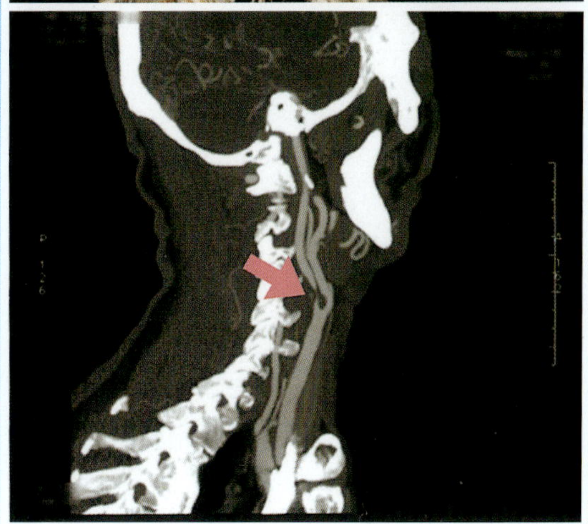

- 경부의 혈관, 두개골, 경추, 늑골까지 CT로 입체영상화 했습니다.
- 우내경동맥의 협착(➡)이 있는 것을 아시겠습니까?

그림4 복부~골반까지의 3D-CT

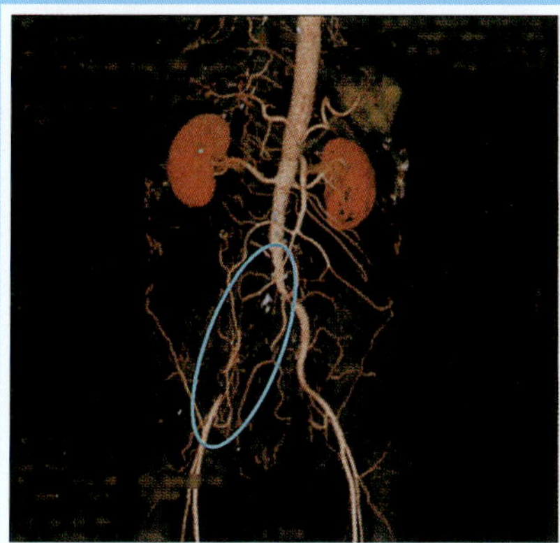

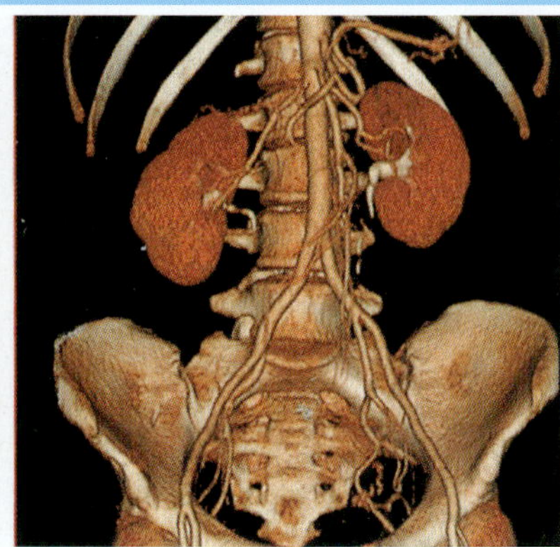

- 복부에서 골반의 혈관도 함께 평가할 수 있습니다.
- 왼쪽 사진에서는 우총장골동맥에서 외장골동맥이 조영되지 않고 폐쇄되어 있음을 알 수 있습니까?(○부분)

② 흉부X선

정상 흉부X선 사진의 예

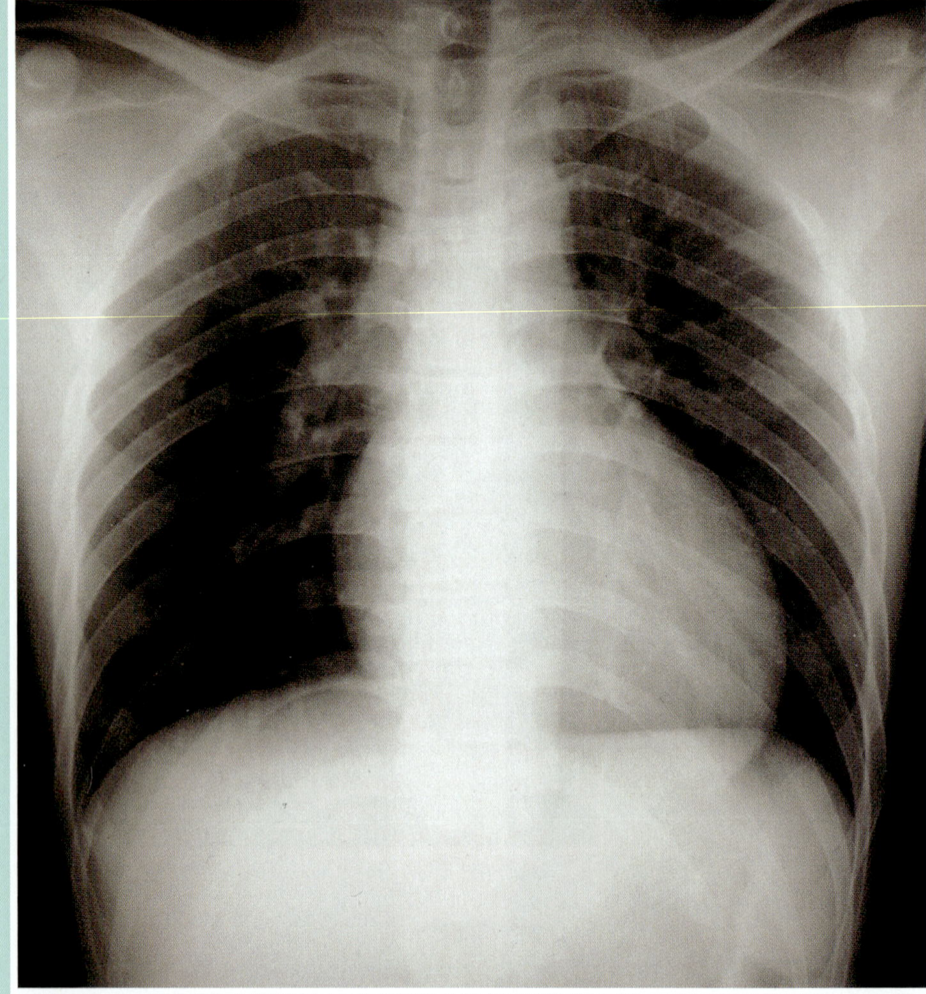

● 좌우 흉곽과 폐가 대상이 되며 중앙 아래쪽에 심장이 하얗게 보입니다. 뼈는 희고 정상 폐는 공기를 포함하고 있기 때문에 검어집니다.

항목 일람

- 심장
  - 울혈성 심부전
  - 급성동맥박리
- 기흉
- 무기폐
- 폐렴
- 흉수
- 피하기종 · 종격기종

심장 : 울혈성 심부전과 급성동맥박리 보는 법

크기에 주목

● 흉부X선에서 눈에 띄는 심장의 이상은 「크기」와 「모양」인데 특히 「크기」에 주목합니다.

울혈성 심부전(congestive heart failure) 소견

● 울혈성 심부전에서는 심장, 폐혈관에 혈액이 울체(stagnation)

울혈성 심부전과 급성동맥박리의 X선 사진 정리 포인트

- 심장의 이상을 흉부X선으로 볼 때에는 크기에 주목합니다.
- 울혈성 심부전에서는 심장이 크고, 폐동맥이 두꺼우며 나비모양의 폐수종이 보입니다.
- 급성동맥박리에서는 상종격의 확대를 보는 일이 많은데 심장눌림증(cardiac temponade)이 되어도 심확대는 확실하지 않습니다.

그림1 울혈성 심부전에 의한 폐수종 상 · 하는 같은 영상. 아래에 이상 부위의 윤곽을 제시합니다.

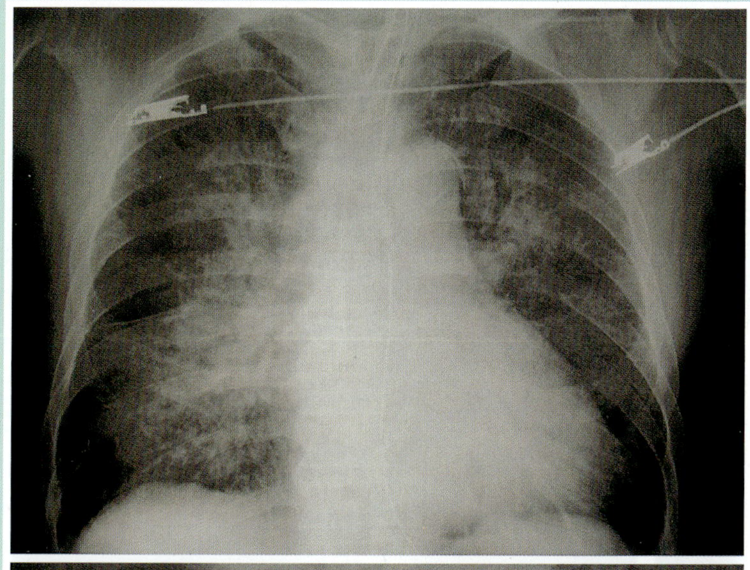

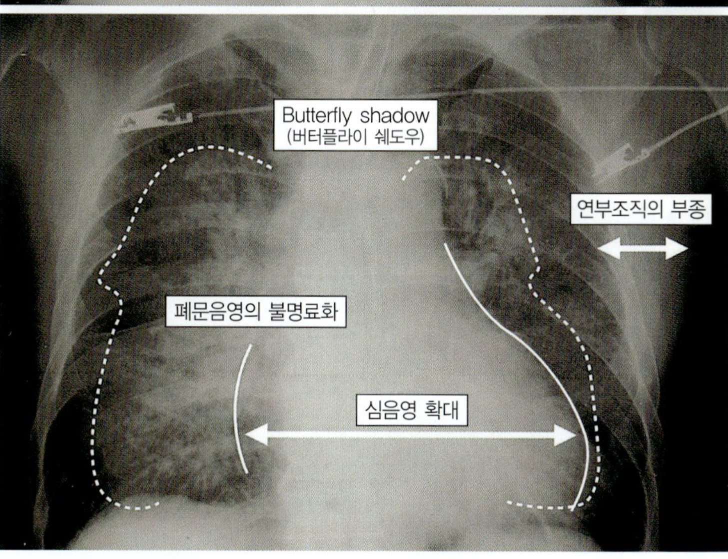

- 울혈의 결과 심음영은 확대되고 폐동맥의 확장과 그 음영이 흐려집니다.
- 전형적으로는 폐문을 중심으로 한 나비모양으로 표현되는 폐영역의 투과성 저하(검은색이 하얗게 흐려진다)가 보입니다.
- 심음영 확대와 폐동맥 확장은 혈관 내에 수분이 과잉저류된 결과입니다.
- 폐문의 불명료한 흐릿함과 Butterfly shadow는 혈관에서 수분이 스며 나오는 것을 나타냅니다.

- 심음영의 확대와 CTR

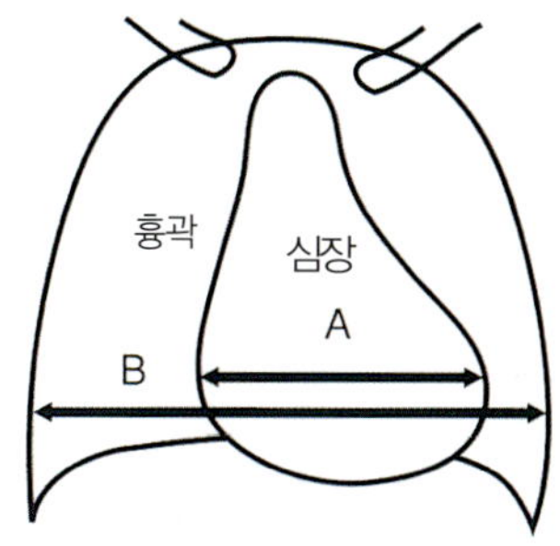

CTR(cardio-thoracic ratio, 심흉곽비)이란 위 그림의 A/B이며 심음영 확대를 정량적으로 나타낸 것입니다.

하여, 폐동맥압이 높아져 폐수종(폐울혈에 의해 폐포내에 장액성누출액이 찬 상태, pulmonary edema)이 됩니다.

- 건강할 때와 비교해 심장이 커지고 폐동맥이 두꺼워지며 마지막으로 폐문부를 중심으로 한 나비모양의 폐수종이 나타나게 됩니다.(그림1, 2)

급성동맥박리의 경우

- 상행대동맥의 급성박리에 의한 심장눌림증에서는 심음영(심장을 나타내는 하얀 부분, cardiac silhouette)은 별로 크지 않습니다. 심막은 고무같이 부드러운 것이 아니라 딱딱한 막이기 때문에 혈액 등이 고여 있어도 늘어나지 않기 때문입니다.

- 심막에 염증이 생겨 심낭액이 천천히 증가할 때에는 심음영은 매우 커집니다. 그러나 혈액 등이 급속하게 고였을 때에는 심막강의 용량에 커다란 변화가 없기 때문에 심장이 부풀어 오르지 못해서 증상이 나타나기 쉬워집니다. 이것이 심장눌림증(심장압전, cardiac temponade)입니다.

- 심낭내로 시작되는 전형적인 급성 상행대동맥박리에서는 상종격의 확대는 눈에 띌 수 있지만 심음영 확대는 그다지 확실하지 않은 경우가 적지 않습니다.(그림3, 4)

그림2 입위와 와위로 본 기흉의 X선 사진 상 · 하는 같은 영상. 아래는 폐허탈 부위를 표시합니다.

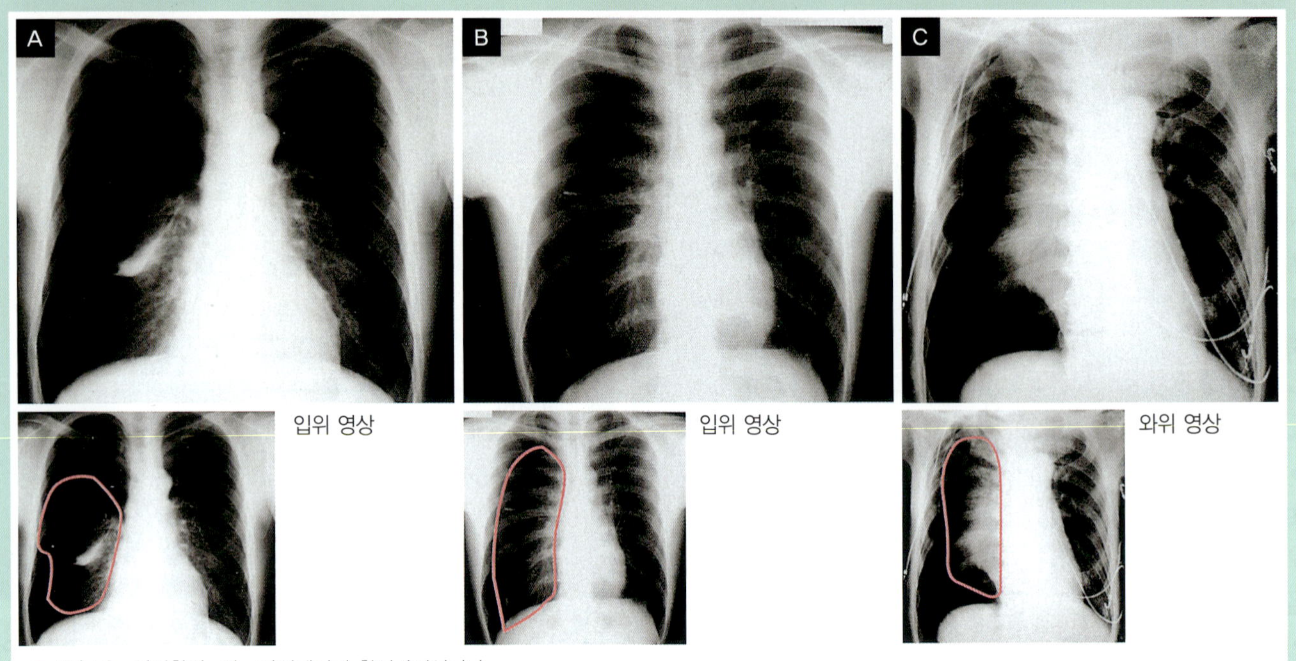

- A와 B는 입위촬영, C는 와위에서의 촬영사진입니다.
- ○로 표시했듯이 폐허탈(pulmonary collapse)이 있고 그 바깥쪽이 기흉강입니다.
- 폐에는 혈류가 있어 공기보다 무겁기 때문에 입위에서는 머리 쪽으로 기흉을 알아보기 쉬워집니다.

그림3 횡격막의 가쪽고랑(lateral sulcus)이 아래로 깊게 패여 보일 때는 기흉

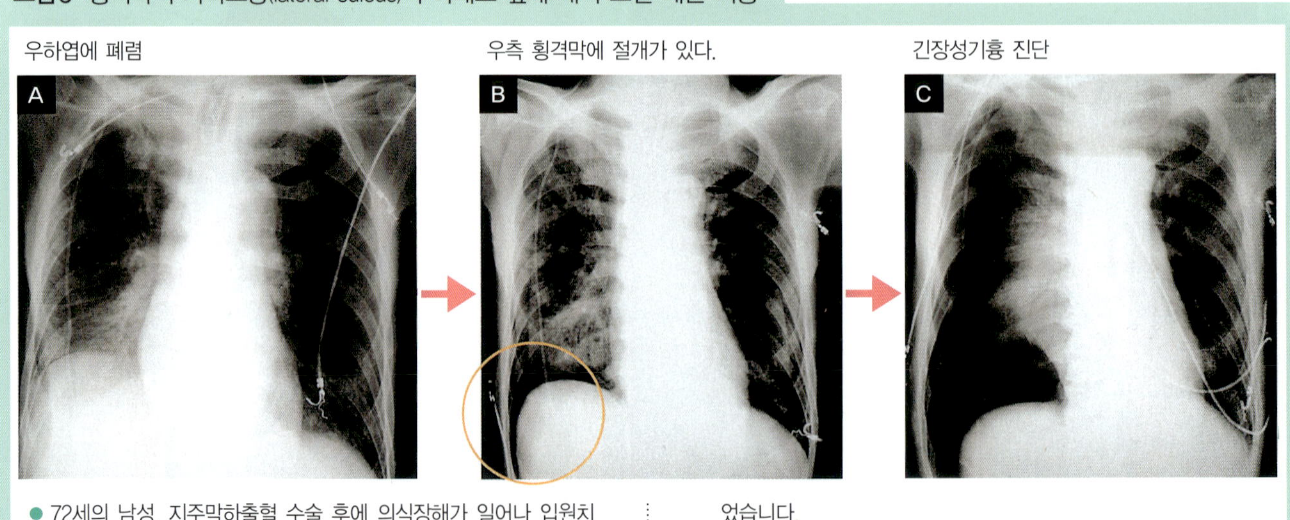

- 72세의 남성. 지주막하출혈 수술 후에 의식장해가 일어나 입원치료 중 폐렴을 일으킨 환자의 흉부X선 사진입니다.
- 우하엽에 폐렴이 있고(A), 구토를 반복했기 때문에 우쇄골하정맥으로 중심정맥 카테터를 삽입했습니다.(B)
- 휴대용으로 촬영한 앙와위 X선으로 카테터 끝의 위치를 확인하고 인공호흡관리를 실시해보니 혈압 저하와 우측 호흡음 소실이 있었습니다.
- 다시 X선 촬영을 실시하니 우측 기흉이 있고 혈압 저하도 동반하였으므로 긴장성기흉에 빠졌다고 진단할 수 있습니다.(C)
- B에서 우측 횡격막의 가쪽고랑이 비정상적으로 깊어진 것(○부분)을 알아차리면 더 빨리 기흉이라고 진단할 수 있습니다.

무기폐(atelectasis) 보는 법

무기폐에서는 폐가 작아진다

- 폐 속에서 폐포가 포도송이처럼 공기로 부풀어 오른 것이 생리적인 상태입니다.
- 폐포의 공기가 소실되어 허탈한(오그라든) 상태가 무기폐이며 공기가 소실된 폐부분의 용적은 작아집니다.

폐렴에서는 용적의 변화가 없다

- 무기폐에 대해 폐렴 등으로 폐포에 공기가 소실된 상태를 "콘솔리데이션(consolidation)"이라고 표현합니다. 콘솔리데이션은 본래 병리조직학적인 말로 공기를 포함해야 할 공간(이 경우는 폐포)이 액체나 조직으로 치환된 상태를 말합니다.
- 즉 공기가 있어야할 폐포에 물과 가래 등이 가득 차 있는 상태가 됩니다. 그러므로 무기폐와는 달리 폐의 용적은 별반 달라지지 않습니다. 폐렴 등에서 보이는 소견입니다.

실루엣사인(실루엣징후, silhouette sign)에 대해

- 또 하나 무기폐를 볼 때 가장 중요한 사인이 있습니다. 그것이 실루엣사인입니다.
- 물과 같은 농도의 조직이 서로 이웃하고 있으면 그 경계선을 알 수 없게 됩니다. 이것을 「실루엣사인 양성」이라고 합니다.(그림 1) 흉강 내에서 물과 같은 농도의 조직을 보면 심장이 앞 쪽에 있고 대동맥은 척추의 옆구리, 후방에 있습니다.
- 예를 들면 폐의 공기함량이 저하되어 물과 같은 농도가 되었을 때(보이는 것은 검은색에서 하얀색으로), 심장의 윤곽이 선명하지 않게 되면 그 무기폐는 심장의 옆에 있고, 대동맥의 윤곽이 선명하지 않으면 대동맥에 인접한 폐의 공기함량이 저하되었음을 나타냅니다.
- 한편 경계선이 선명하게 보일 때에는 「실루엣사인 음성」이라고 하며 그 조직은 서로 인접하지 않는다는 것을 의미합니다.
- 무기폐에서는 허탈한 부분의 폐가 물과 같은 농도가 되어 용적이 줄어들어 ①투과성이 저하하여 하얗게 찍히고, ②폐가 작아지고, ③옆에 있는 물과 유사한 X선 감쇠를 보이는 조직과의 경계선이 불분명해집니다.(그림 2, 3)

무기폐의 X선 사진 정리 포인트

- 무기폐에서는 폐포가 오그라지므로 폐의 용적이 작아 보입니다.
- 공기가 소실되어 물의 농도가 되므로 무기폐 부분은 투과성이 낮아져 흑→백이 됩니다.
- 어디가 무기폐인지는 「실루엣사인」이 양성인지 음성인지로 판별할 수 있습니다.

그림1 실루엣사인이란?

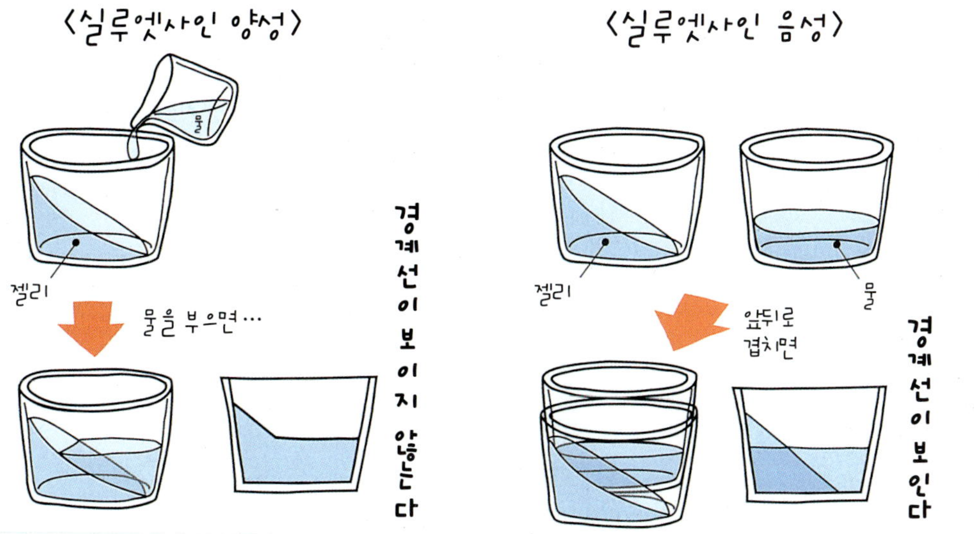

〈실루엣사인 양성〉

물
젤리
물을 부으면…
경계선이 보이지 않는다

〈실루엣사인 음성〉

젤리
물
앞뒤로 겹치면
경계선이 보인다

- 젤리를 삼각형으로 굳힌 용기에 물을 부으면 X선 흡수도가 유사한 젤리와 물의 경계는 불분명해집니다. 이것을 「실루엣사인 양성」이라고 합니다.
- 이에 대해 젤리를 굳힌 용기와는 다른 용기에 물을 부어 이 두 개의 용기를 겹쳐 X선 촬영을 하면 젤리와 물의 경계선은 선명하게 보입니다. 이것을 「실루엣사인 음성」이라고 합니다.

그림2 무기폐와 실루엣사인①

정상영상(입원 시)

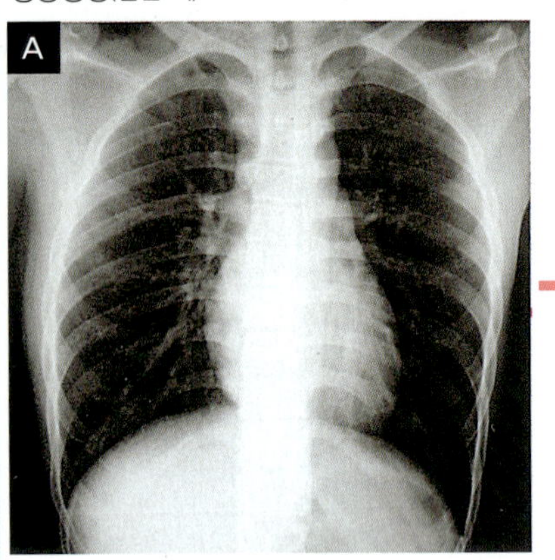

- 22세의 경수손상 환자로, 늑간근 마비로 인해 복식호흡밖에 하지 못하는 상태로 입원하게 되었습니다.
- A는 입원 시의 흉부X선 사진에서 정상이었지만 입원 1주일째부터 무기폐를 반복했습니다.

우상엽(오른위엽, right upper lobe)무기폐

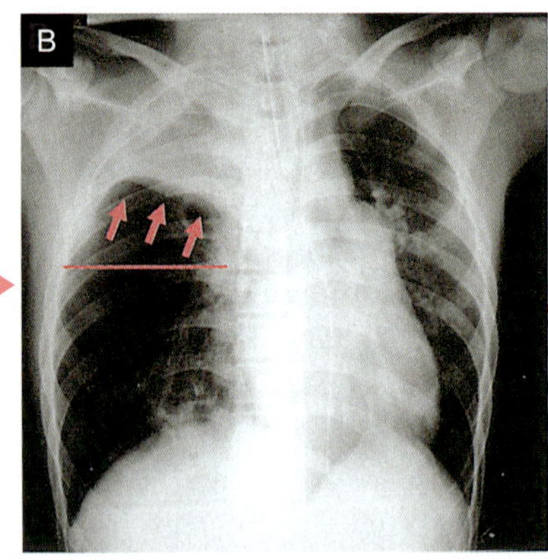

- B는 우상엽 무기폐로, 투과성 저하로 본래는 ━ 부분까지 있어야 할 상엽의 용적이 감소했습니다.

우하엽(오른아래엽, right lower lobe)무기폐

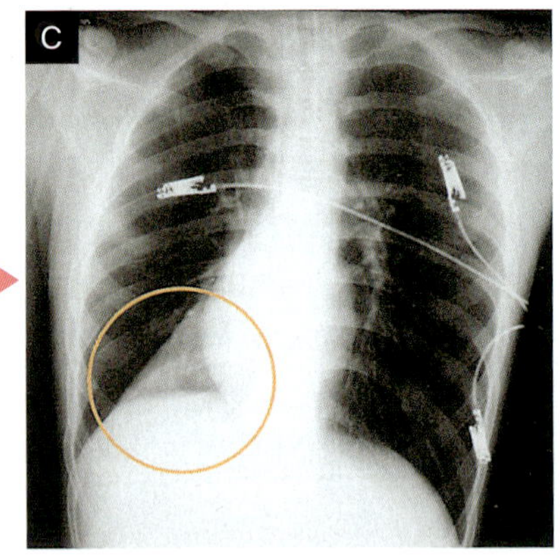

- C는 우하엽의 부분적인 무기폐인데, 하엽은 심장과 횡격막보다 뒤에 있기 때문에 심장도 횡격막도 무기폐부위와의 실루엣을 명확히 볼 수 있습니다.(○ 실루엣사인 음성)

그림3 무기폐와 실루엣사인②

아래 상 · 하는 같은 영상. 아래에 도움선을 표시했습니다.

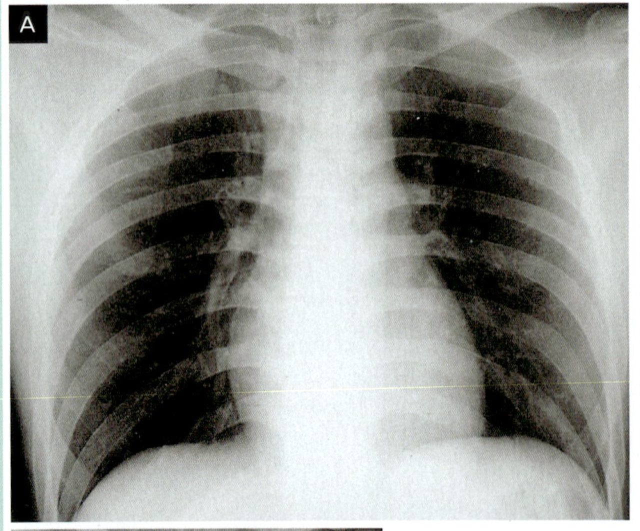

윤곽 있음

- 좌하엽 무기폐인 A에서는 하행대동맥과 좌횡격막의 윤곽이 확실하게 보입니다.
- 잘 보면 심장 뒤에도 폐의 혈관음영이 있습니다. (실루엣사인 음성)

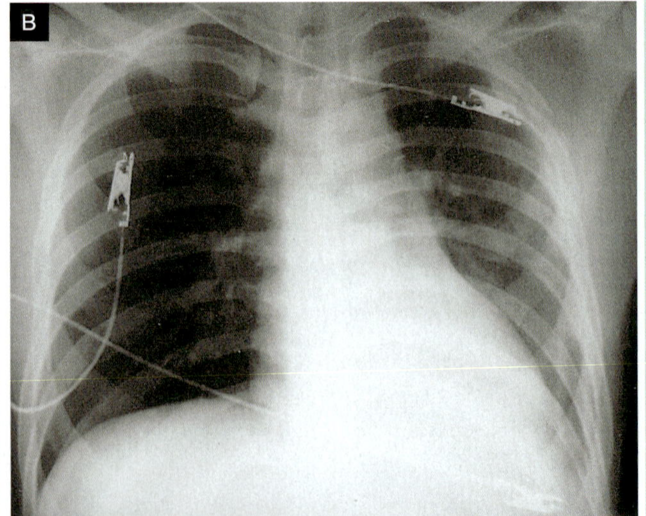

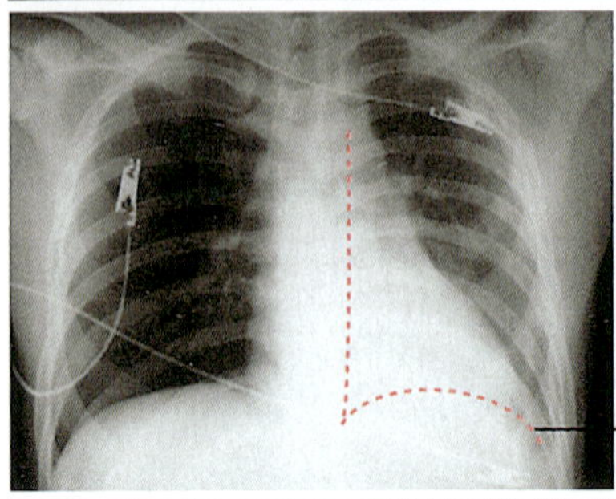

- 그런데 B에서는 하행대동맥도 좌횡격막의 윤곽도 모두 불분명해진 것을 알 수 있습니다. (실루엣사인 양성)

폐렴(pneumonia) 보는 법

폐렴영상의 특징

● 폐렴에는 폐렴구균 등에 의한 「폐포성 폐렴」과 「간질성 폐렴」이 있으며 영상소견은 다릅니다. 본서의 목적은 간호사에게 영상을 보고, 읽기 위한 계기를 만들고 익숙해지기를 바라는 것이므로 자주 접하는 「폐포성 폐렴」만을 살펴보겠습니다.

● 정상적인 폐에서는 폐포가 공기로 부풀어 올라 충분한 공기를 함유하고 있으며 X선의 투과성이 높기 때문에 필름 상에는 검게 나옵니다.

● 폐렴에 걸리면 염증(inflammation) 때문에 폐가 붓거나 폐포 속에 삼출액(exudate)이 고여 수분이 증가하여 X선영상에서는 하얗게 보입니다.

에어 · 브론코그램(air bronchogram)이란?

● 에어 · 브론코그램이란 말을 들어본 적이 있습니까? 공기 기관지 조영상이라고 해석됩니다. 기관지내의 공기(X선에서는 검은색)가 주위의 물 농도의 음영(X선에서는 흰색)에 둘러싸여 떠올라 보이는 것입니다.(그림 1)

폐렴의 X선 사진 정리 포인트

● 폐렴에서는 폐포 속에 삼출액이 고여 수분이 증가하므로 하얗게 찍힙니다.

● 폐포가 수분으로 채워지고 동시에 기관지 내에 공기가 있을 때 기관지 내의 공기가 두드러져 보이는 에어 · 브론코그램(air bronchogram)이 나타납니다.

● 폐포가 염증의 주체가 되지 못하는 간질성 폐렴의 경우에는 불투명유리 형태가 됩니다.

● 폐포가 공기로 인해 부풀어 있으면 기관지내도 공기이므로 X선 사진에서 기관지는 두드러져 보이지 않을 것입니다. 그러므로 폐포가 폐수종의 물과 폐렴의 가래 등에 의해 가득 채워지고 동시에 기관지내의 공기가 있을 때 볼 수 있습니다. 폐포성 병변을 나타낼 때에 사용되는 표현입니다.

● 폐렴의 대부분은 좌우 비대칭으로 투과성이 낮아져(하얗게 됨), 잘 보면 에어 · 브론코그램을 확인할 수 있는 경우가 많은 것 같습니다.(그림 2~4)

● 바이러스나 다른 원인에 의한 폐렴에서는 폐포가 염증의 주체가 되지 못하는 것도 있어 이 경우 에어 · 브론코그램은 확실하지 않고 불투명유리 형태의 음영 등이 됩니다.

그림1 에어 · 브론코그램

정상 폐의 상태

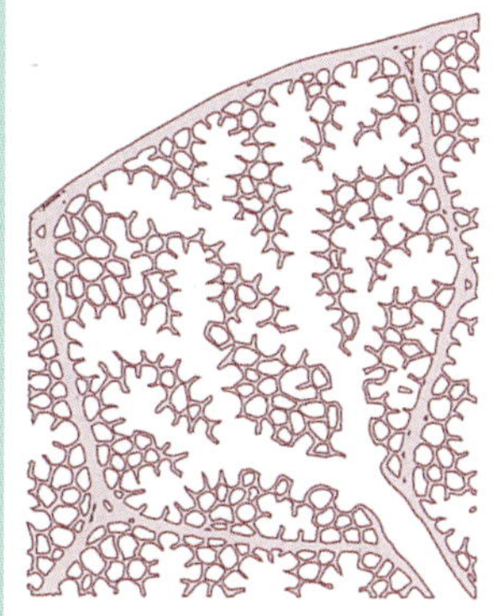

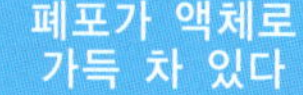

폐포가 액체로 가득 차 있다

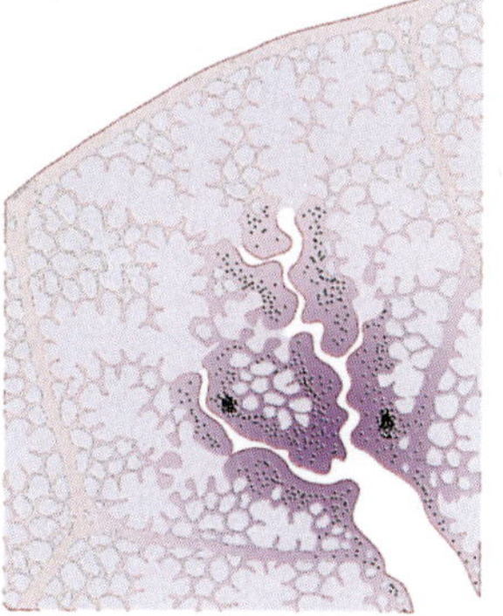

● 기관지 주위의 폐포강의 공기가 소실되어 기관지가 검게 투과되어 보이는 것을 에어 · 브론코그램이라고 합니다.

그림2 우하엽 폐렴

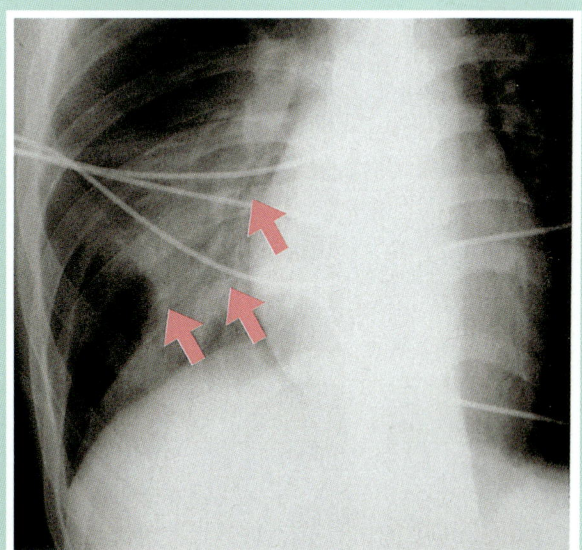

● 심장의 오른쪽 가장자리의 실루엣이 확실히 보이기 때문에(실루엣 사인 음성), 심장보다는 등쪽의 병변임을 생각해 볼 수 있습니다.

● 폐렴은 우하엽이며 에어 · 브론코그램(↑)을 볼 수 있습니다.

그림3 양측하엽 폐렴의 흉부X선 사진

좌 · 우는 같은 사진. 오른쪽은 왼쪽의 ○부분을 확대한 것입니다.

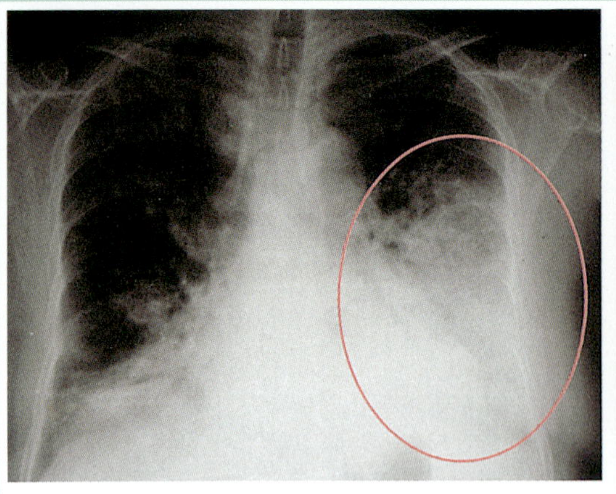

- 왼쪽 아래 폐영역에 특히 강한 침윤음영이 보입니다.
- 잘 보면 나뭇가지와 같이 검은 음영이 있습니다. 이것이 에어 · 브론코그램입니다. 폐포성 폐렴을 의심하게 하는 소견입니다.

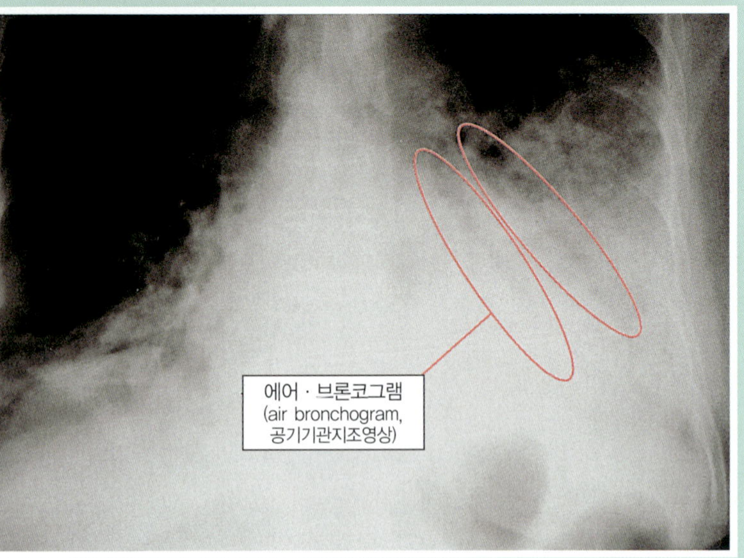

그림4 폐렴의 흉부 X선 CT

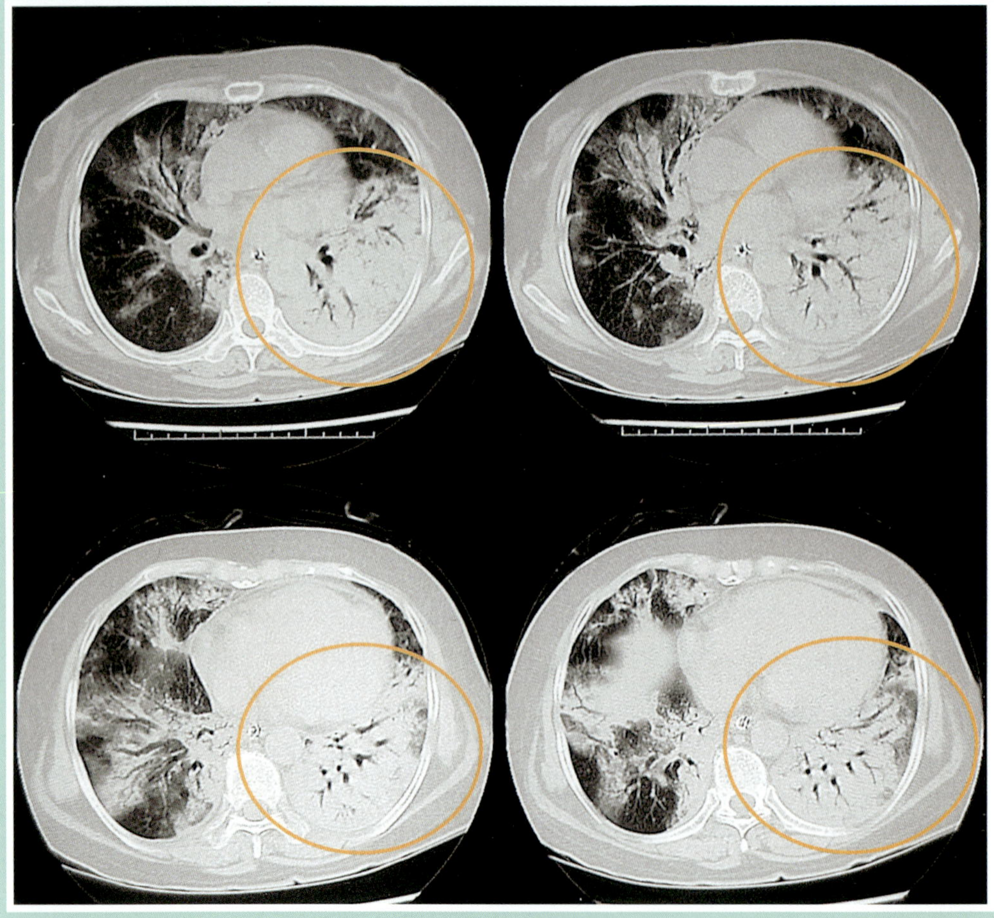

- 그림3과 동일 증상의 예입니다. 단순X선 사진에서 보인 에어 · 브론코그램은 CT에서는 더 확실하게 알 수 있습니다.
- 공기가 소실되어 하얗게 보이는 좌우엽 사이에 기관지가 「참새 발자국」처럼 검게 보입니다.(○)

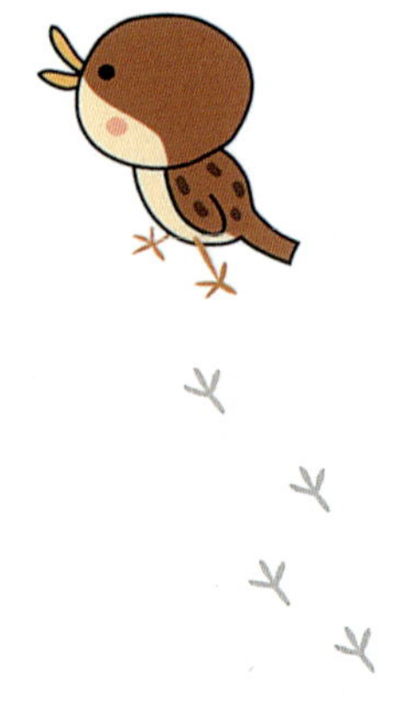

흉수(hydrothorax) 보는 법

대량 흉수의 경우

● 흉막(가슴막, pleura)으로 둘러싸인 흉강 내에서 폐는 최대한 부풀어있습니다. 그리고 흉강은 호흡운동(respiratory excursion)에 의해 대기압보다 낮은 음압이 형성되어 있습니다. 이 안에 고여 있는 것이 흉수입니다.

● 흉강의 모양과 거기에 부드러운 풍선이 들어가 있고, 특히 이 흉강이라는 그릇 속에 물을 넣은 상태를 생각해 보세요.(그림 1) 대량으로 흉수가 고였을 때 폐는 흉수로 완전히 눌려 공기가 소실되고 흉강전체가 흉수로 가득 차므로 폐영역 전체가 새하얀 사진이 됩니다.

대량이 아닌 경우 : 입위와 와위에서 다르다

● 그렇게까지 흉수가 대량이 아닐 경우에는 입위로 촬영한 X선 사진(그림 2)과, 와위로 촬영한 X선 사진(그림 3)에서는 다르게 보이는 것을 이해해 주십시오.

● 포인트는, 물은 폐보다 무겁기 때문에 흉수는 아래쪽으로 고인다는 것입니다. 유착이 없는 한 어떻게 촬영했는지 알고 있다면 그 차이를 알 수 있을 것입니다.

흉수의 X선 사진 정리 포인트

- 대량의 흉수가 고였을 때는 흉강전체가 흉수로 차 있으므로 폐영역 전체가 하얗게 찍힙니다.
- 흉수가 대량이 아닐 때에는 입위와 와위에서 흉수가 다르게 보입니다. 물은 폐보다 무거우므로 낮은 곳에 고입니다. 입위에서는 흉수를 공기액체층(air fluid level)으로 볼 수 있고 와위에서는 등쪽으로 흉수가 고인 모습을 볼 수 있습니다.
- 촬영 체위를 파악해 두면 주목해야 할 부분의 차이를 알 수 있습니다.

그림1 흉수는 어떻게 보일까?

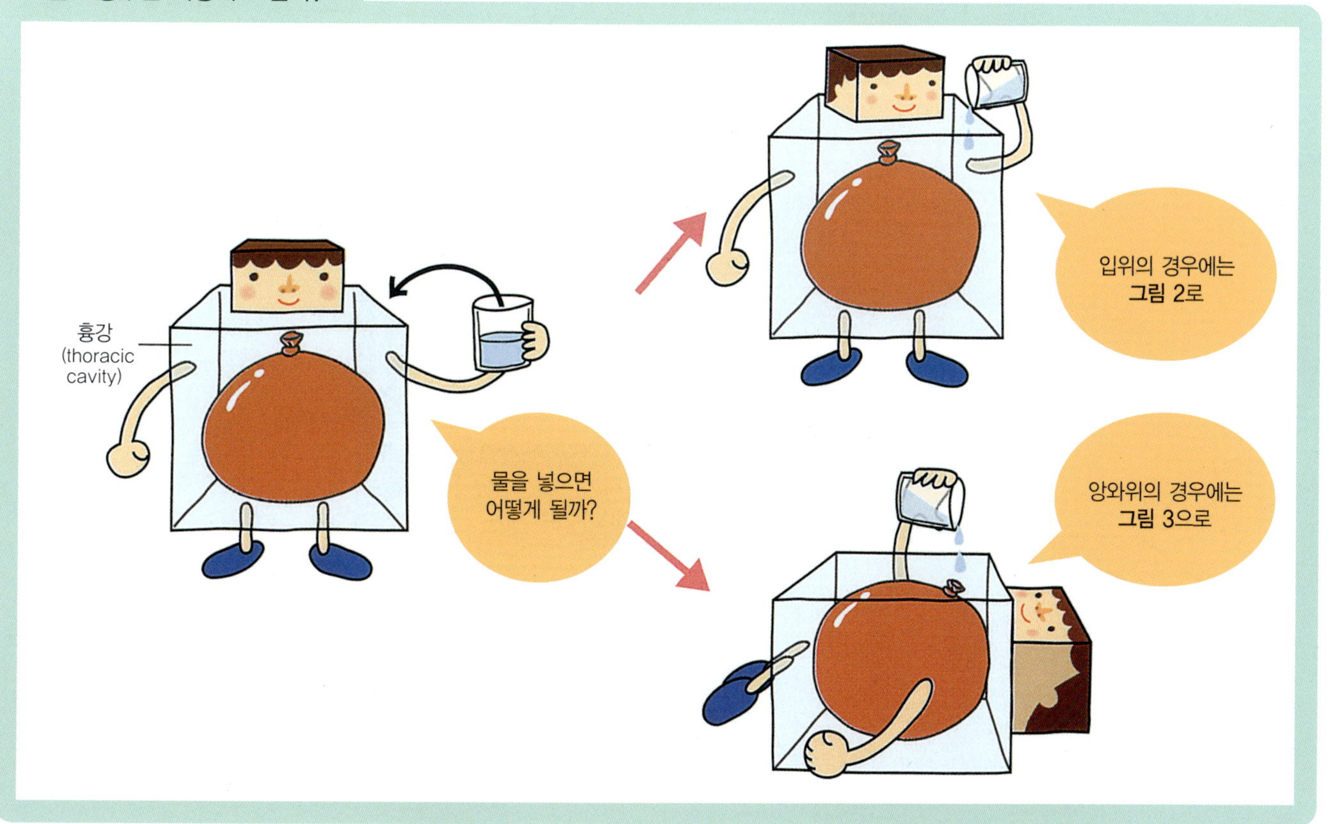

그림2 흉수고임의 입위 흉부X선 소견

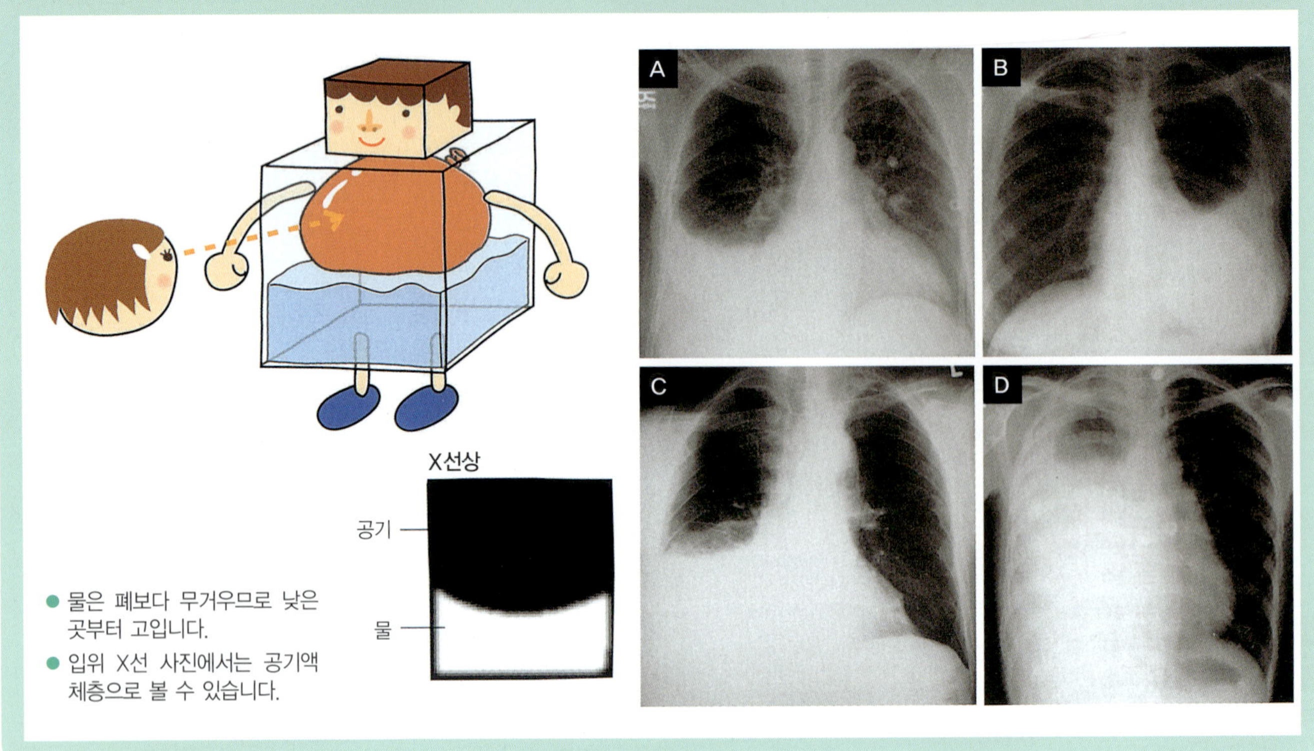

- 물은 폐보다 무거우므로 낮은 곳부터 고입니다.
- 입위 X선 사진에서는 공기액체층으로 볼 수 있습니다.

그림3 흉수고임의 앙와위 흉부X선 소견

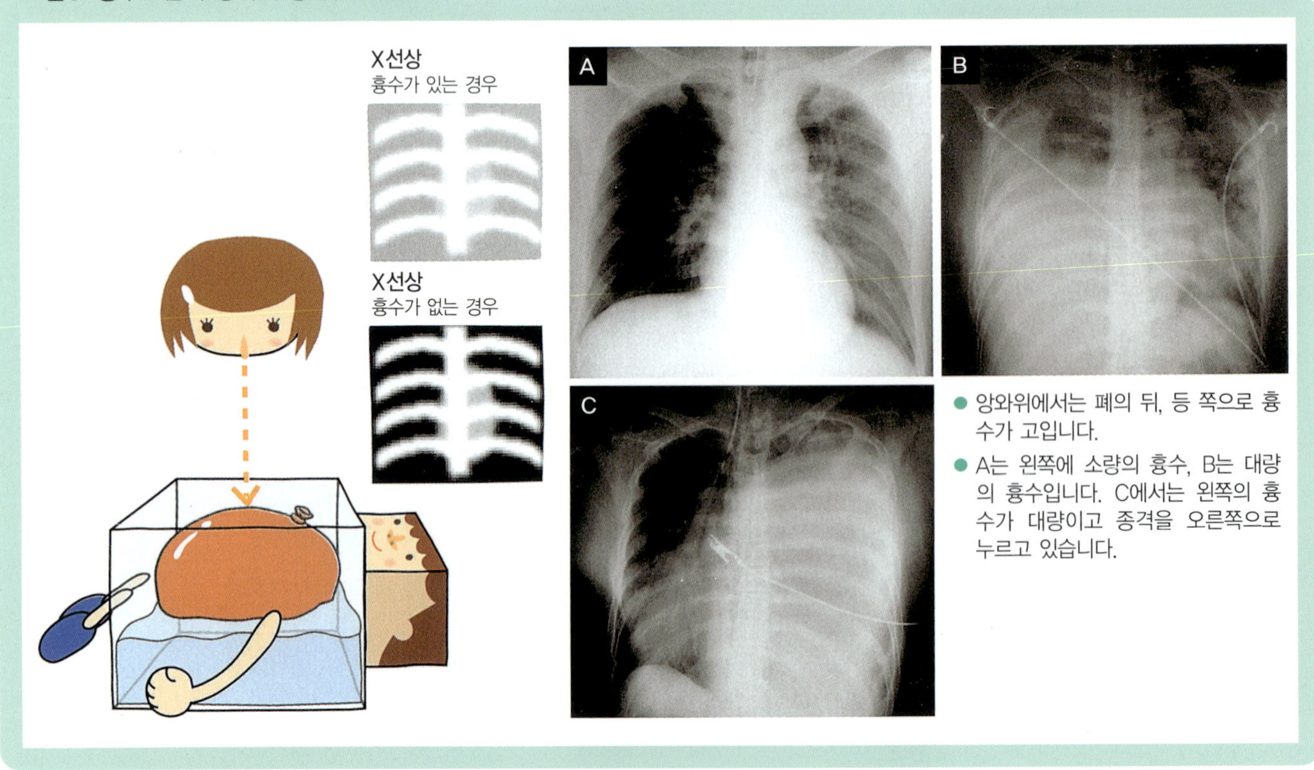

- 앙와위에서는 폐의 뒤, 등 쪽으로 흉수가 고입니다.
- A는 왼쪽에 소량의 흉수, B는 대량의 흉수입니다. C에서는 왼쪽의 흉수가 대량이고 종격을 오른쪽으로 누르고 있습니다.

피하기종 · 종격기종 보는 법

피하기종의 원인(그림1)

- 피하기종(subcutaneous emphysema)은 피부 아래 조직으로 공기가 유입된 것을 총괄하여 부르는 말입니다. 그 원인으로는 다음을 생각해 볼 수 있습니다.
  ① 개방창(열린상처, open wound)으로 들어간 것
  ② 기흉의 공기가 흉막의 연속성이 끊어진 곳으로 들어간 것
  ③ 기관에서 발생해 종격을 경유한 것
  ④ 식도에서 발생해 종격을 경유한 것
  ⑤ 폐 속에서 폐포가 파괴되어 기관지나 혈관계를 따라 종격을 경유해 발생한 것(천식발작 시)
- 가장 흔한 원인은 외상 등으로 폐의 표면에 상처가 생겨, 폐의 손상부위로부터 기흉이 형성되고 흉막의 손상부를 통하여 피하에까지 이르는 것입니다.
- 공기는 조악한 결합조직 속에서 확산되기 쉬워 신체소견으로는 피부에 가까운 부분에 있는 피하기종이 눈(雪)을 만지는 느낌으로 쉽게 인식할 수 있습니다. 깊은 근육층 내의 피하기종에서는 그러한 느낌을 느끼기 어려운 경우도 있습니다.

부위별 기종상의 차이

- 흉부X선 사진에서는 지방조직 내의 기종상은 선, 굵은 띠, 과립 등의 모양으로 투과성 검은 음영으로 보입니다. 근육층 내에 광범위하게 확산된 경우에는 근육의 결이 드러나 보입니다.

피하기종 · 종격기종의 X선 사진 정리 포인트

- 피부에 가까운 부분의 피하기종은 흉부의 신체 평가 시에 눈(雪)을 만지는 느낌을 느낄 수 있습니다.
- 지방조직 내의 기종은 선, 굵은 띠, 과립 등의 모양으로서 투과성 검은 음영으로 보이며 근육층내로 광범위하게 확산된 경우에는 근육의 결이 드러나 보입니다.
- 종격기종은 세로방향으로 난 공기의 선으로 보이는데 익숙하지 않으면 알기 어려울 것입니다.

- 종격기종(mediastinal emphysema)은 종격의 지방조직 내의 공기로, 심장부근에서 경부에 걸친 세로방향으로 주행하는 공기의 검은 선으로 보입니다. 있을지도 모른다고 의심하며 보거나 익숙하지 않으면 찾기 어려울 수도 있습니다.(그림 2)

그림1 피하기종의 발생원

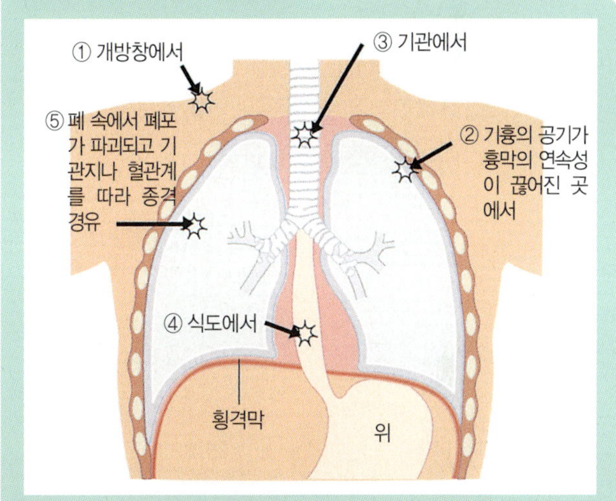

그림2 피하기종과 종격기종

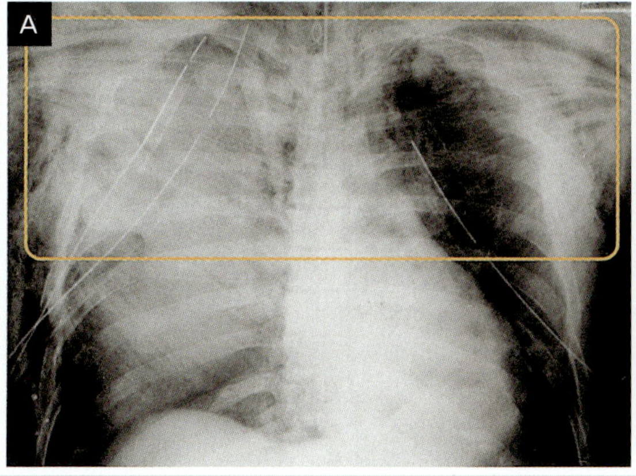

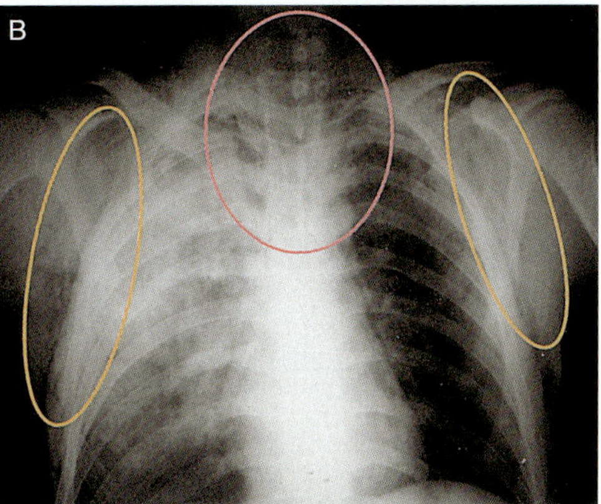

- A에서는 광범위한 종격기종이 보여 근육결이 드러나 보입니다.
- B에서는 가운데의 ○의 피하기종뿐 아니라 좌우의 ○에서는 경부에서 상종격으로 수직방향으로 난 선상의 종격기종을 볼 수 있습니다.

③ 복부X선

항목 일람

- 소화관
  - 위포
  - 소장가스
  - 대장가스
  - 공기액체층 (air-fluid level)
  - 소화관 천공

정상 복부X선 사진의 예

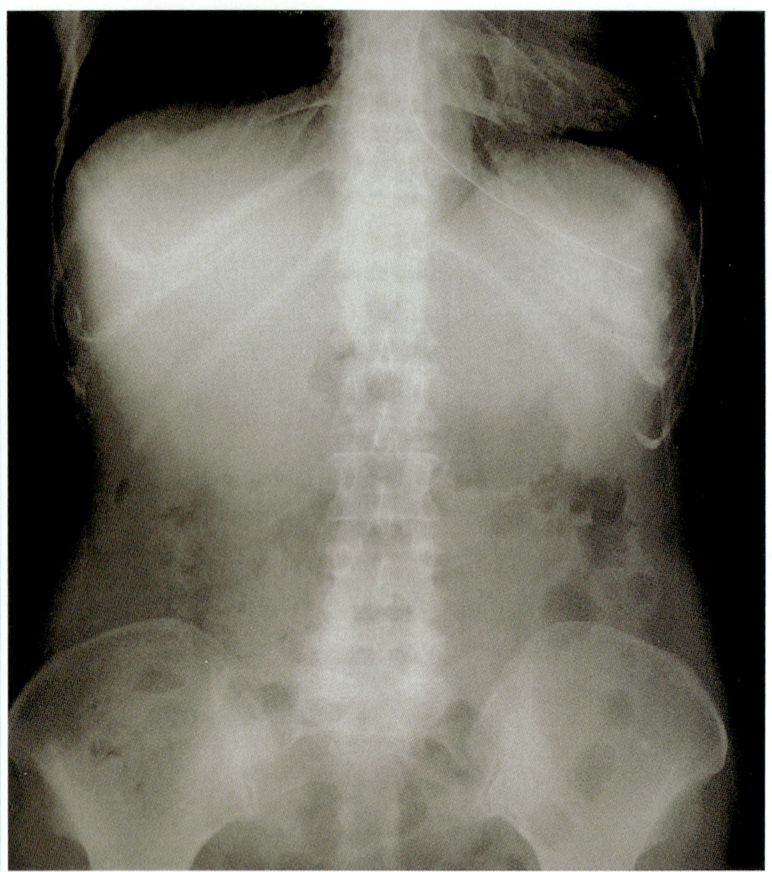

- 복부의 장기는 수분을 다량 포함하기 때문에 하얀 부분이 많아집니다. 가스는 공기와 마찬가지로 검게 보입니다.

소화관 : 위포, 소장가스, 대장가스, 공기액체층, 소화관천공 보는 법

복부X선 사진과 가스상

- 건강한 사람의 복부X선 사진을 촬영하면 위포(stomach bubble)와 대장가스상을 볼 수 있습니다.(그림1, p.89) 소장에서 소량의 가스를 볼 수도 있지만 연속해서 보이거나 확장된 경우는 이상입니다.
- 복부 단순X선 사진에서 볼 수 있는 것은 가스상뿐만이 아니지만 다른 이상소견을 보는 것은 그다지 간단하지 않기 때문에 본서에서는 가스상의 구별법을 설명합니다.

소화관의 X선 사진 정리 포인트

- 정상적인 위는 장축방향을 따라 나타나는 주름이 특징. 위가 확장되면 주름은 사라지고 위의 형태에 가까워져서 보기 쉬워집니다.
- 소장은 내강에 있는 주름(켈크링 주름)이 스프링 장난감처럼 보입니다.
- 대장은 작은 주머니가 여러 개 연결된 것 같은 「울퉁불퉁한 풍선」처럼 보입니다.
- 공기액체층은 확장된 소장 안에 공기와 액체가 있을 때 입위에서 볼 수 있습니다. 이것이 소장의 통과장애의 기준이 됩니다.

위, 소장, 대장의 차이

● 위내의 가스는 존재하는 위치로 짐작을 할 수 있는데 소장과 대장에서는 장축에 수직방향으로 주름이 있는데 비하여, 위에서는 장축방향으로 많은 주름을 볼 수 있는 것이 다른 점입니다.

● 위는 확장이 진행되면 주름이 사라져 흔히 볼 수 있는 위의 모델처럼 보입니다.(그림 2) 가스상이 볼록하게 부풀어 올라있지 않으면 정상범위입니다.

● 정상 소장의 구조(그림 3)를 떠올려 보십시오. 소장의 내강에는 가느다란 켈크링 주름이 장축과 나란히 있습니다.

● 바깥쪽 장막은 밋밋하여 확장을 방해하는 것이 없어서 내강에 있는 켈크링 주름(소장점막 주름)만이 눈에 띕니다.

● 이에 대해 대장의 내강에서는 점막주름(mucosal fold)이 눈에 띄지 않습니다. 오히려 확장되지 않은 대장을 밖에서 보면 경단모양의 작은 공기주머니가 이어져 있는 형태를 하고 있습니다.(그림 4)

그림1 정상 앙와위 복부X선 사진

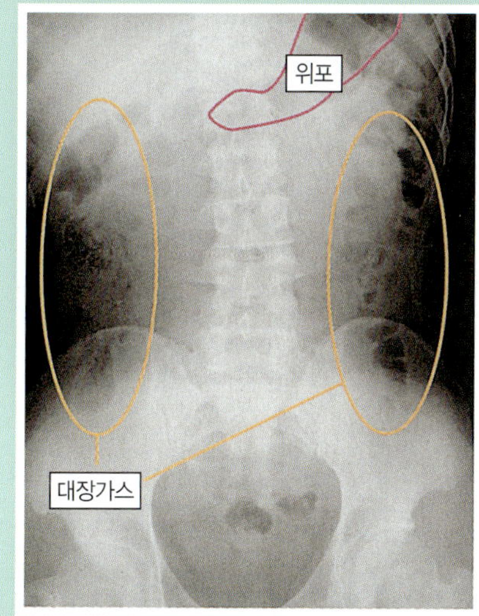

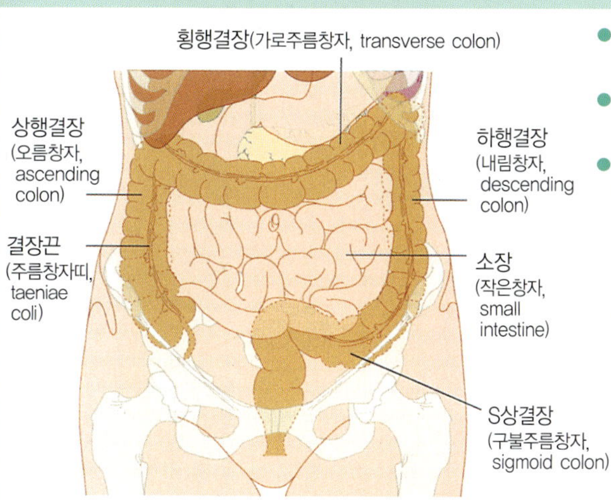

● 복부는 정상이지만 확장이 없는 위장가스와 대장가스를 보입니다.
● 위 점막은 장축을 따라 주름이 있습니다.
● 대장에는 결장끈이 있어서 세로방향으로 늘어나는데 제한이 있어 작은 주머니가 이어져 있듯이 부풀어있습니다. 이것을 결장팽기(주름창자팽대, Haustra of colon)라고 하며, X선에서도 공기가 들어간 작은 주머니가 여러 개 연결된 것처럼 보입니다.

그림2 정상 위포와 확장된 위포 　좌 · 우는 같은 영상. 오른쪽은 위장의 윤곽을 제시합니다.

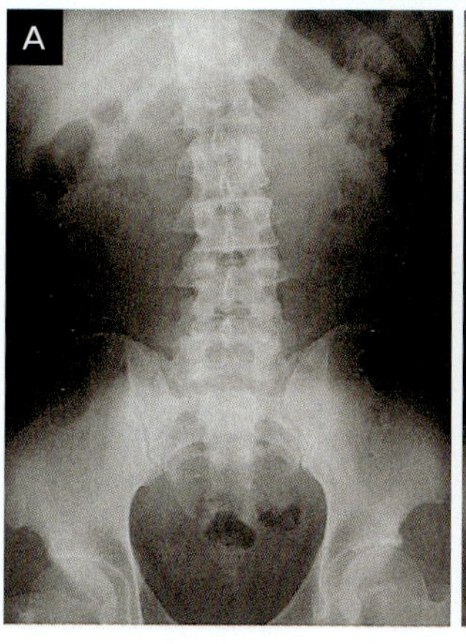

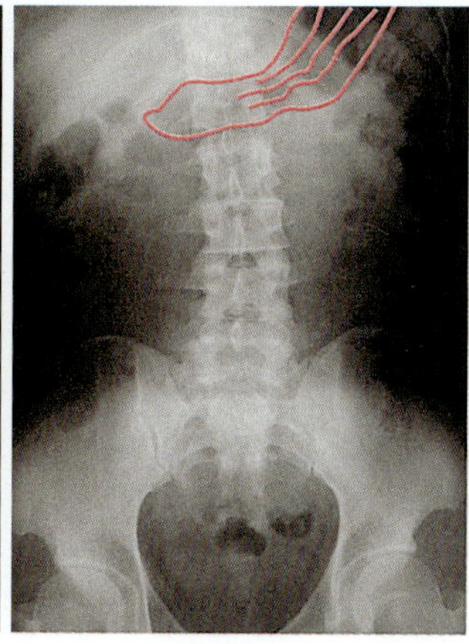

● A에서 볼 수 있는 위포를 오른쪽에 나타냈습니다. 장축을 따라 주름이 보이고 확장은 없습니다.

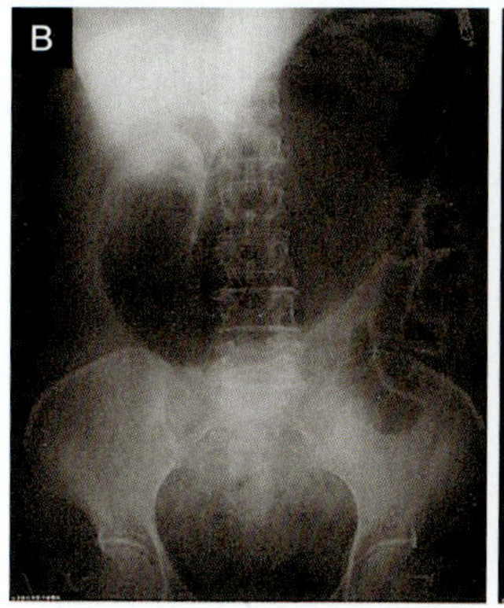

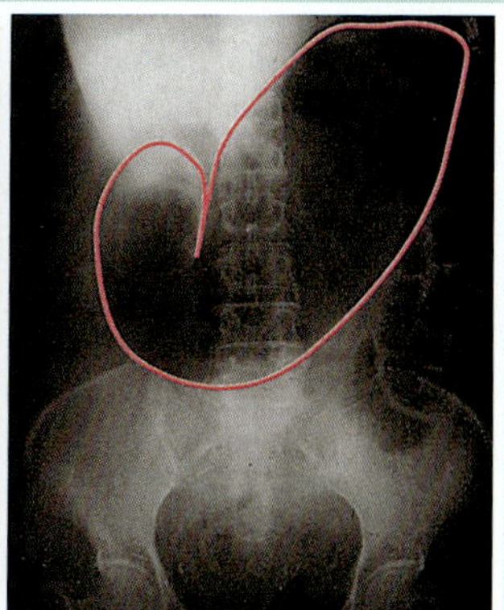

● B에서는 위포가 확장되어 장축방향의 주름은 사라지고 위의 형태를 선명하게 알 수 있습니다.

● 소장과 대장의 차이는 형태로서 영상화하여 기억해 두는 것이 가장 좋습니다.

소장, 대장 크기의 기준

● 소장에 관해서는 통칭 "3의 법칙"이 있습니다. 벽의 두께는 3mm이하, 점막 주름의 두께는 3mm이하, 직경은 3cm이하가 정상 기준입니다.

● 대장에서 맹장 지름은 9cm이하, 그 밖의 대장에서는 6cm이하의 지름이 정상으로 생각됩니다.

● 특히 소장 지름 3cm, 대장 지름 6cm는 이상 확장 기준이 되므로 잘 기억해 두면 쓸모가 있을 것입니다.(그림5, 6)

공기액체층(air-fluid level)이란?

● 용기 안에 물을 넣었을 때 생기는 수평면을 가리킵니다. 컵에 물을 부었을 때 옆에서 보면 공기액체층을 볼 수 있는데 위에서 내려다보아서는 보이지 않습니다. 옆에서 보는 것이 입위 사진이고 위에서 보는 것이 와위 사진입니다.

● 보통 대장 안에는 유형변(formed stool)이 있으므로 공기액체층은 형성되지 않습니다. 확장된 소장 안에는 공기와 액체가 있어 입위로 촬영했을 때 보입니다.

● 많은 공기액체층이 있으면 대장에 가까운 소장의 통과장애가, 공기액체층이 적으면 비교적 십이지장(샘창자, duodenum)

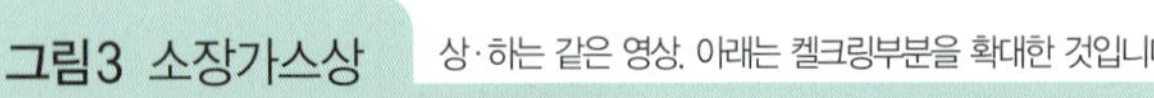

그림3 소장가스상 상·하는 같은 영상. 아래는 켈크링부분을 확대한 것입니다.

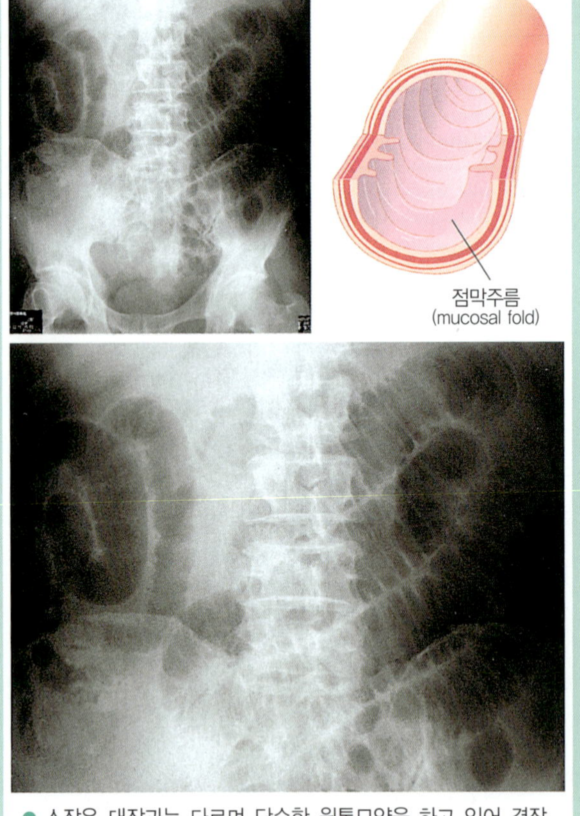

● 소장은 대장과는 다르며 단순한 원통모양을 하고 있어 결장 끈과 같은 확장을 제한하는 것은 없습니다.

● 외형적으로는 울퉁불퉁하지 않고 내강에 소장의 점막주름(켈크링 주름)이 보입니다.

그림4 대장가스상 상·하는 같은 영상. 아래에 대장가스 윤곽을 제시합니다.

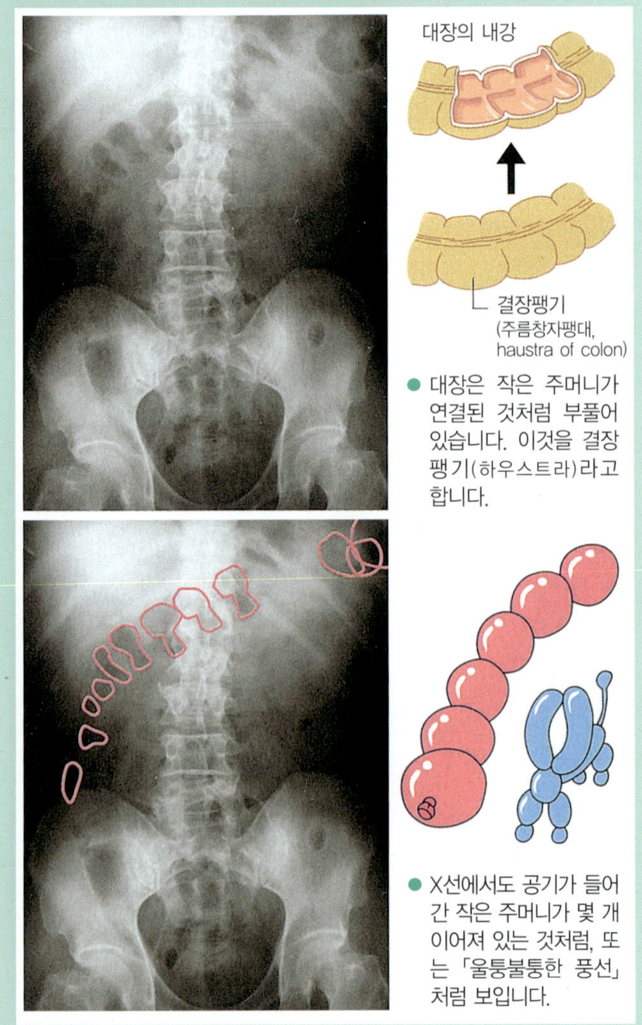

● 대장은 작은 주머니가 연결된 것처럼 부풀어 있습니다. 이것을 결장팽기(하우스트라)라고 합니다.

● X선에서도 공기가 들어간 작은 주머니가 몇 개 이어져 있는 것처럼, 또는 「울퉁불퉁한 풍선」처럼 보입니다.

에 가까운 소장에서의 통과장애가 예상됩니다.(그림7, 8)

이상가스와 입위, 와위

● 복부 단순X선 사진에서의 이상가스로서는 복강 내 유리가스(free air)상이 떠오를 것입니다. 그런데 소화관천공일 때 볼 수 있는 복강 내 유리가스상은 일반적으로는 흉부 단순X선 사진을 입위로 촬영했을 때 횡격막하에 보이는 것입니다. 기흉의 경우와 마찬가지로 공기는 다른 장기보다 가벼워서 위로 모이기 쉽기 때문입니다.

● 와위의 사진에서는 배에 유리가스가 고이므로 가스를 포함한 소화관과의 구별이 쉽지 않습니다. 소화관천공에 의한 복강 내 유리가스상을 입위 흉부X선과 함께 나타냈습니다.(그림 9)

그림5 확장된 소장가스 상 · 하는 같은 영상. 아래는 확대한 것입니다.

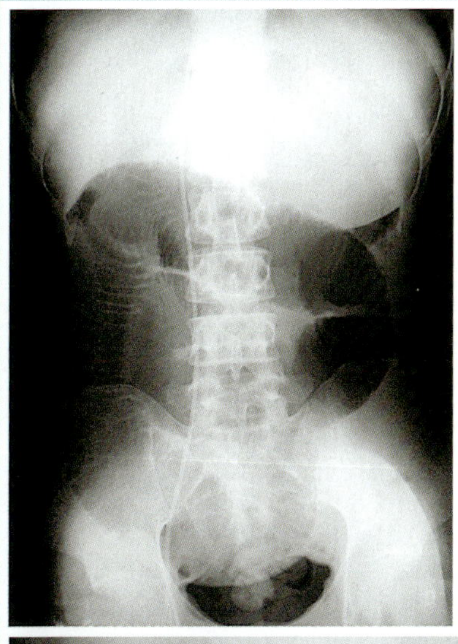

● 소장의 직경은 수 cm이며 스프링처럼 보이는 켈크링 주름이 선명하게 보입니다.

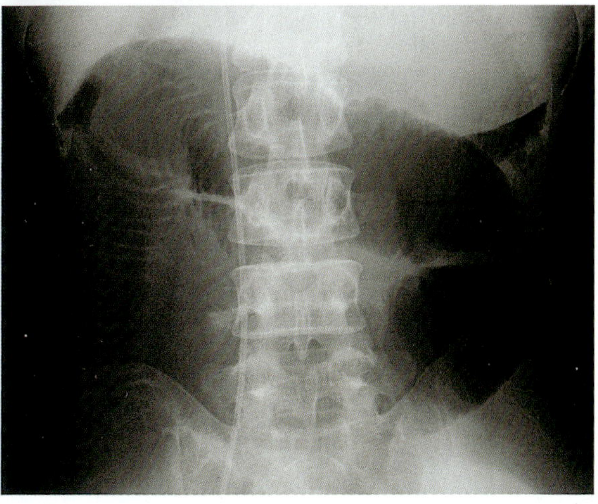

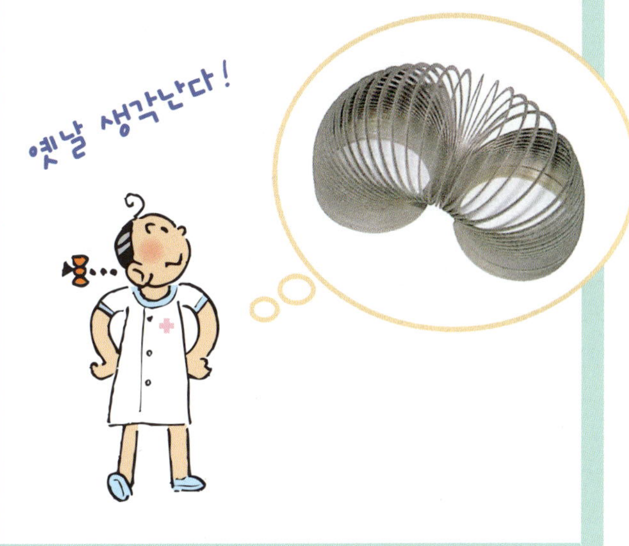

coffee break

● **지주막하출혈**(subarachnoid hemorrhage)이란 뇌표면의 지주막과 연막사이의 출혈로서 뇌의 표면은 2층으로 된 엷은 막으로 싸여 있으며, 그 외층은 지주막, 내층을 연막이라고 한다. 연막 사이에는 지주막하강이 있고 뇌척수액(cerebrospinal fluid)으로 차 있어, 뇌와 두개 사이의 완충작용(buffer action)을 한다. 지주막하강의 출혈(지주막하출혈)의 원인은 밝혀지지 않다가 뇌혈관 촬영법이 보급되면서 뇌동맥류(cerebral aneurysm)와 뇌정맥의 기형적 파열에 의한 출혈이라는 것이 밝혀졌다.

뇌출혈(cerebral hemorrhage)이 비교적 고령층에 많은 데 반해, 이 출혈은 젊은 층에 많은 것이 특징이다. 대개는 증세가 나타나지 않다가 갑자기 심한 두통과 구토를 일으키고 의식을 잃어 혼수상태에 빠진다. 이 때 2시간, 늦어도 1~2주 사이에 회복되지 않으면 생명이 위태롭다. 병의 경과는 뇌출혈의 경우보다 좋으나, 한 번 출혈하면 50%는 재발하기 쉽고, 발작이 거듭될수록 사망률이 높아진다.

그림6 대장가스의 정상과 확장상

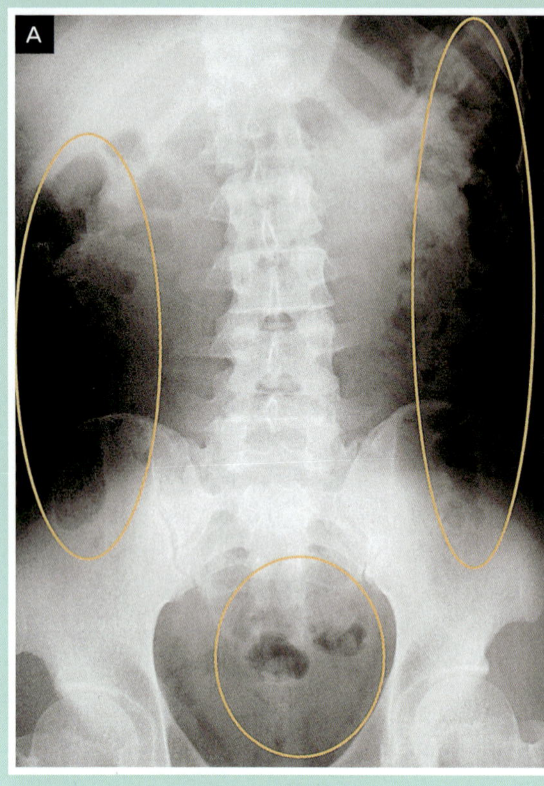

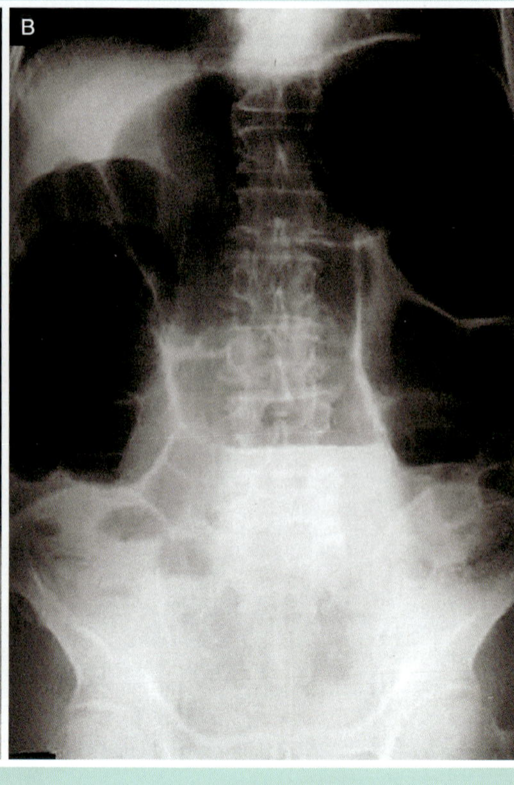

- A는 정상적인 대장가스의 양상을 나타냅니다.
- B는 하행결장에서 S상결장까지가 직경 9cm이상이 되어 이상확장 소견입니다.
- 결장팽기(주름창자팽대, Haustra of colon)가 매우 눈에 띄는 것을 알 수 있습니다.

그림7 일레우스에 의한 소장의 공기액체층 형성

앙와위(바로누운자세, supine position)

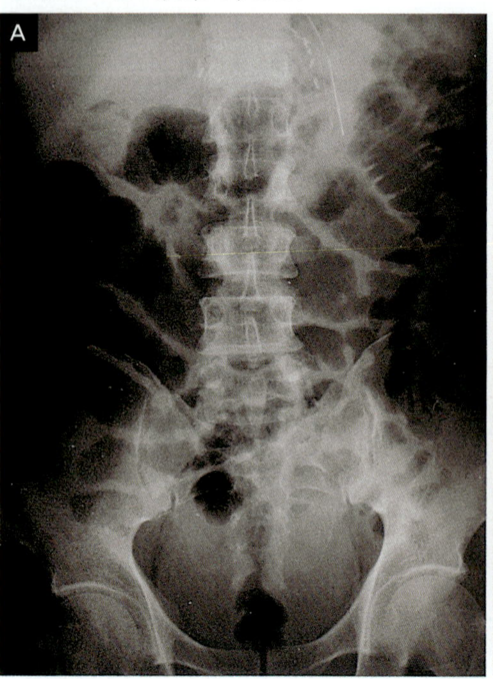

입위(곧게선자세, upright position)

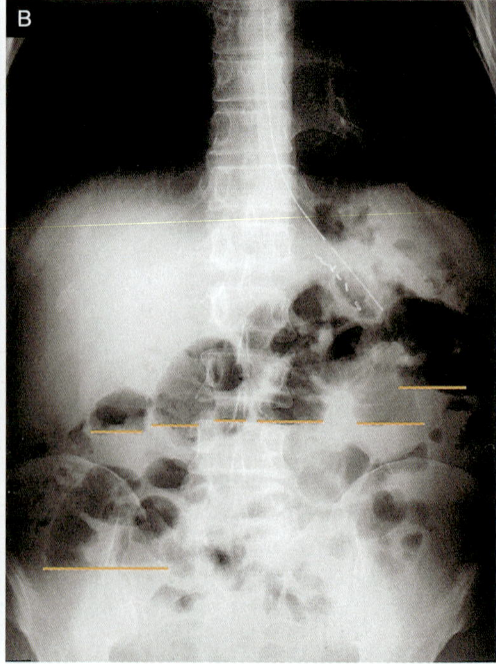

- 개복술(laparotomy) 후 유착성 일레우스 증세의 예로 같은 시기에 촬영한 앙와위(A)와 입위(B)의 복부사진입니다.
- 소장의 내강에 물을 넣고 앙와위 상태와 입위의 상태를 상상해 보십시오. B에서는 공기액체층(노란색 선 —)이 다수 보이므로 비교적 원위부의 소장 폐색이라 할 수 있습니다.

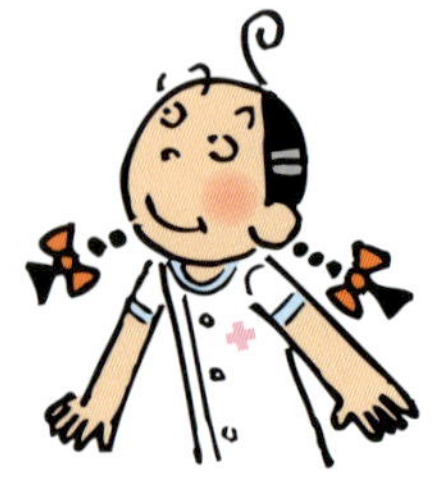

그림8 S상결장의 종양에 의한 대장폐색

와위

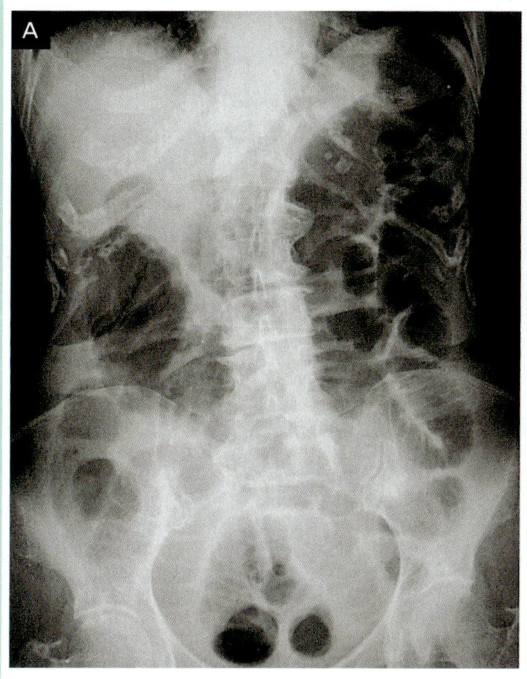

입위

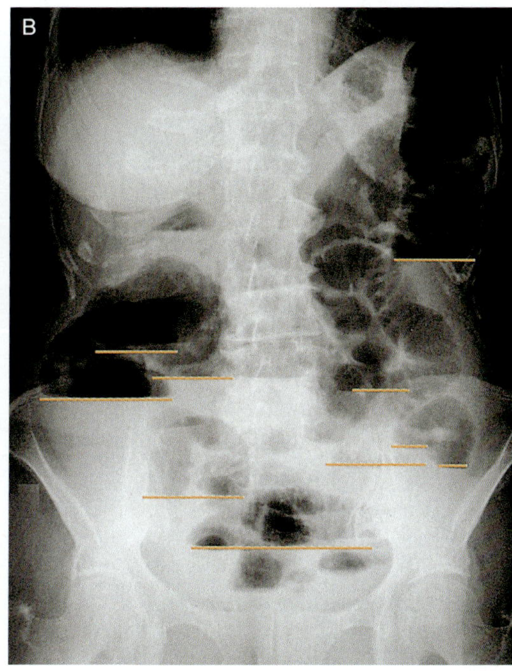

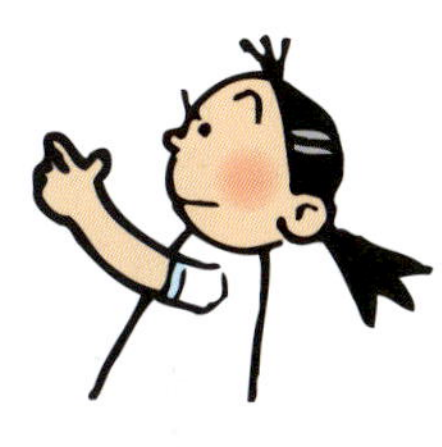

- 같은 시기에 촬영한 앙와위(A)와 입위(B)의 복부사진입니다.
- B에서는 다수의 공기액체층이 있는데 대장의 폐색 때문에 하행결장에도 경면형성(surface formation of the liquid)을 보입니다. (노란색 선 ━)

그림9 복강 내 유리가스상

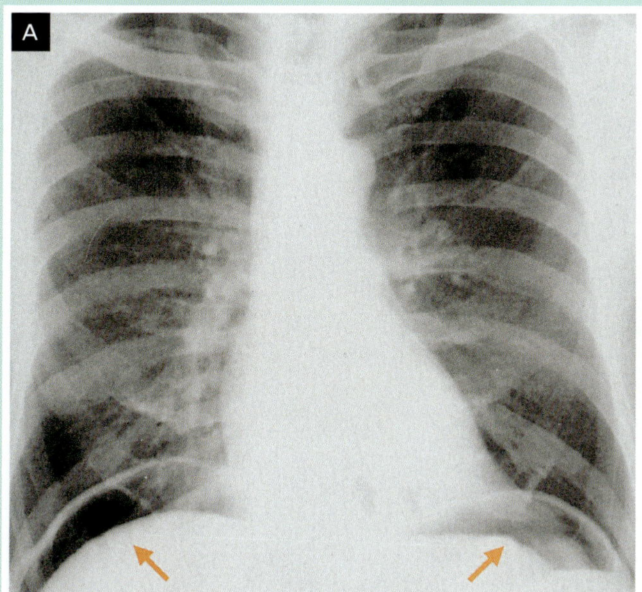

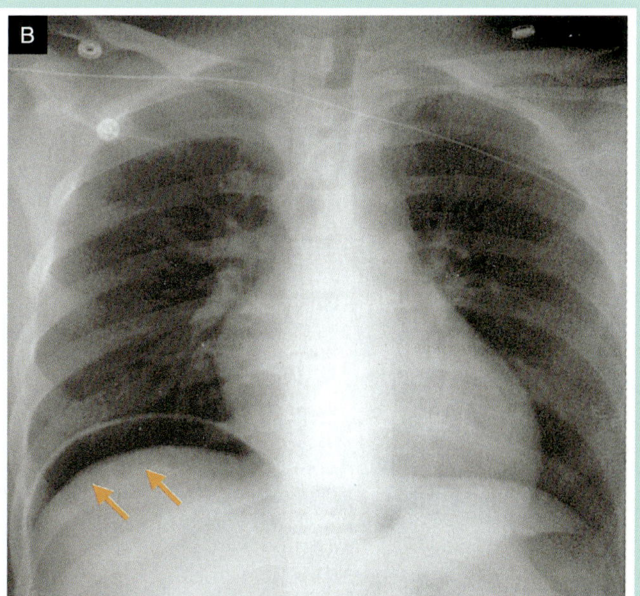

- 양쪽 모두 십이지장궤양(duodenal ulcer) 천공으로 복강 내에 유리가스가 출현한 증상입니다.
- 입위 흉부X선 사진입니다. 공기는 가장 높은 곳에 모입니다.

- A에서는 양측의 횡격막하(가로막밑, subphrenic), B에서는 오른쪽의 횡격막하에 초승달모양의 복강 내 유리가스상이 선명합니다.(↑)

column 새로운 영상 진단② CT의 3D영상

골절을 평가하기 위해 CT로 해석한 것을 입체적으로 재구성했습니다. 다음 페이지에 소개될 골절이나 연부조직의 X선 영상과 비교해보면 골절 상태가 일목요연하게 나타납니다.

그림1 골반골절의 3D-CT

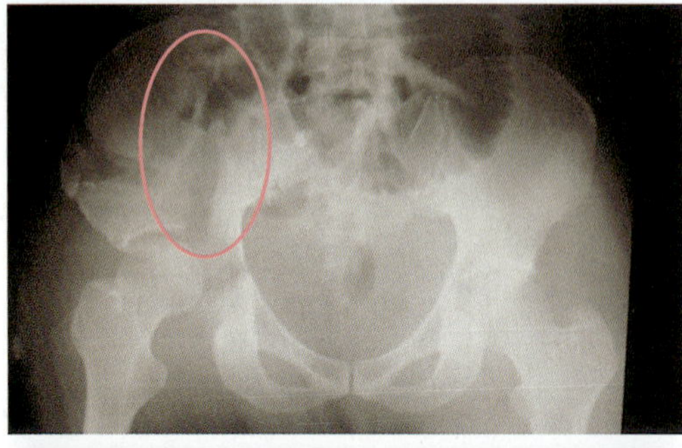

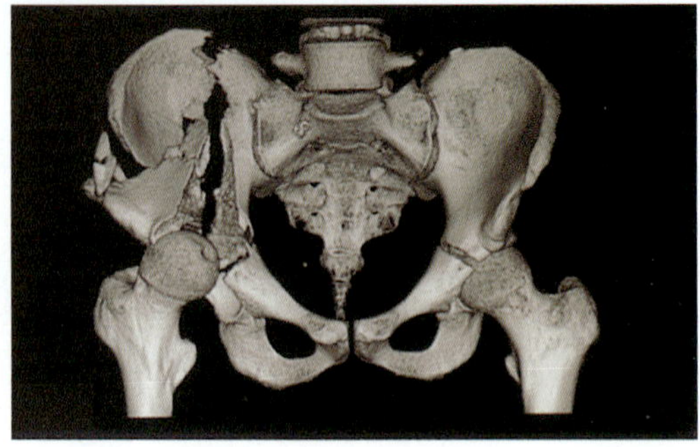

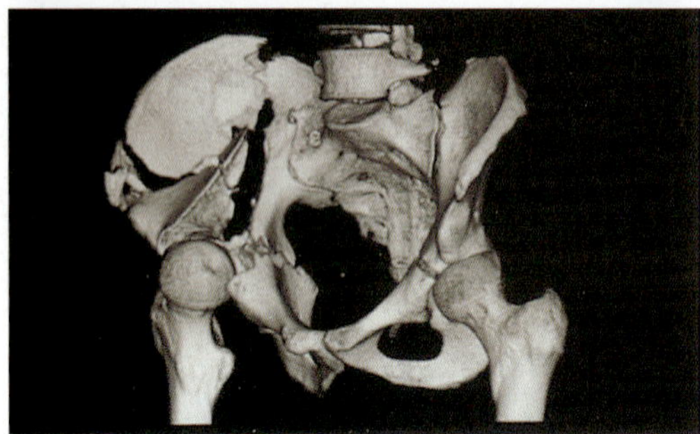

● 골반골절(pelvic fracture)도 입체로 촬영하면 이렇게 제각각인 것을 확실히 알 수 있습니다.

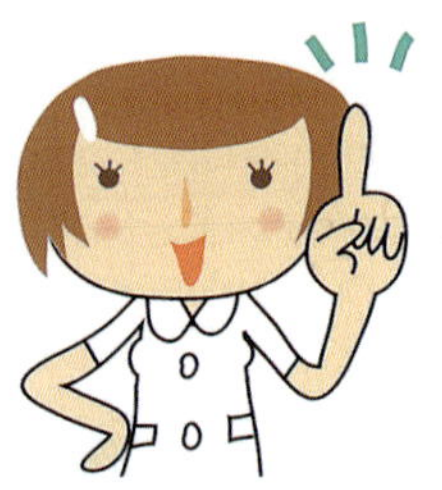

그림2 늑골골절의 3D-CT

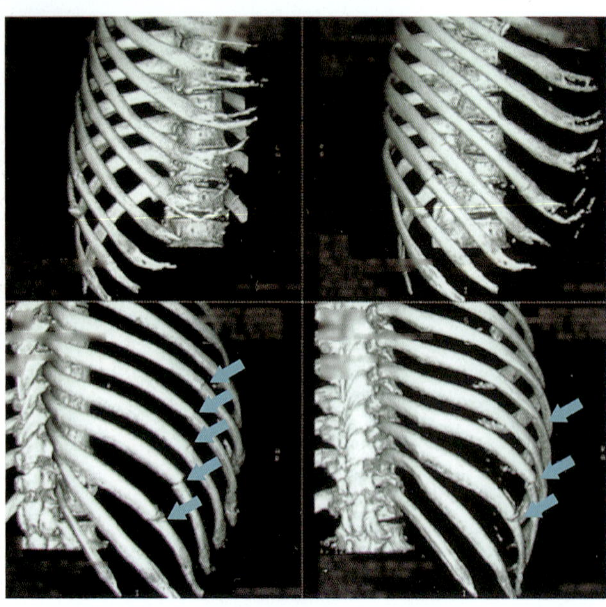

● 단순X선 사진에서는 놓치기 쉬운 늑골골절(rib fracture)을 3D-CT에서는 누구라도 발견할 수 있습니다.(⬆)

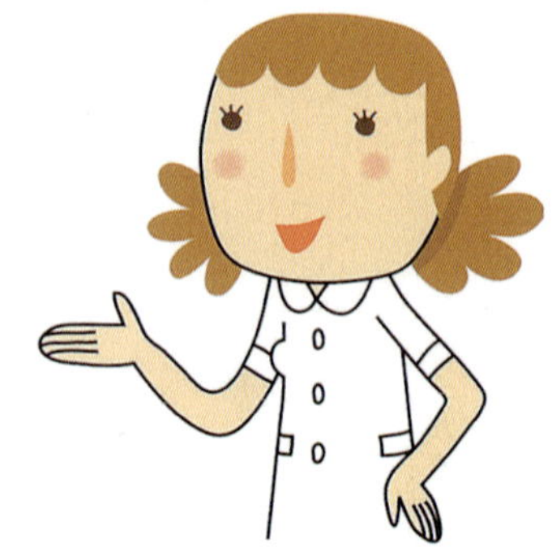

④ 골절과 연부조직의 X선 (정형외과영역)

항목 일람

- 하퇴골절
- 대퇴골절
- 대퇴골과상골절
- 손가락 기절골골절
- 슬개골골절
- 비골골절
- 대퇴골경부골절
- 쇄골골절
- 늑골골절
- 골절의 치유

X선 사진 한 장으로는 진단하기 어려운 것이 「골절」

- 정형외과(orthopedics) 영역으로 제한된 것은 아니지만 의사가 X선 사진을 보는 것은 다음 두 가지 상황입니다.
  ① 자신이 진찰한 환자의 X선 사진을 볼 때
  ② 자신이 직접 보지 못한 환자의 X선 사진 판독을 부탁받았을 때
- 정형외과 의사는 「골절은 없습니까?」하고 평소에 사진의 판독만을 의뢰받는 일이 영상의학과 다음으로 많을 것입니다.
- 이 때 한 장의 사진에서 명백한 골절을 찾을 수 있다면 「여기, 이곳」하며 진단할 수 있지만, 확실한 이상소견이 없을 때에는 「괜찮다」라고 말하기가 불안한 법입니다.
- 그래서 부어있다, 압통이 있다, 반대쪽과 다르다는 등의 임상소견(clinical manifestation)을 참고로 하면서 X선 사진을 판독하여 정확도를 높입니다.
- 하지만 왜 X선 사진 한 장만으로는 골절의 유무를 단정하기 어려운 것일까요? 그것은 어떻게 보아도 크게 어긋나 있는 골절(fracture)은 누가 보아도 분명하지만, 임상에서는 한 장의 사진만으로는 "어긋남(dislocation)"을 알 수 없는 골절도 많기 때문입니다. 그림1의 영상에서 두 가지 방향으로 촬영해야 하는 것의 중요성을 이해할 수 있을 것입니다.

그림1 한쪽 방향 촬영만으로는 골절을 알기 어렵다

90도 회전시켜 옆에서 보면
부러져 있는 것을 잘 알 수 있어

부러져 있는지 잘 모르겠어
?

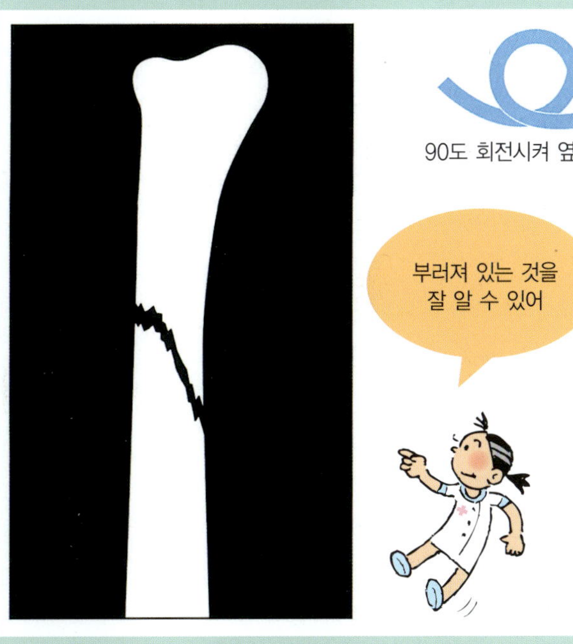

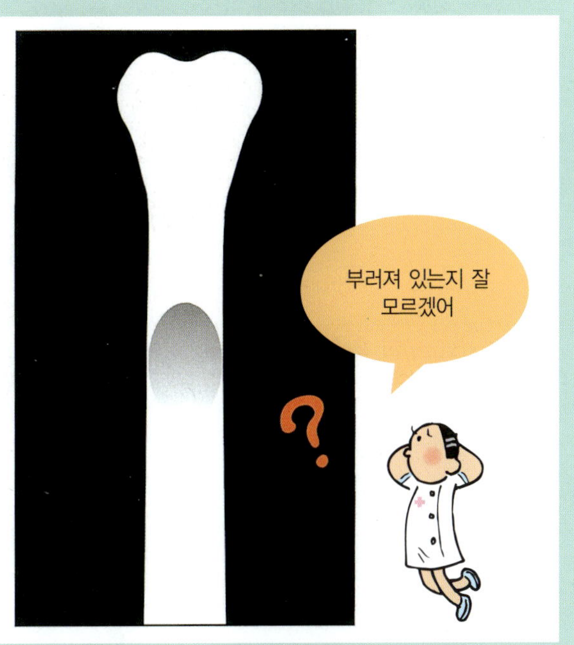

그림2 장관골의 구조 : 치밀골과 해면골

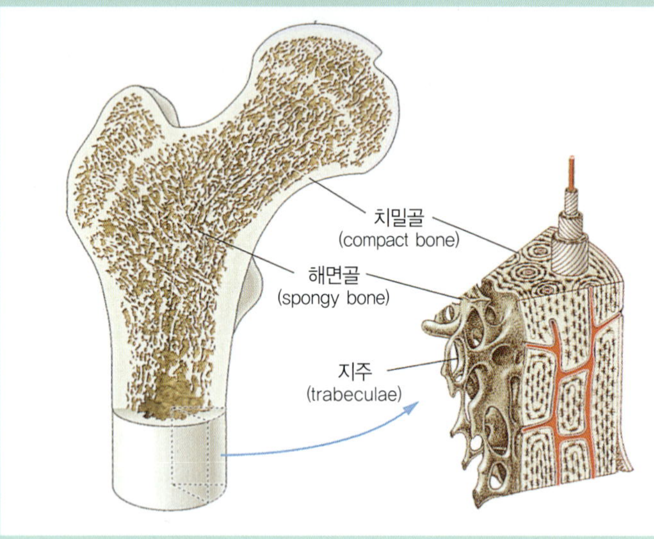

- 치밀골은 하얗고 단단하며 비교적 두꺼운 뼈로서 망치로 두드리면 쿵쿵 소리가 날 정도로 단단합니다.
- 늑골과 부비강의 뼈 등은 그다지 강하지 않고, 장골과 견갑골 등의 편평한 뼈는 치밀층이 두껍지 않습니다.
- 해면골 속의 지주(trabeculae)는 산호를 연상시킵니다.
- 하나의 대퇴골이라도 부위에 따라 치밀골의 두께는 매우 다르다는 것을 단면을 보면 알 수 있을 것입니다.

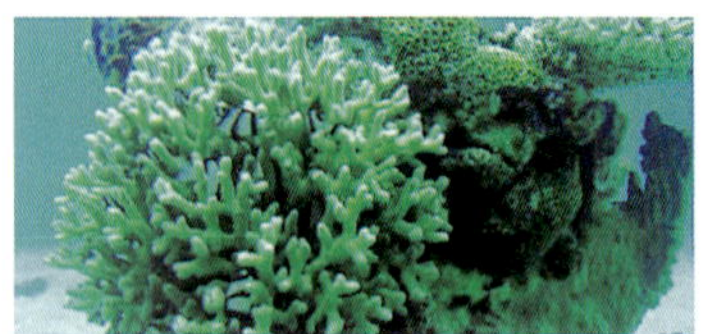

그림3 지주의 구조

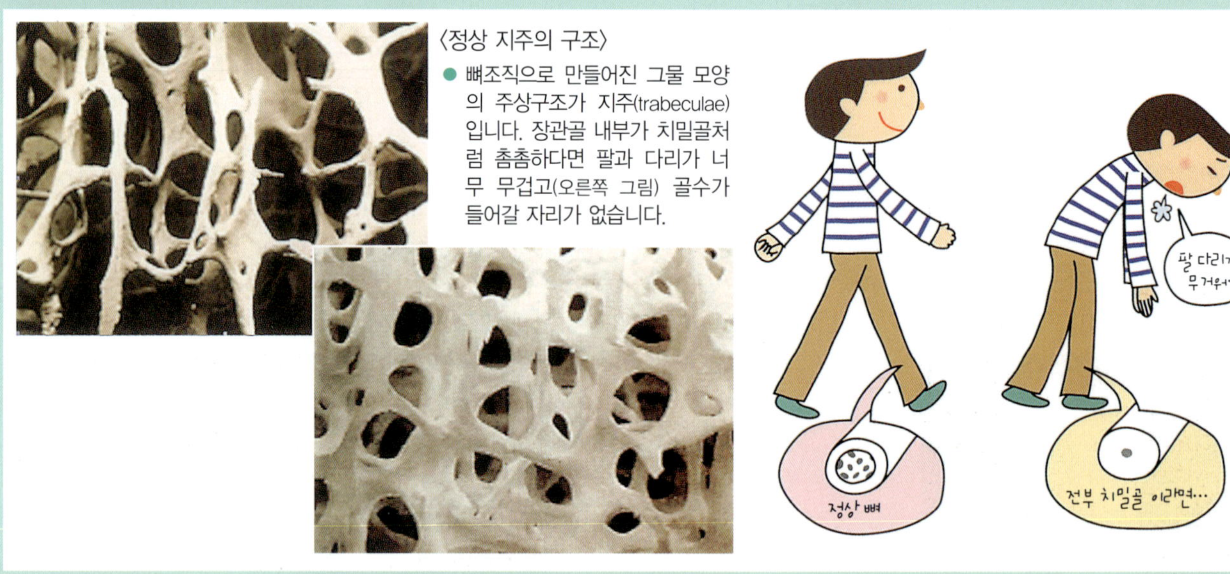

〈정상 지주의 구조〉

- 뼈조직으로 만들어진 그물 모양의 주상구조가 지주(trabeculae)입니다. 장관골 내부가 치밀골처럼 촘촘하다면 팔과 다리가 너무 무겁고(오른쪽 그림) 골수가 들어갈 자리가 없습니다.

골절(fracture)이 의심되면 무엇을 보는가?

- 정형외과 영역에서 먼저 의심되는 것은 골절일 것입니다. 뼈, 특히 팔과 다리 등의 장관골(long bone)의 구조를 떠올려주시기 바랍니다.
- 뼈의 표면은 하얗고, 단단하며, 두꺼운 치밀골로 덮여 있습니다. 그리고 그 내부에는 그물 모양의 구조로 둘러싸인 해면골이 있습니다. 이 그물 모양의 주상구조가 지주(trabeculae)입니다. 뼈의 다리라는 뜻이며 지주 주위에 골수(뼛속질, bone marrow)가 있어 지주+골수가 해면골이 됩니다.(**그림2, 3**)
- 골절을 의심하며 X선 사진을 볼 때에는 ①윤곽으로서의 치밀골의 연속성을 잘 추적하여, ② 지주의 흩어짐이 없는지 체크합니다. 당연히 넓은 의미에서의 뼈의 형태나 좌우의 차이에도 주목하고 탈구(어긋남, dislocation)의 경우에는 뼈끼리의 위치관계도 확인합니다.

흔한 골절, 흔하지 않은 골절 보는 법

확실한 골절이 있는 X선 사진 보는 법

● 확실한 골절이 있는 X선 사진에서 어디를 어떻게 보는지 확인해 봅니다.

● 그림1은 우하퇴 X선 사진인데 누가 보아도 골절이 있음을 알 수 있을 것입니다.

● 그럼, 무엇을 가지고 골절이라고 말할 수 있을까요? 여러분들은 확실하게 형태가 변하고, 연속성이 없어진 경골과 비골을 보고 골절이라고 판단할 것입니다. 정답입니다. 하지만 조금 더 「왜?」라고 생각해 보면 치밀골도 해면골도 그 연속성이 완전히 끊어져 있음을 전제로 하고 거기에 변위가 있는 상태라고 말할 수 있습니다.

● 치밀골의 연속성이 끊어져 있기 때문에 골절이며, 분명한 변위가 있기 때문에 매우 알기 쉽습니다.

● 또한 확실한 변위가 발생한 골절의 경우 아무래도 그 부분에만 눈이 가게 되어 하나를 발견한 것만으로 만족하기 쉽습니다. 하지만 팔이나 다리를 부딪치거나 비틀렸을 때는 골절이 한 군데에서만 일어났다고는 할 수 없습니다. 그림2는 우대퇴골이 세 군데 골절된 예입니다.

흔한 골절, 흔하지 않은 골절 정리 포인트

● 명백한 골절은 변형이 있고, 연속성이 없어진 치밀골과 해면골로 판단합니다.

● 한 방향만으로는 알 수 없는 경우, 두 방향 X선 사진으로 알 수 있습니다. 치밀골의 연속성으로 판단합니다.

● 금만 가고 어긋나지 않은 골절은 두 방향의 X선 촬영에서도 확실하지 않을 때가 있습니다. 가령 슬개골에서는 축방향촬영(axial projection)을 해야 합니다.

그림1 우하퇴에 확실한 골절을 알 수 있는 X선 사진

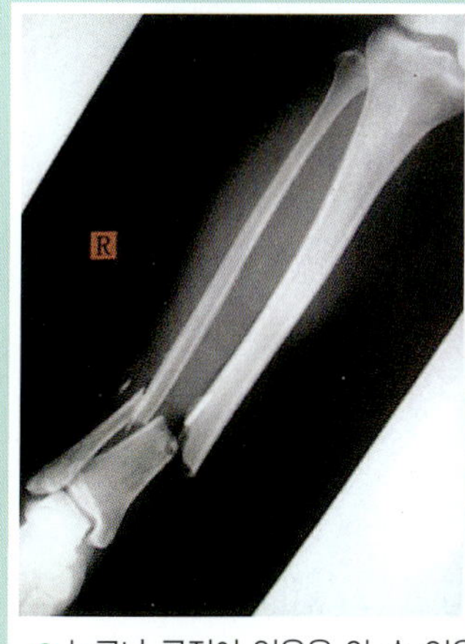

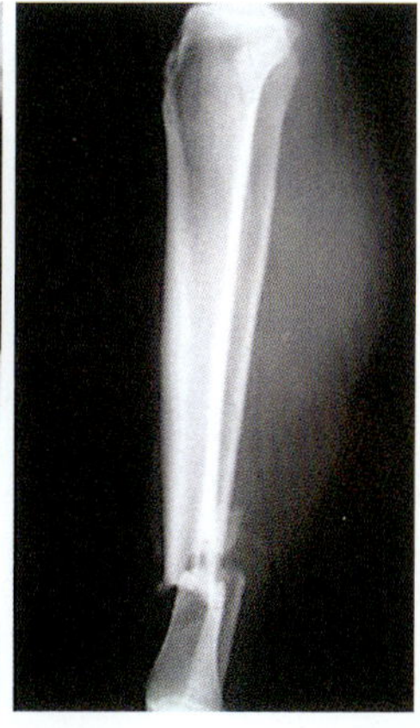

● 누구나 골절이 있음을 알 수 있을 것입니다. 그러면 왜 골절인가? 분명하게 변형이 있고, 연속성이 없어진 경골과 비골을 보고 골절이라고 판단하는 것이지요.

● 조금 더 생각해 보면 ①치밀골도 해면골도 그 연속성이 완전히 끊어져 버린 것을 전제로 하여 ②거기에 변위가 있는 상태라고 할 수 있습니다.

● 치밀골의 연속성이 끊어져 있으므로 골절이며, 확실한 변위가 일어났기 때문에 매우 알기 쉽습니다.

그림2 세 군데에서의 우대퇴골 골절

좌 · 우는 같은 영상. 오른쪽에 이상 부위를 제시합니다.

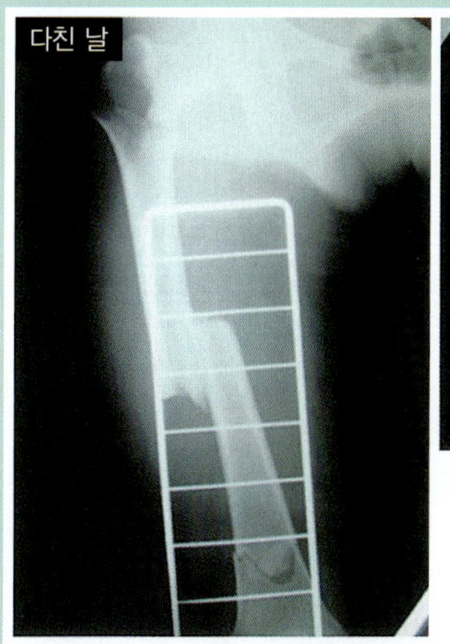

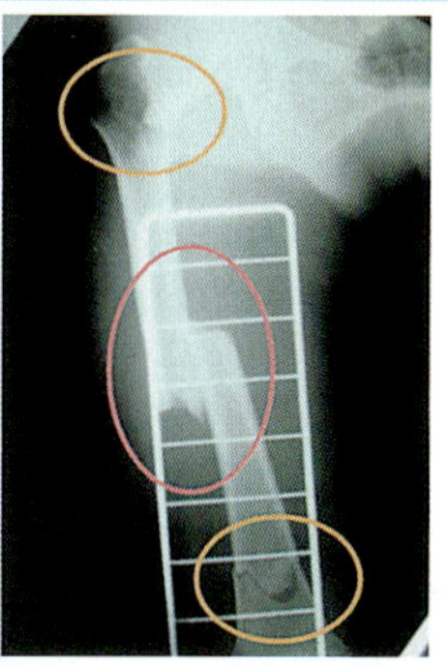

● 아무래도 변위가 큰 골간부 골절에 눈이 갑니다.(○) 하나의 골절 발견에 만족하여 변위가 적은 골절을 놓치는 일이 없도록 하기 바랍니다(○).

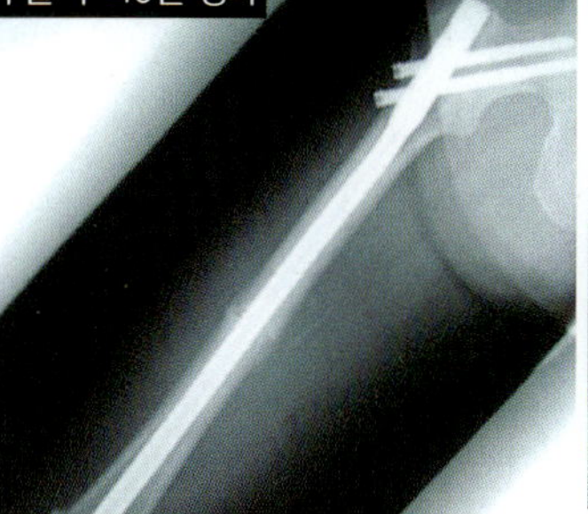

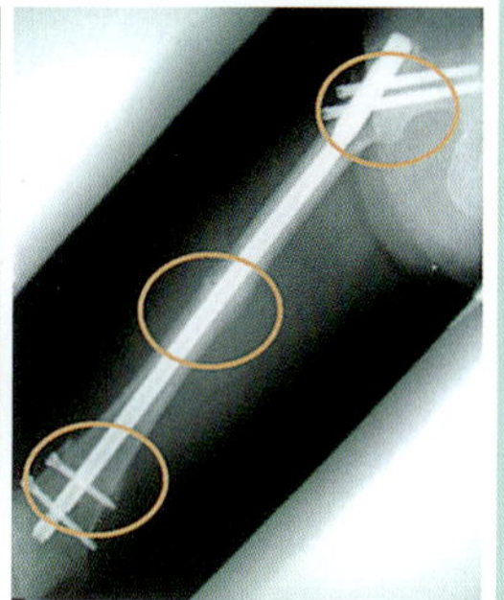

● 치유과정에서 가골(callus, 뼈의 부풀어 오름)이 형성되고 있습니다.(○)

그림3 좌대퇴골 과상골절 정면, 측면 모두 오른쪽에 이상부위를 제시합니다.

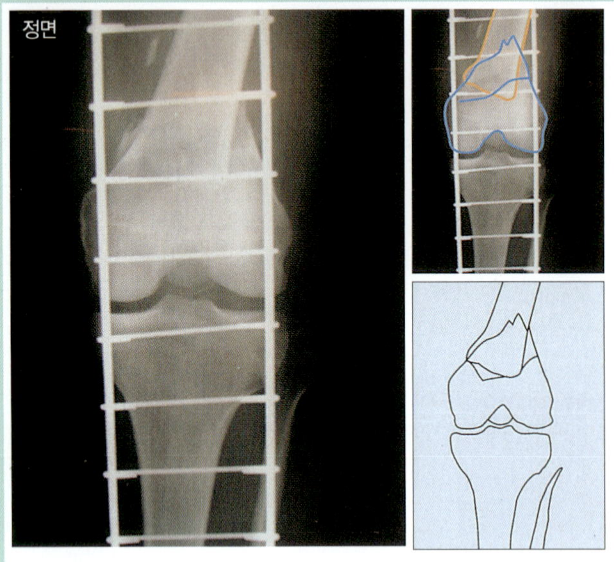

● 전후방향 촬영에서, 뼈조각이 어긋난 것이 숨어있기 때문에 알기 어렵지만, 치밀골을 잘 따라가면 치밀골의 연속성이 없어지고 지주도 흩어져 있음을 알 수 있습니다.

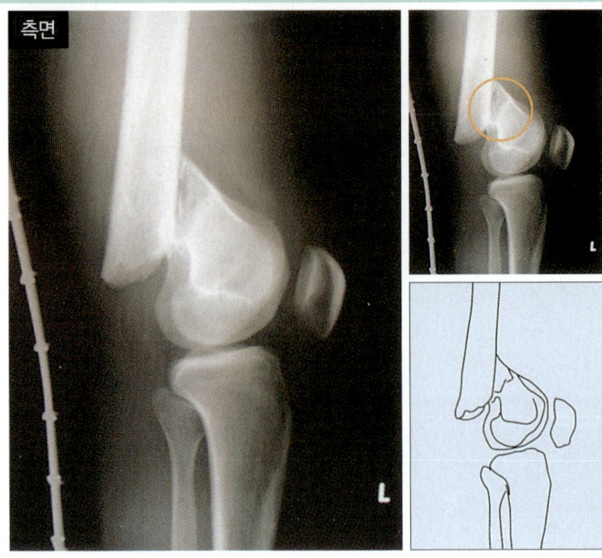

● 측면사진에서는 근위측(골반측)이 뒤쪽으로 크게 변위했으므로 누가 보아도 골절이 분명합니다.(○)

그림4 우경 · 비골원위단 골절 정면, 측면 모두 오른쪽에 이상부위를 제시합니다.

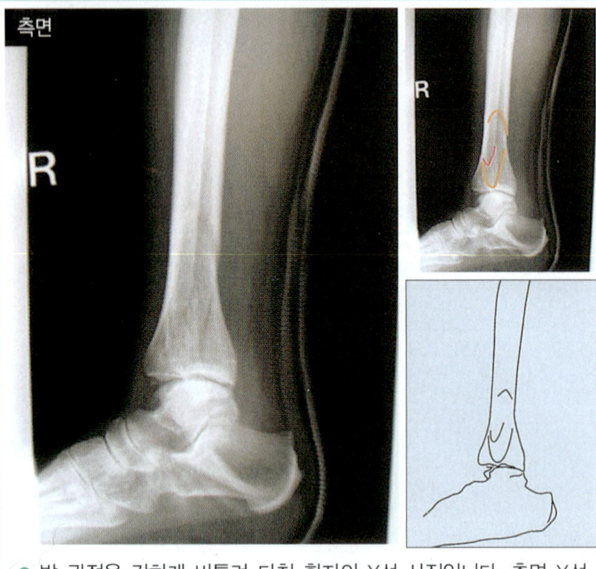

● 발 관절을 강하게 비틀려 다친 환자의 X선 사진입니다. 측면 X선 사진에서는 치밀골의 연속성이 끊어져 있는 것을 영상을 잘 따라가지 못하면 알기 어려울 것입니다.

● 노란색과 분홍색 선으로 표시한 부분에서는 지주가 흩어져 있습니다.

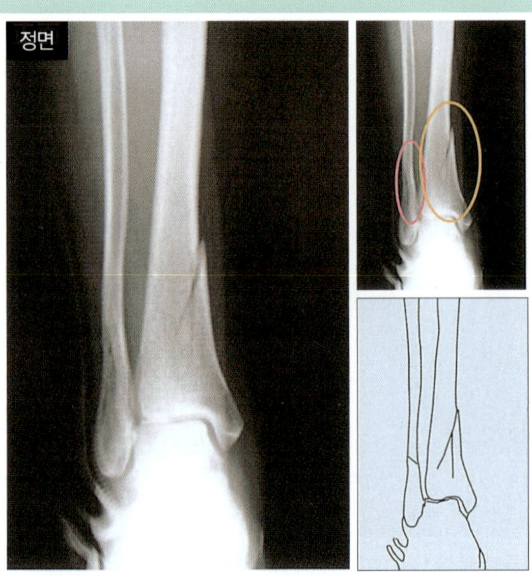

● 정면에서는 ○의 경골골절이 확실한데, ○의 비골은 뼈 조각의 변위가 없으므로 골절을 지적하기 어려울 수도 있지만 서로 이웃한 두 개의 뼈이므로 의심해 볼 필요가 있습니다.

두 방향의 X선 사진에서 확실한 골절

- 정형외과 영역의 X선 사진에서는 두 방향 촬영이 중요하다는 것은 이미 말했는데(p.95), 실제로 "두 방향 촬영을 하지 않으면 잘 알 수 없는" 사진을 보겠습니다.
- 그림3~6은 대퇴골 과상골절, 하퇴골절, 손가락 기절골 골절, 슬개골 골절의 X선 사진으로, 한 방향 촬영 사진만으로는 골절선에서의 뼈의 어긋남을 잘 알 수 없기 때문에 놓칠 가능성이 있습니다.
- 뼈의 X선 사진에 익숙하면 한 방향 촬영만으로도 진단할 수 있지만, 익숙하지 않아도 서로 직각으로 교차하는 방향에서의 사진을 보면 어긋나 있는 것을 알 수 있습니다. 하나씩 치밀골의 연속성을 확인해 주세요.

그림5 왼쪽 제4기절골 근위단 골절 정면, 측면 모두 오른쪽에 이상부위를 제시합니다.

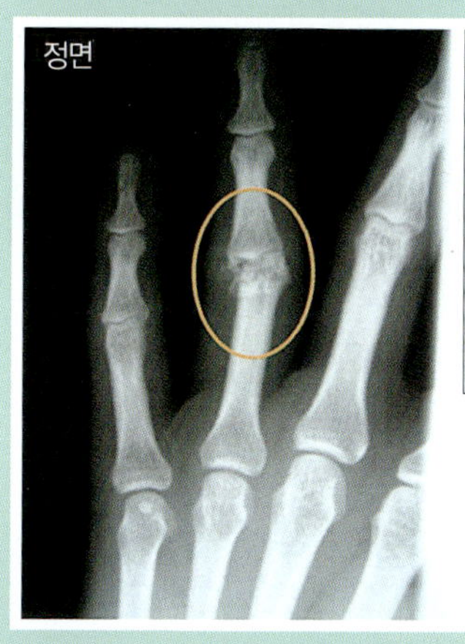

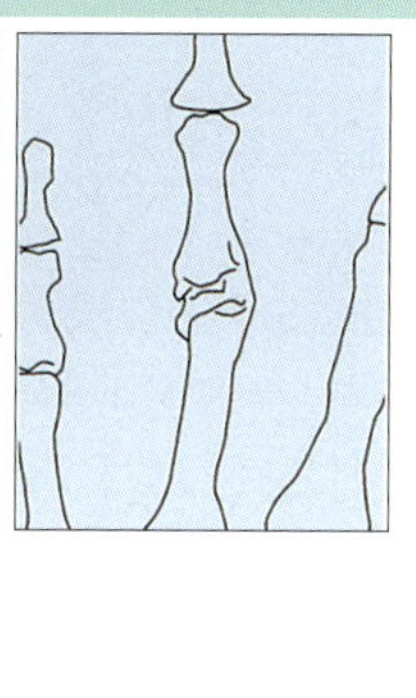

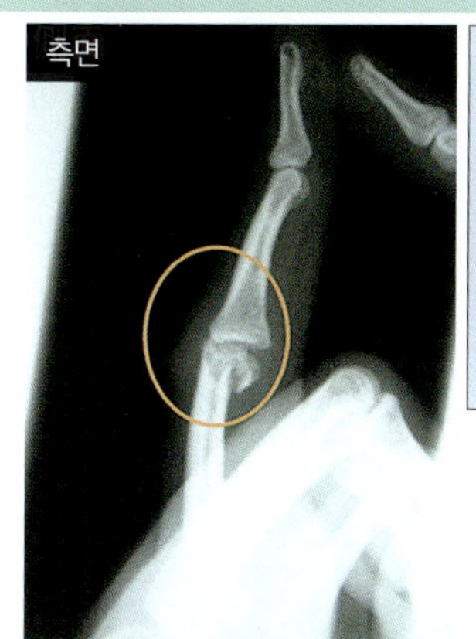

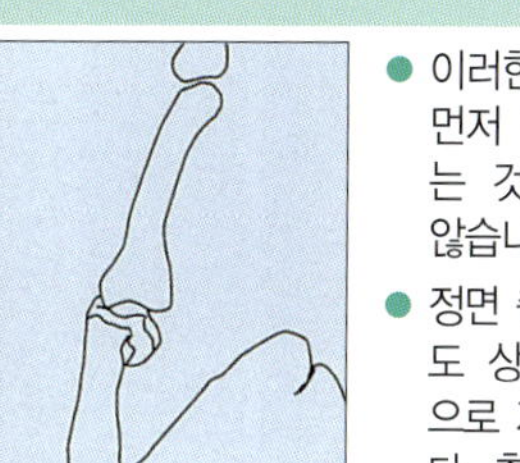

- 이러한 골절은 환자를 먼저 만나보면 발견하는 것 자체는 어렵지 않습니다.
- 정면 촬영으로도 이 정도 상태라면 이상소견으로 지적할 수 있습니다. 측면사진에서는 변위가 확실합니다.(○)

그림6 우슬개골 골절 정면, 측면 모두 오른쪽에 이상부위를 제시합니다.

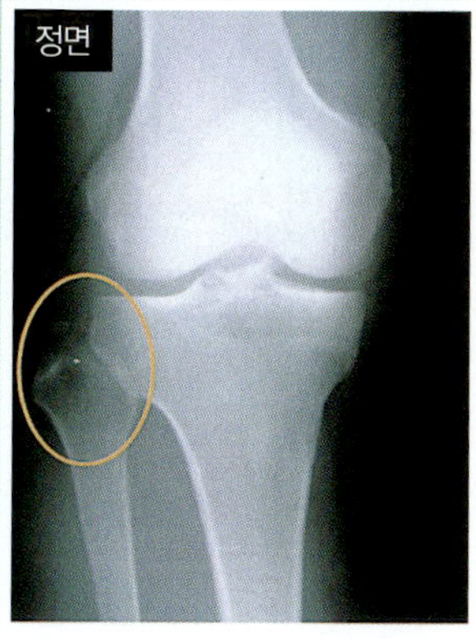

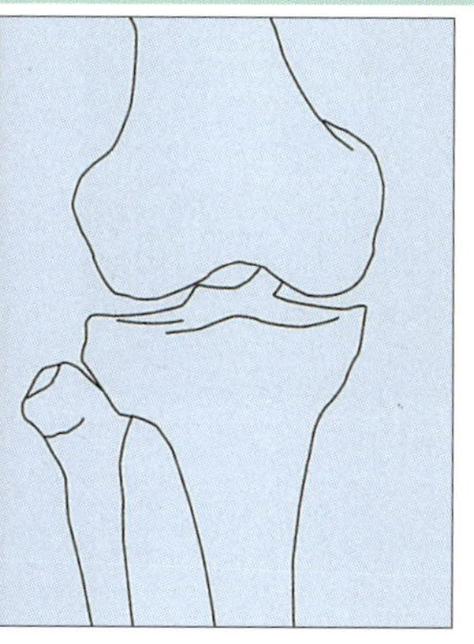

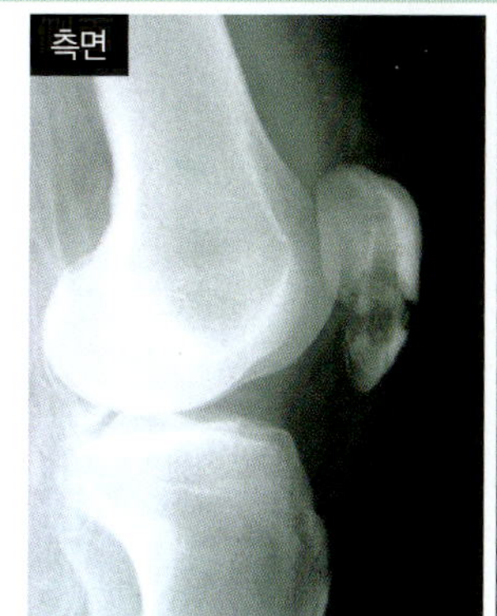

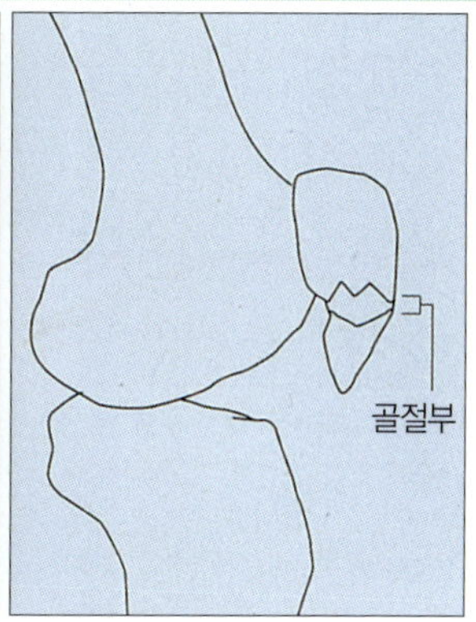

- 정면사진에서는 대부분이 대퇴골과 중복되어 확실한 골절을 지적할 수 없지만 측면사진에서 골절을 지적하는 것은 쉽습니다.
- 환자의 무릎과 X선 사진의 양방향을 보면 일목요연합니다.
- 이 환자는 비골두에도 골절이 있습니다.(○)

두 방향의 X선 촬영에서도 확실하지 않은 골절

● 소위 "금"만 가고 어긋나지 않은 골절은 두 방향의 X선 사진으로도 확실하지 않은 경우가 종종 있습니다.

● 슬개골(무릎뼈, patella)에서는 대퇴골(넙다리뼈, femur)과 겹치기 때문에 세로 방향의 골절선은 축방향촬영(axial projection)을 해야만 확실히 알 수 있는 경우가 많습니다.(그림7)

● 그림8은 경골의 고원(tibial plateau)골절입니다. 고원은 슬관절의 받침을 이루는 부분을 가리키는데, 편평한 받침이어야 할 고원이 편평하지 못하게 되는 것이 고원골절입니다. 정면, 측면촬영 모두 알아보기 어려운데 관상면으로 단면을 재구성한 CT사진(관상단)에서 고원이 무너져 있음을 알 수 있습니다.

● 어려운 골절 진단에 대한 이해가 아니라 "이렇게 읽으면 골절이 보인다"라는 점을 이해해 주시기 바랍니다.

그림7 좌슬개골 골절

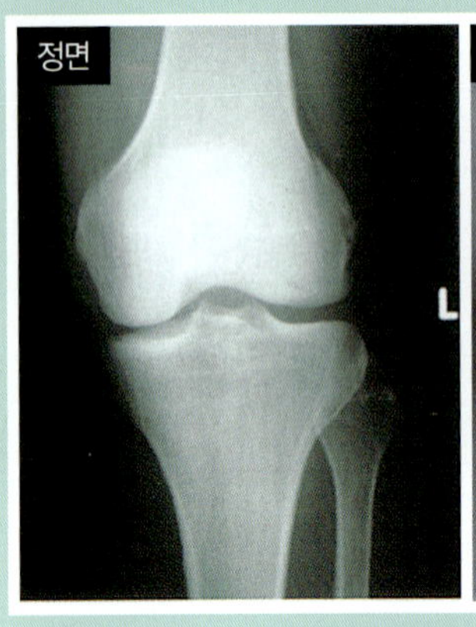

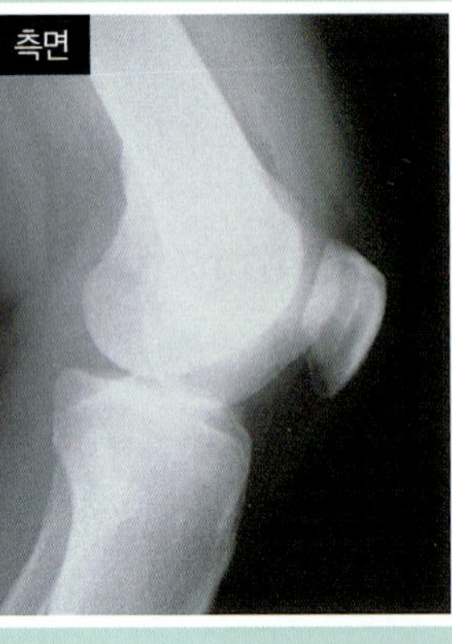

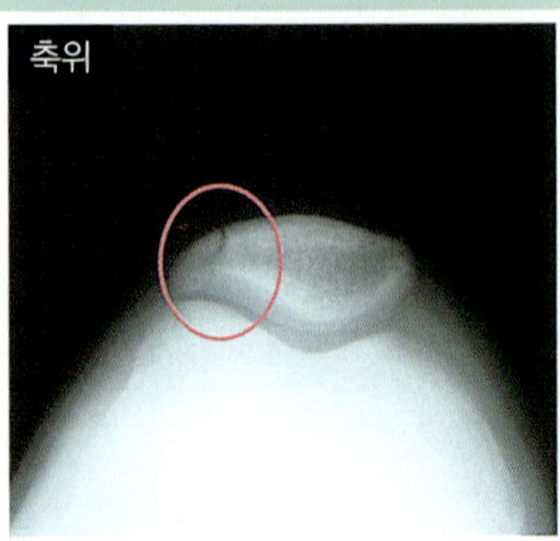

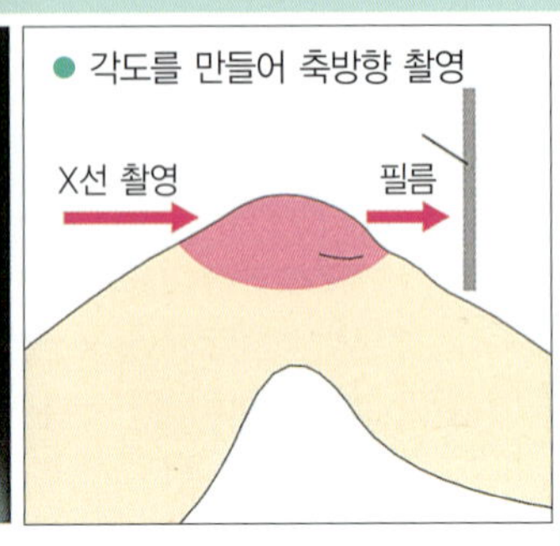

● 정면사진에서도 측면사진에서도 골절선은 확실하지 않습니다.
● 축방향 촬영에서는 골절을 알 수 있습니다.(○)

그림8 우경골 고원골절

정면, CT에서는 오른쪽에 이상부위를 제시합니다.

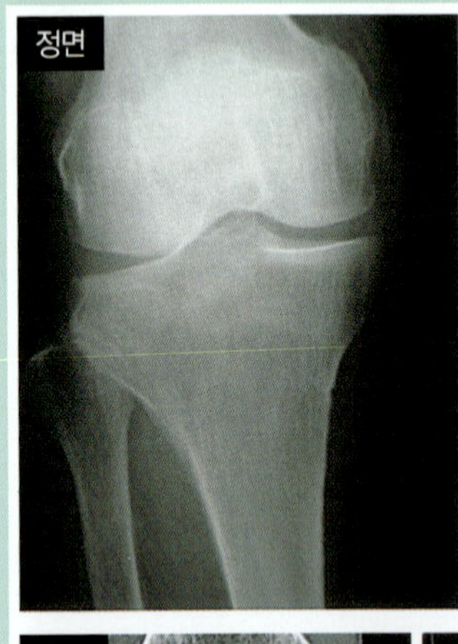

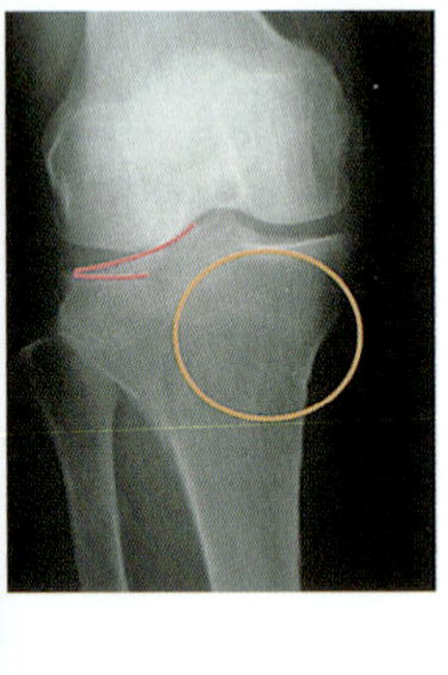

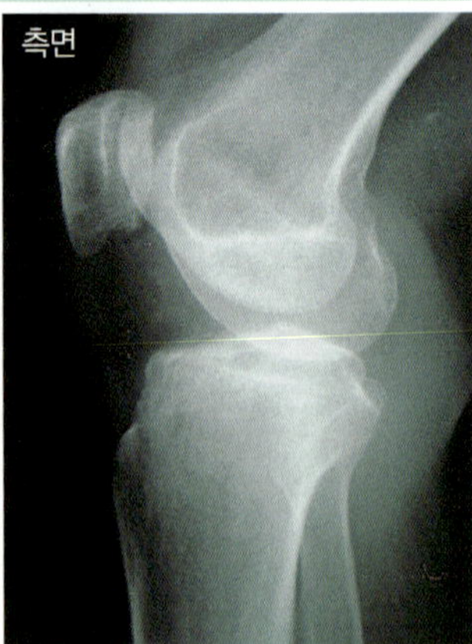

● 정면사진, 측면사진 모두 골절선은 확실하지 않습니다.
● 잘 보면 경골의 고원에는 두 개의 면이 있고(—), ○로 표시한 부분에는 지주의 불균형, 불연속성이 있습니다.

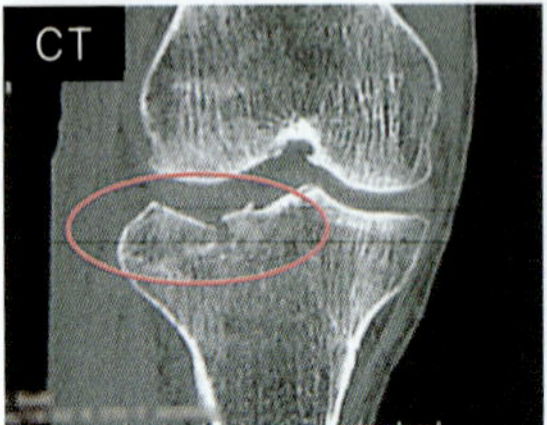

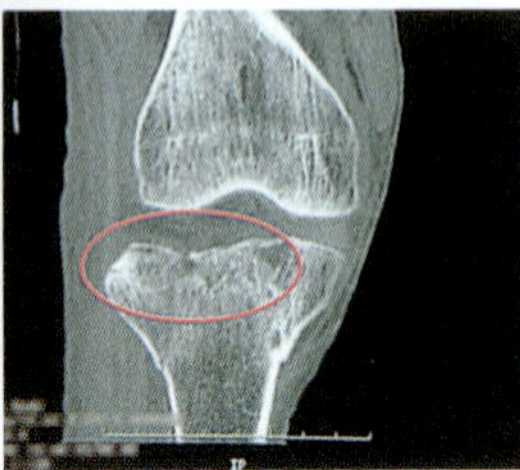

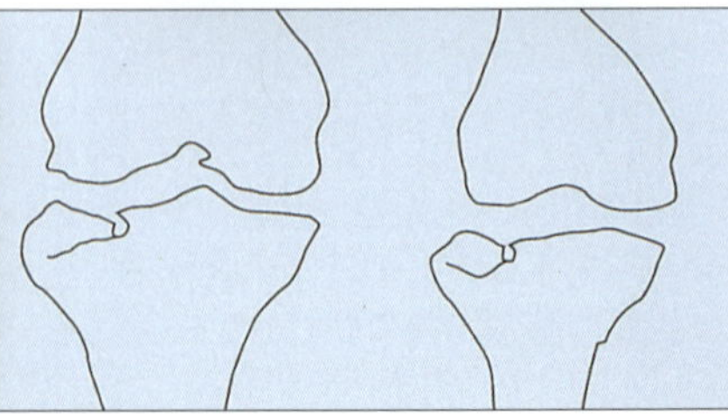

● 관상면으로 단면을 재구성한 CT사진에서 고원이 무너져 있음을 알 수 있습니다.(아래 ○). 두 방향의 X선 사진만으로 진단하기는 쉽지 않습니다.

자주 볼 수 있는 골절 : 대퇴골 경부골절, 쇄골골절, 늑골골절 보는 법

● 일상적으로 흔히 보는 골절로 대퇴골 경부골절, 쇄골골절, 늑골골절을 제시했습니다.

대퇴골 경부골절(fracture of neck of femur)

● 대퇴골 경부골절은 고령자가 넘어져(구르거나 추락이 아님) 대퇴 바깥쪽 대전자(greater trochanter)부를 다쳐 발생합니다.

● 보행이 불가능해지는 경우가 많지만 정도가 약하고 변위가 없을 때에는 보행도 가능하며 X선 사진에서도 확실하지 않은 일도 있습니다.

● 골반 정면사진에서는 골절선이 대퇴골두(넙다리뼈머리, head of femur)와 겹치기 때문에 골절을 지적하는 것이 쉽지 않은 경우가 종종 있습니다.

자주 볼 수 있는 골절의 X선 사진 정리 포인트

- 대퇴골 경부골절은 골절 발견이 간단하지 않습니다. 완전한 골절의 예에서는 정면에서 촬영하여 좌우를 비교하면 알 수 있습니다.
- 쇄골골절은 중1/3의 골절이 가장 많고 부착된 근육에 따라 뼈 조각의 변위를 볼 수 있습니다.
- 측흉부의 골절은 정면 X선 사진에서는 보기 어려운 경우가 있으며, 사위(斜位, oblique projection)로 상하 늑골과의 겹침을 피하면 골절선을 볼 수 있는 경우가 많습니다.

● 그러나 대퇴골 골간부에 대한 경부 · 골두의 각도에 좌우차가 있고, 완전히 골절되면 골절된 곳에서는 더 머리를 숙여 목이 짧아지므로 정면에서 촬영한 사진에서 좌우를 비교하면 골절을 발견할 수 있을 것입니다.(그림1)

● 단 약간 어긋나 있을 때에는 전문의라도 진단이 쉽지 않을 수 있습니다. Garden분류라고 부르는 골절 타입1과 타

그림1 좌대퇴골 경부골절

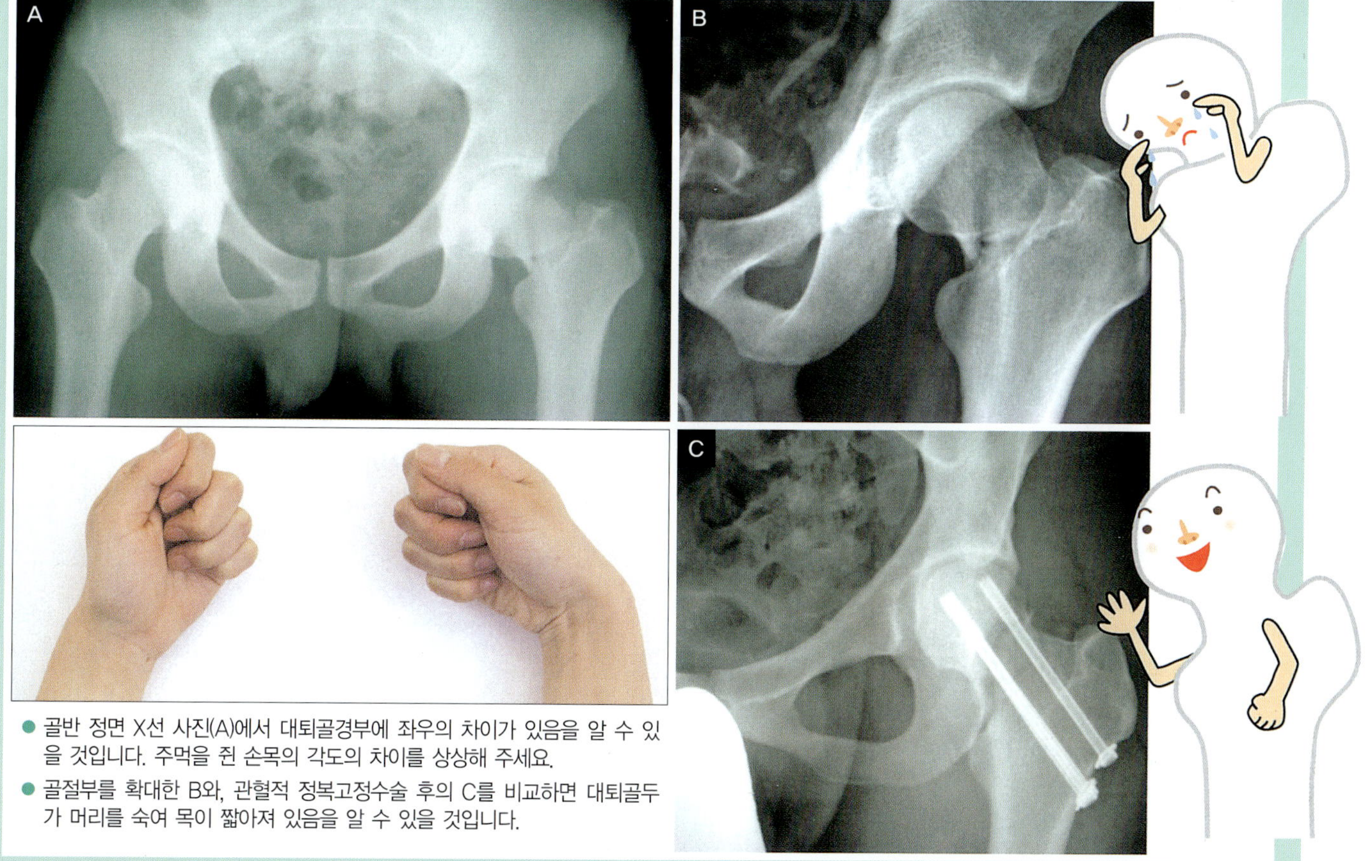

- 골반 정면 X선 사진(A)에서 대퇴골경부에 좌우의 차이가 있음을 알 수 있을 것입니다. 주먹을 쥔 손목의 각도의 차이를 상상해 주세요.
- 골절부를 확대한 B와, 관혈적 정복고정수술 후의 C를 비교하면 대퇴골두가 머리를 숙여 목이 짧아져 있음을 알 수 있을 것입니다.

그림2 좌대퇴골 전자간 골절

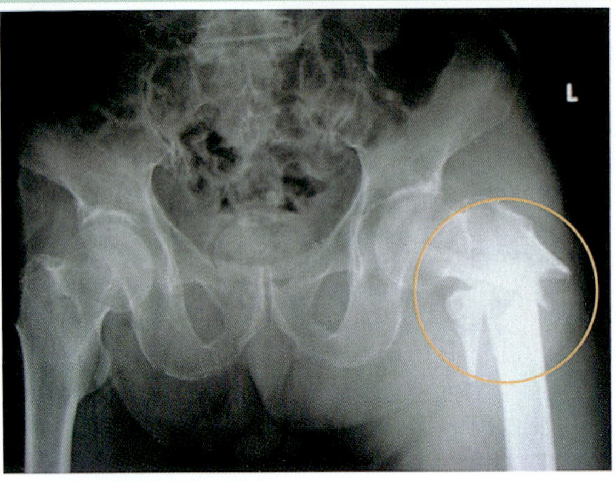

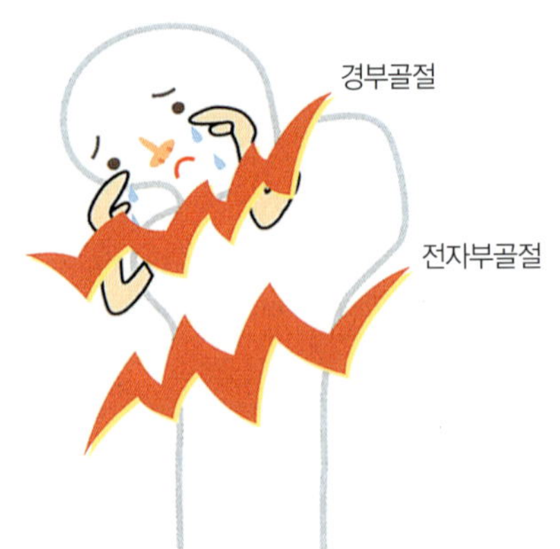

- 전자부 골절은 대퇴골경부 외측 골절이라고도 하는데, 오른쪽 그림과 같이 경부와는 위치가 다릅니다.
- 양쪽 모두 고령자에게 많은 외상인데, 대퇴골 경부골절보다 강한 외부의 힘에 의한 경우가 많고 골절부의 혈류는 풍부합니다.
- 뼈의 변위가 큰 경우가 많으므로 골절을 발견하기는 어렵지 않습니다.(○) 동시에 골절부 주위의 근육 등의 연부조직의 부종이 강한 것을 반대쪽과 비교하면 잘 알 수 있습니다.

그림3 좌쇄골 골절

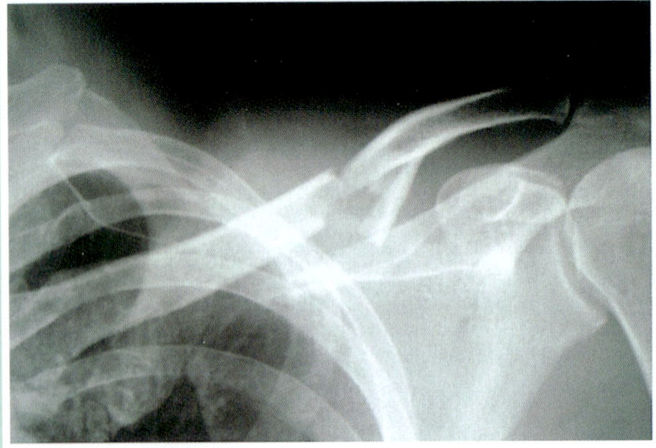

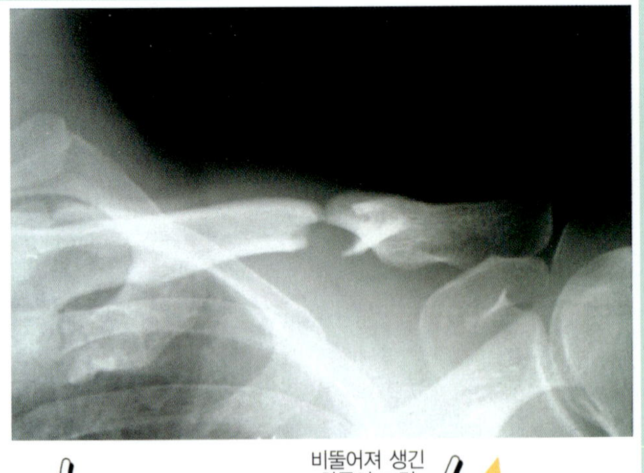

- 쇄골골절은 골절 부위에 따라 원위와 근위, 중1/3 골절로 나뉘는데 중1/3 골절이 가장 많습니다.
- 쇄골은 위에서 보면 S자형으로 굽어 있고, 직접적인 외부의 힘이 아니어도 비뚤어져서 생긴 하중이 중앙의 1/3의 범위에서 커지기 때문입니다.

입2에서는 반대쪽보다 머리를 조금 숙이는 일도 있습니다.

- 한편 전자부 골절은 대퇴골경부 외측 골절이라고도 하며 경부골절보다 변위가 확실한 경우가 많아 X선 사진으로 발견하는 것은 비교적 간단합니다.(그림2) 골절부에서의 뼈의 변위는 외부의 힘에 의해 어긋나는 경우도 있지만 뼈에 부착된 근육에 의해 당겨져서도 발생합니다.

쇄골골절(빗장뼈골절, clavicle fracture)

- 쇄골골절은 골절 부위에 따라 원위와 근위, 중1/3 골절로 나뉘는데 중1/3 골절이 가장 많습니다.
- 쇄골(빗장뼈, clavicle)은 위에서 보면 S자형으로 굽어 있고, 직접적인 외부의 힘이 아니어도 비뚤어져 생긴 하중이

그림4 쇄골골절

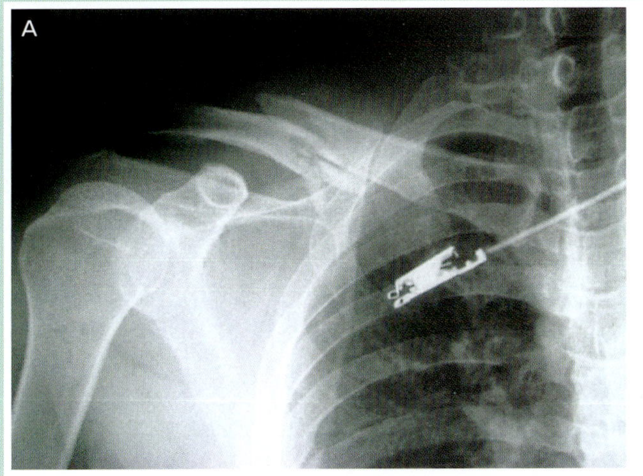

● 중1/3의 쇄골골절에서는 부착된 근육에 의해 뼈 조각 변위가 일어납니다.(A)

● 흉골측(근위측)은 쇄골유돌근의 힘에 의해 위로, 원위측은 대흉근, 광배근, 팔의 무게에 의해 안쪽 아래로 변위되기 쉽습니다.(아래 그림)

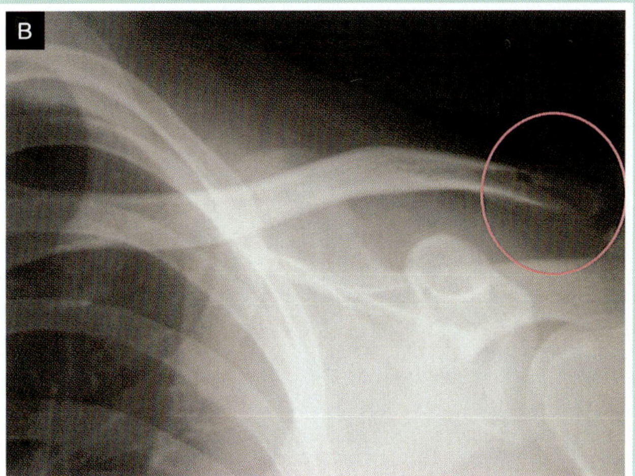

● 원위단 골절은 X선 사진 끝쪽에 보이는 경우가 많아 주의 깊게 관찰하지 않으면 놓치게 됩니다.(B○)

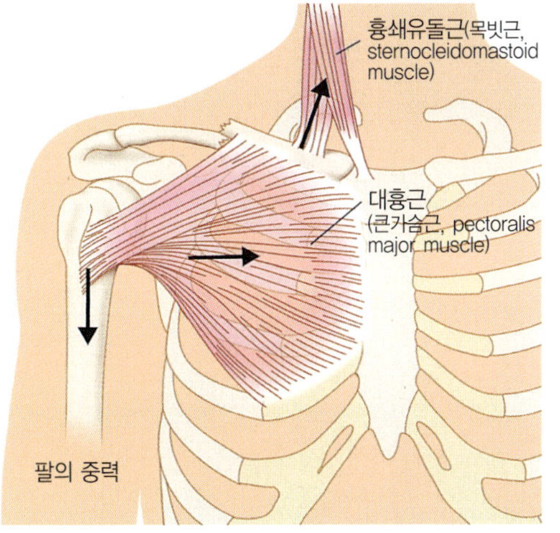

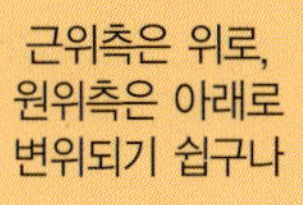

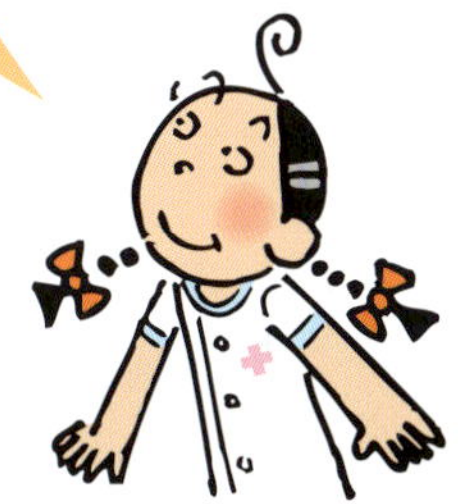

중앙의 1/3 범위에서 커지기 때문입니다.(그림 3)

● 중1/3의 쇄골골절에서는 부착된 근육에 의해 뼈 조각의 변위가 일어납니다. 흉골측(근위측)은 흉쇄유돌근의 힘에 의해 위쪽으로, 원위측은 대흉근, 광배근, 팔의 무게에 의해 안쪽 아래로 변위되기 쉽습니다.(그림 4)

늑골골절(rib fracture)

● 늑골은 치밀골이 얇아 직접적인 외부의 힘뿐만 아니라 흉곽이 비뚤어져서 골절이 일어납니다. 측흉부에서의 골절이 비교적 많고 정면 X선 사진에서는 상하 늑골과 겹치므로 골절을 발견하지 못하는 경우가 종종 있습니다.(그림 5)

● 사위로 촬영하면 상하 늑골과 겹침을 피해 골절선을 볼 수 있는 경우가 많습니다.

● 다쳤을 당시에 환자는 아파하는데 골절이 확실하지 않고 한 달 후에 가골(callus)이 보여 "역시 골절이 있었군"하고 알게 되는 일도 드물지 않습니다.(그림 6)

그림5 잘 보이지 않는 늑골골절

A, B, C는 같은 영상. B는 확대, C는 늑골의 윤곽을 제시합니다.

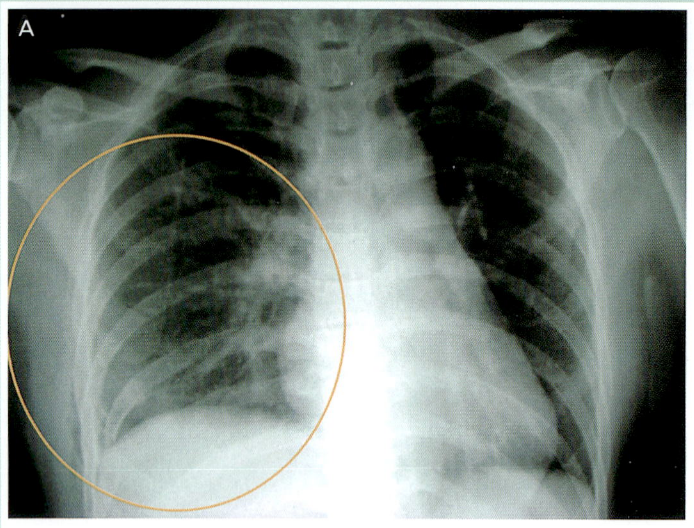

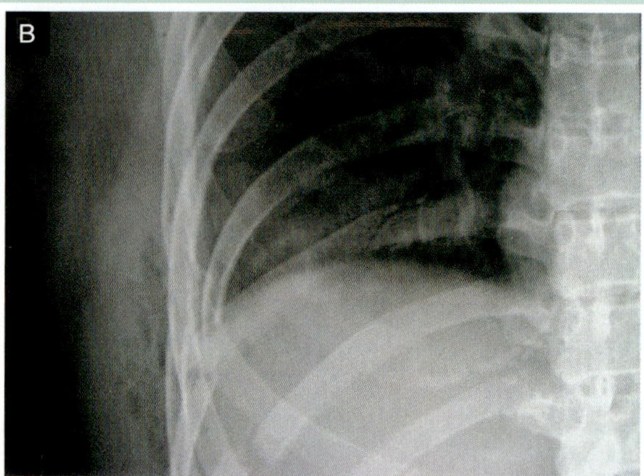

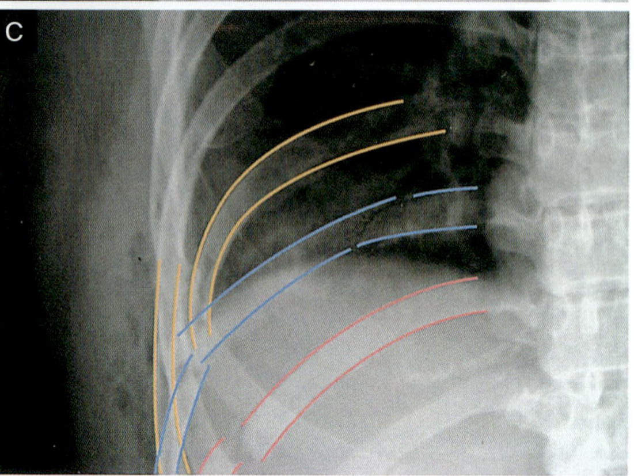

- 우측흉부에 타박상을 입은 환자입니다. 늑골골절은 측흉부에 가장 많은데 흉부 단순X선 사진의 정면상에서는 측흉부에서 많은 늑골이 겹쳐 찍히기 때문에 모든 늑골골절을 한 장의 X선 사진에서 발견하는 것은 어려운 경우가 많습니다.
- A의 흉부 단순X선 사진을 잘 보면 B와 같이 보입니다. 늑골을 하나씩 거슬러 올라가 보면 C와 같이 골절선을 명확히 알 수 있습니다.

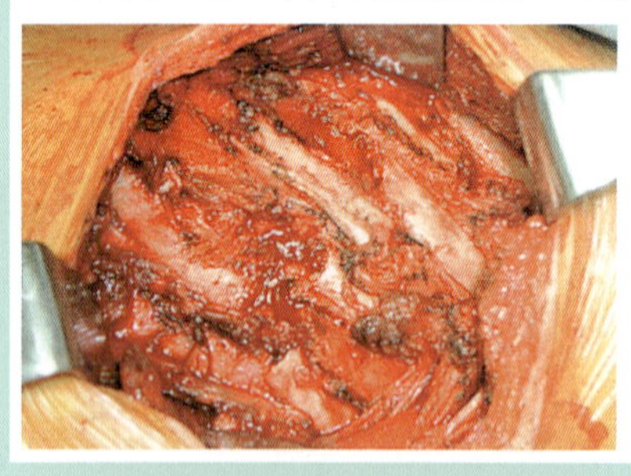

- 다른 환자의 동요가슴(동요흉, flail chest)에 대한 수술 중 사진입니다. 늑골골절의 모양을 알 수 있습니다.

그림6 정면사진에서는 알기 어려운 늑골골절

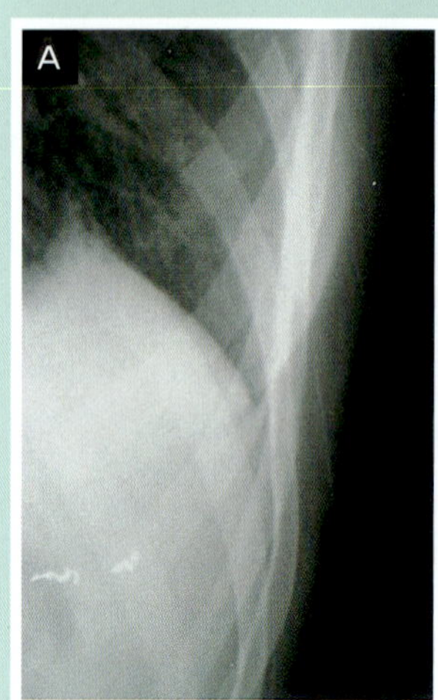

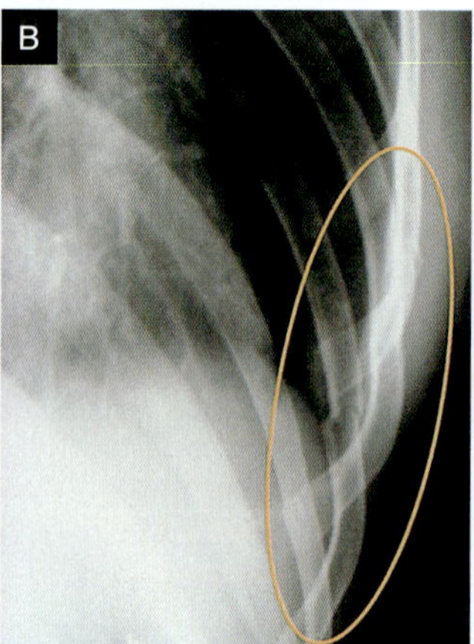

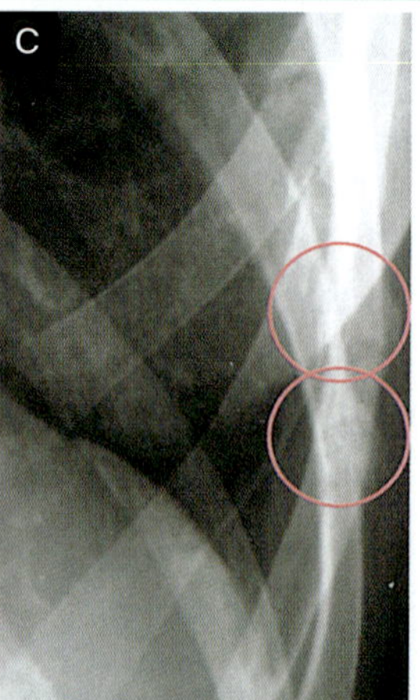

A : 정면사진에서는 측흉부의 늑골이 겹쳐 골절선이 확실하지 않습니다.

B : 약간 비스듬히 촬영하면 골절이 확실해 집니다. (○)

C : 한 달 후, 둥글게 팽창한 가골이 보여 골절이 있었던 것, 치유과정에 있는 것이 확실해 집니다.(○)

기타 X선 사진 : 골절의 치유과정, 연부조직, 이물질 보는 법

기타 X선 사진 정리 포인트

- 자연적으로 회복이 진행되는 2차성 골유합에서는 연골에서 가골로 골유합이 이루어져 골절선이 사라집니다.
- 골절 사이가 제대로 밀착하도록 플레이트 등을 끼워 넣는 1차성 골유합에서는 가골형성이 보이지 않습니다.
- X선 사진에서는 골절 이외에도 연부조직의 이상이나 이물질을 알 수 있습니다.

골유합으로 치유한다.

- 골절을 치료하려면 골유합(뼈융합, synostosis)이 필요합니다. 골유합의 방법은 두 가지 있습니다. 1차성 골유합과 2차성 골유합입니다.
- 일반적인 골유합은 2차성 골유합이며 골절부가 나아가는 과정에서 **그림1**과 같이 가골(애벌뼈, callus)이 보이는 것입니다.
- 2차성 골유합에서는 골절부의 혈류가 증가하여 호중구(neutrophil)나 마크로파지(대식세포, macrophage) 등의 염증세포가 점점 모이고 괴사조직(sphacelus)을 흡수하여 회복을 위한 준비상태를 갖춥니다.(첫 1~2주간)
- 그 후 수개월에 걸쳐 섬유조직이 주인 연골로 된 부드러운 가골이 생기고 서서히 석회화(calcification)가 일어납니다. 특히 부드러운 연골이 단단한 가골로 바뀌면 충분한 강도의 골유합이 완성되어 X선 상에서 골절선이 사라집니다.
- 그 후 수년에 걸쳐 과잉형성된 가골이 흡수되어 정상적인 형태로 돌아오는 리모델링(remodeling)이 이루어집니다.
- 1차성 골유합은 골절된 뼈 조각이 제대로 밀착하도록 플레이트(plate) 등으로 고정되었을 때의 골유합 형태(**그림 2**)를 말하며, 2차성 골유합과 달리 X선 사진에서는 골절조각 사이를 잇는 가교가 형성되도록 부풀어 보이는 가골은 보이지 않습니다.

그림1 대퇴골 골절과 치유과정

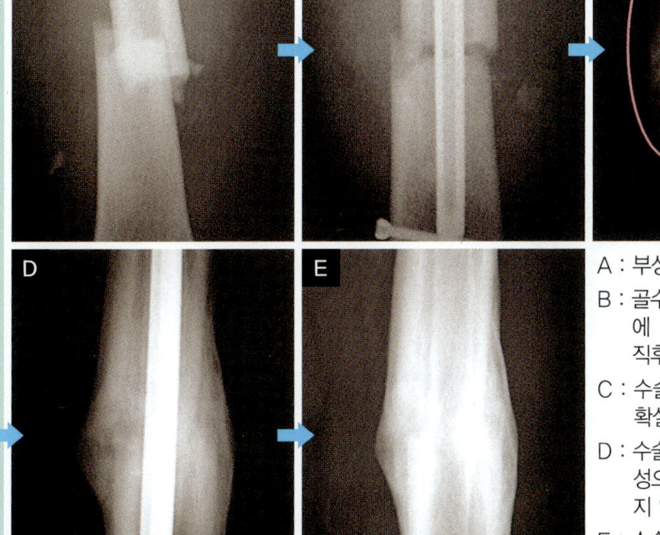

A : 부상직후
B : 골수내정(intramedullary nail)에 의한 관혈적 정복고정술 직후
C : 수술 후 2개월. 가골(○)을 확실히 볼 수 있습니다.
D : 수술 후 1년. 충분한 가골형성으로 골절선은 거의 보이지 않게 됩니다.
E : 수술 후 1년 1개월. 골수내정을 제거.

- 전형적인 대퇴골 골간부 골절의 치유과정을 나타냅니다.
- 부풀어 오른 치밀골에 의해 골유합이 이루어지는데 이후로도 골절 이전의 상태에 가깝도록 리모델링이 일어납니다.

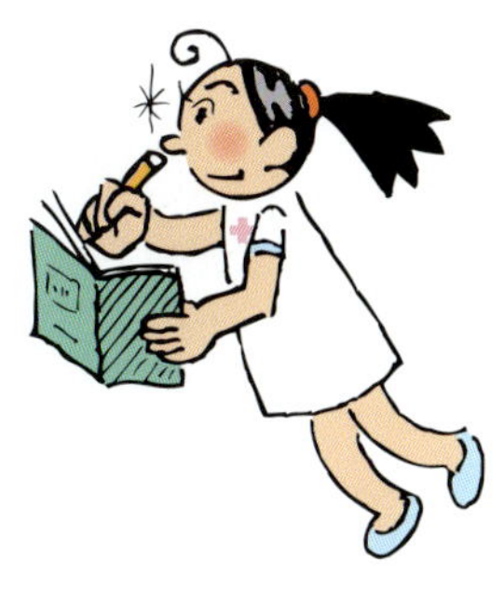

그림2 1차성 골유합

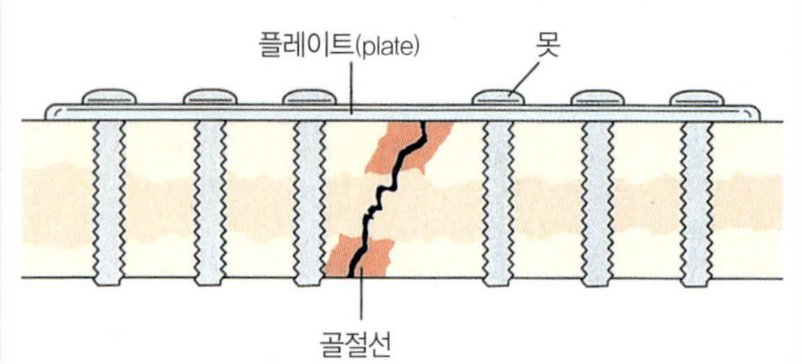

- 골절된 뼈 조각 사이가 잘 밀착하도록 플레이트 등으로 고정했을 때의 골유합을 말합니다. 2차성 골유합과 달리 골절조각 사이를 잇는 다리를 만들 듯 부풀어 올라 보이는 가골은 X선 사진으로는 보이지 않습니다.

연부조직(soft tissue) 이상과 가스상

- 사지나 골반 등의 X선 사진에서는 뼈의 이상뿐만 아니라 연부조직(soft tissue) 이상도 볼 수 있습니다.
- 가령 승용차 범퍼에 부딪쳐 튕겨 나와 경골과 비골의 골절이 있을 때 골절 방법에 따라 연부조직의 부종이 매우 심해(그림 3), 구획증후군(칸증후군, compartment syndrome)이 합병증으로 발생하는 경우가 있습니다.
- 또한 봉와직염(봉소염, phlegmon)의 X선은 연부조직의 부종뿐만 아니라 가스상을 볼 수도 있습니다. 만약 가스상이 있다면 가스괴저(gas gangrene)일지 모릅니다.(그림 4)

그림3 연부조직의 이상

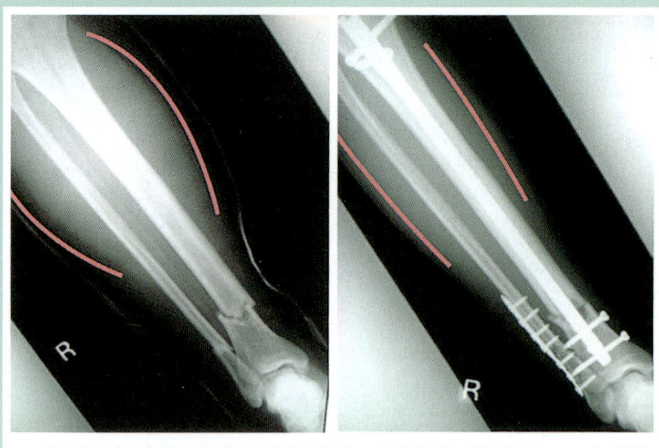

- 우경골과 비골골절 환자의 부상 후 12시간의 X선 사진(왼쪽)과 관혈적 정복고정 수술 후(오른쪽)의 것입니다.
- 부어오른 부분의 부종을 2장의 X선 사진에서 읽을 수 있습니다.(||)

이물질의 발견

- 외상 후 등에서는 이물질을 발견할 수도 있습니다.
- 금속이라면 거의 X선으로 확인할 수 있는데 플라스틱과 목제로 된 것은 어떻게 찍히는지 알 수 없습니다. 만약 찔렸을 것으로 예상되는 것과 같은 이물질을 환자나 가족이 가지고 있다면 필름 끝에 올려놓고 촬영하여 찍히는 모양을 알 수 있으면 이물질(foreign body)을 놓치는 일도 줄어들 것이라 생각합니다.(그림 5)

그림4 피하의 가스상

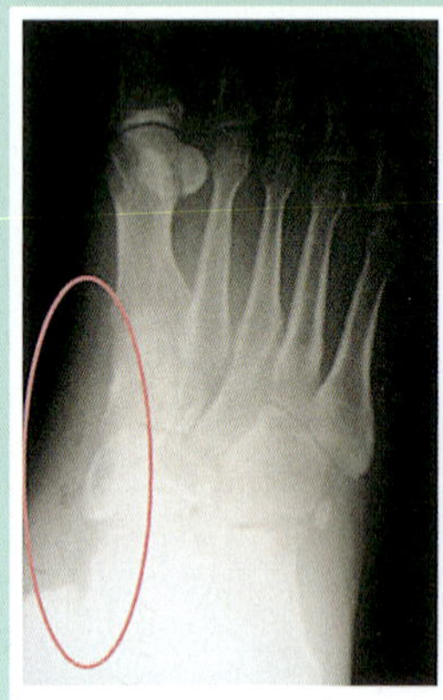

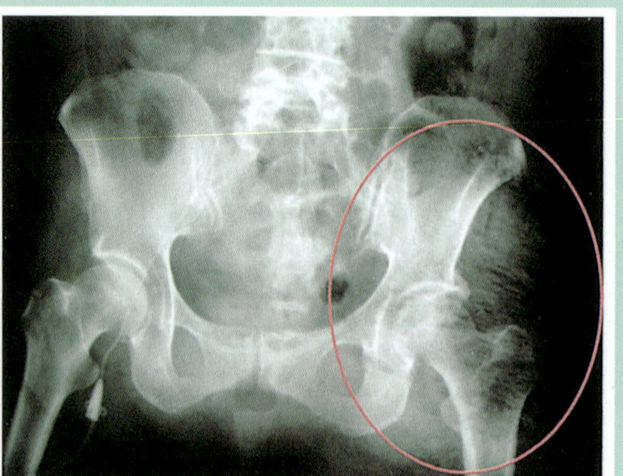

- 피하의 가스상을 알 수 있습니까?
- 왼쪽 사진에서는 발등에 띄엄띄엄 가스가 보입니다.(○)
- 오른쪽 사진에서는 주름모양의 가스상이 왼쪽 허리부위로 확산되고 있습니다.(○) 가스괴저 환자입니다.

그림5 이물질 촬영

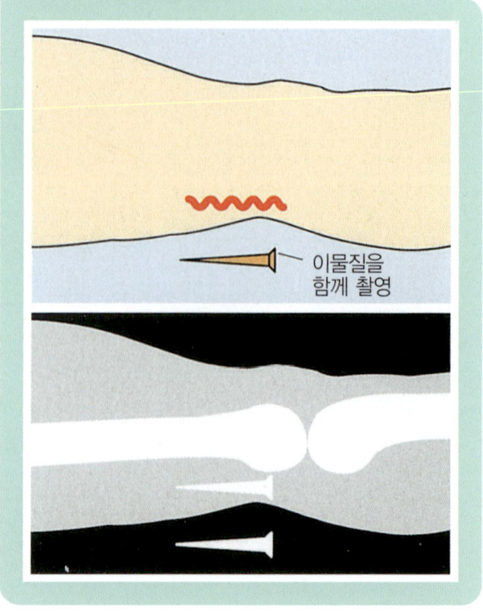

5 복부 초음파검사

항목 일람

- 담낭
  - 담석
  - 급성담낭염
  - 담낭폴립
- 간
  - 지방간
  - 간경변
  - 간낭포
  - 신낭포
  - 간종양
- 기타 복부초음파검사
  - 복수
  - 수신증
  - FAST

정상 복부초음파 영상의 예

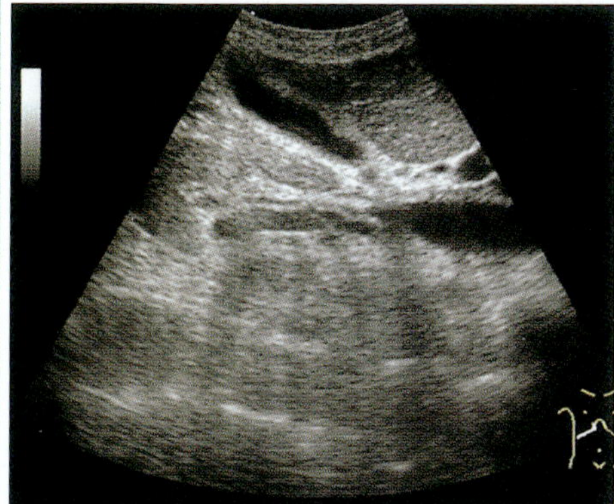

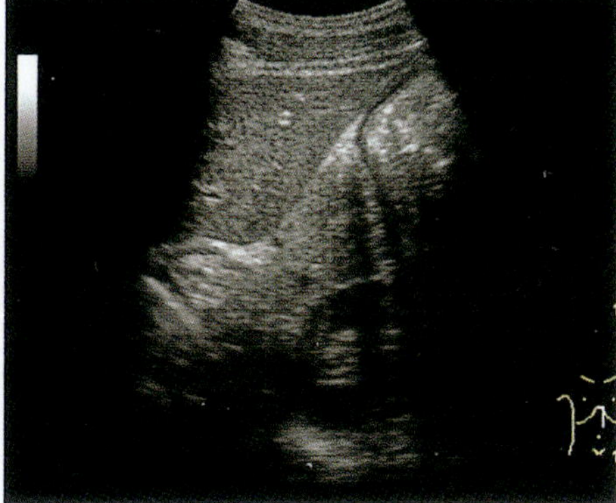

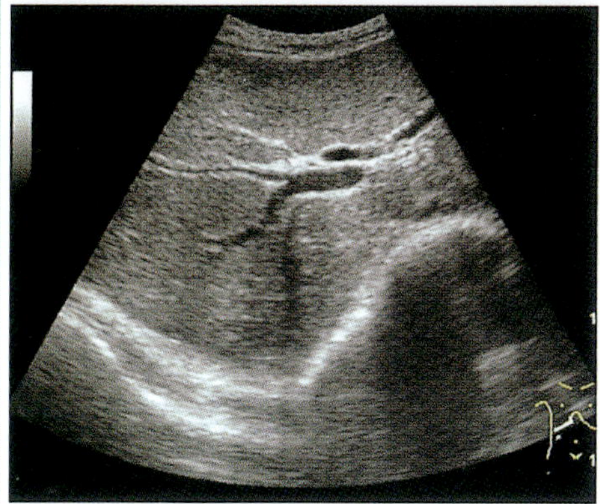

- 이것만은 알고 싶다 Q&A(p.29~30)에서 초음파검사가 힘을 발휘할 수 있는 상황과 초음파검사가 어려운 상황을 몇 가지 들었는데, 여기에서는 실제로 임상에서 많이 볼 수 있는 초음파영상 소견을 정상과 비교하면서 알아봅시다.
- 다른 영상진단법과 마찬가지로 먼저 그 영상에 익숙해지는 것이 최우선입니다.
- 정확하게 영상을 읽으려면 정확한 지식이 필요한데 최종진단(final diagnosis)을 가능하게 하는 것이 이 책의 목적이 아니므로 가볍게 읽어 주세요.

담낭 : 담석, 급성담낭염, 담낭폴립 보는 법

담석, 급성담낭염, 담낭폴립의 초음파검사 정리 포인트

- 담석 영상에는 확실한 음향음영이 있어 담석의 뒤는 검게 띠를 두른 듯이 보입니다.
- 급성담낭염에서는 담낭이 부어있고, 담즙이 탁하며 담낭 주위에 삼출액도 고인다. 이것이 조합된 영상으로 보입니다.
- 담낭폴립의 초음파소견은 "뽕나무 열매"나 "별사탕"과 비슷합니다.

정상 담낭이 보이는 방식

- 담낭은 간 아래에 접해있는 "서양배"같이 생긴 주머니모양 장기입니다.(그림1) 곰의 담낭은 웅담으로 한약의 원료이며, 담낭의 내용물인 담즙은 대한약전에 수록된 의약품이기도 합니다.
- 담낭의 정상 크기는 긴지름 6~8cm, 짧은지름 2~3cm, 벽두께는 3mm이하입니다.
- 공복 시에는 담즙을 저장하고 있으므로 늘어나는데 식후에는 수축하여 담즙을 배출합니다. 보통은 공복 시, 담낭이 확장된 상태에서 검사를 실시합니다.
- 초음파검사에서 균일한 액체는 검게 보이므로 정상 담즙으로 가득 찬 담낭의 내부는 검게 보입니다.

그림2 정상담낭과 담석(담낭내 결석)

A, B 모두 아래에 이상부위를 제시합니다.

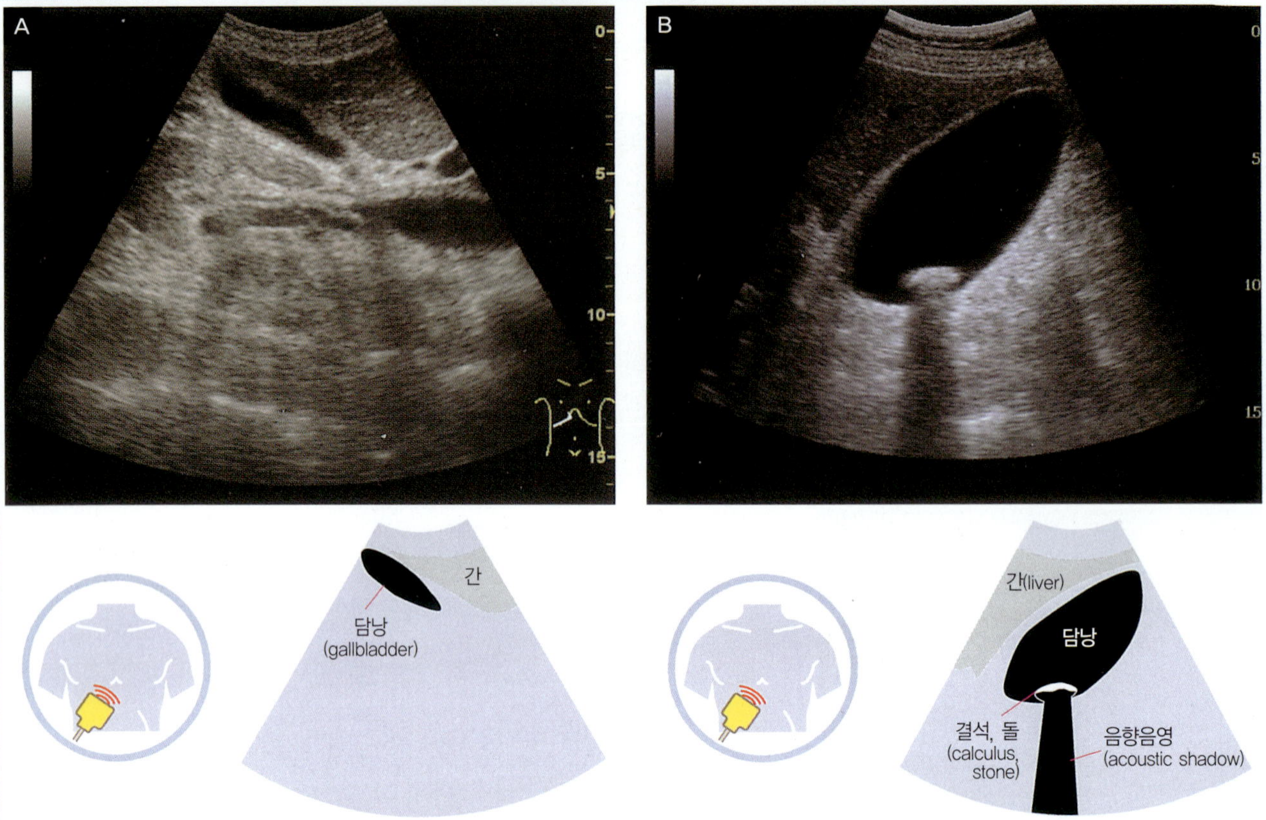

A

B

간

담낭
(gallbladder)

간(liver)

담낭

결석, 돌
(calculus, stone)

음향음영
(acoustic shadow)

A : 정상 담낭은 공복 시에는 저장된 담즙으로 인해 확장됩니다. 이 초음파 영상은 점심식사 후 2시간이 경과한 것으로 식사 직후에는 더 수축됩니다.

B : 공복 시에 확장된 담낭 내에 결석이 하나만 있습니다. 이 사진과 같이 음향음영이 확실한 것에서는 거의 담석이 확실합니다. 음향음영이 확실하지 않은 결석일 때에는 폴립과의 감별을 위해 체위변환 등을 실시하여 가동성(이동성, mobility)을 조사합니다.

담석과 음향음영

- 가장 흔히 볼 수 있는 담낭의 이상소견은 담석일 것입니다. 그러나 담석의 성분은 일정하지 않고, 크기도 다양하여 담석 초음파검사라 해도 "이것"이라고 한마디로 정리할 수 없습니다.
- 여기에서는 음향음영(후방음향그림자, acoustic shadow)이 확실한 담낭결석의 전형적인 모습을 기억해 두세요.(그림 2)

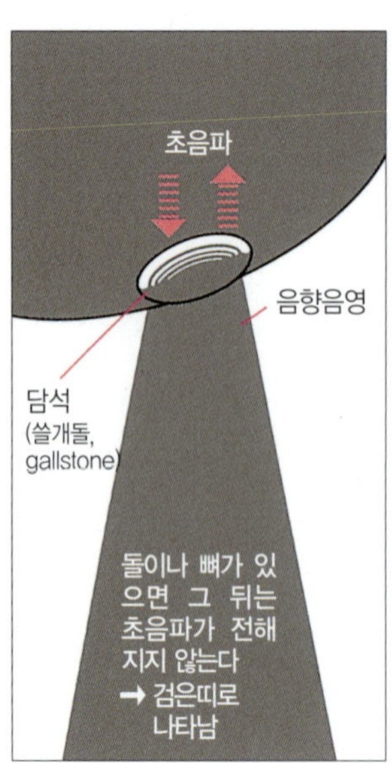

그림1 담낭

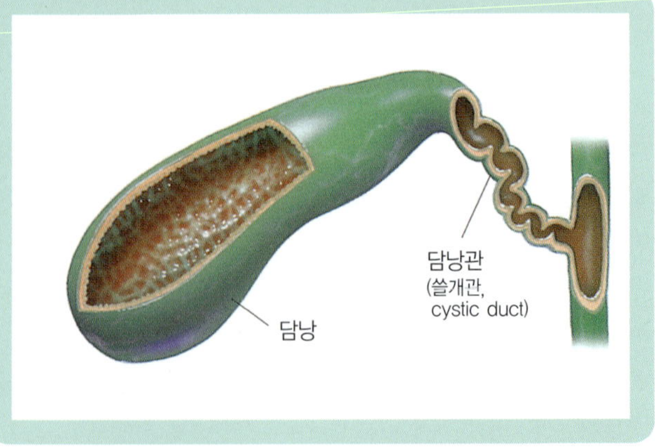

* **음향음영이란? :** 뼈, 소화관의 가스, 담석 등의 표면에서 초음파는 강한 반사와 감쇠가 일어납니다. 그래서 이것보다 깊은 곳에 초음파가 전해지지 않아 검게 띠를 형성하는데 이것을 음향음영이라고 하며 음향음영에 가려진 병변은 관찰할 수 없습니다.(그림3)

그림3 늑골에 의한 음향음영 A, B 모두 아래에 이상부위를 제시합니다.

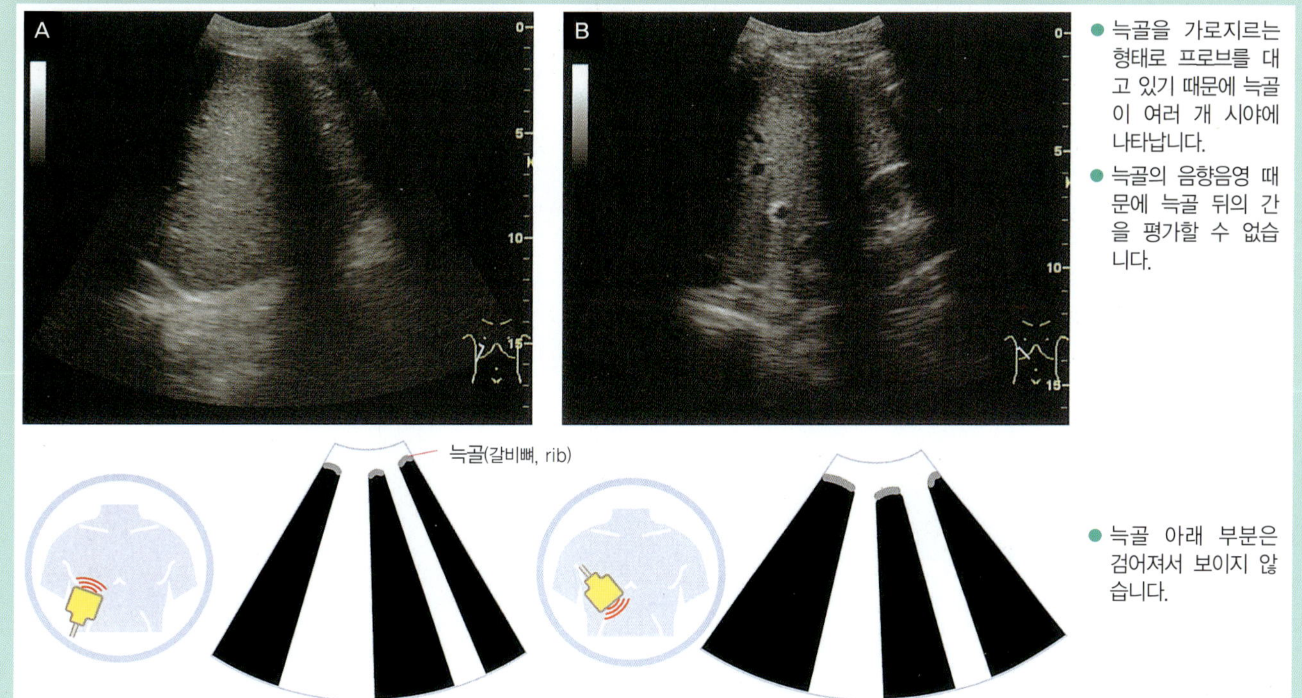

- 늑골을 가로지르는 형태로 프로브를 대고 있기 때문에 늑골이 여러 개 시야에 나타납니다.
- 늑골의 음향음영 때문에 늑골 뒤의 간을 평가할 수 없습니다.
- 늑골 아래 부분은 검어져서 보이지 않습니다.

급성 담낭염(acute cholecystitis)

- 담낭이 염증을 일으키면 어떻게 될까를 생각해 본다면 담낭염의 초음파소견도 영상화할 수 있지 않을까요?(그림5) 그림1에서 나타낸 정상 담낭과 비교하며 보아 주세요.
- 염증을 일으킨 담낭은 부어서 커지고 담즙이 탁해집니다. 부종이 심해지면 담낭 주위에 삼출액도 쌓입니다.(그림4)
- 초음파에서는 이들 소견이 조합되어 보임과 동시에 담낭 자체의 압통을 확인할 수 있습니다.
- ①크기, ②벽의 두께, ③담낭내부의 에코 ④담낭주위의 액체저류의 4가지 포인트에 주목합니다.

담낭폴립(gallbladder polyp)

- 담낭결석(cholecystolithiasis)은 여성에게서 비교적 많이 볼 수 있는데 폴립은 남녀차가 없고 검진 등에서 가장 일반적으로 보이는 병변으로 담낭에 나타나는 이상의 50~70%를 차지합니다. 담즙 성분의 하나인 콜레스테롤(cholesterol)이 담낭의 내벽에 침착하여 형성됩니다.
- 담낭의 내강에 보이는 융기성 병변으로는 담낭암과 국한성 담낭선근증도 있는데, 증상이 없고 가장 흔한 것은 콜레스테롤 폴립입니다.

그림4 염증을 일으킨 담낭

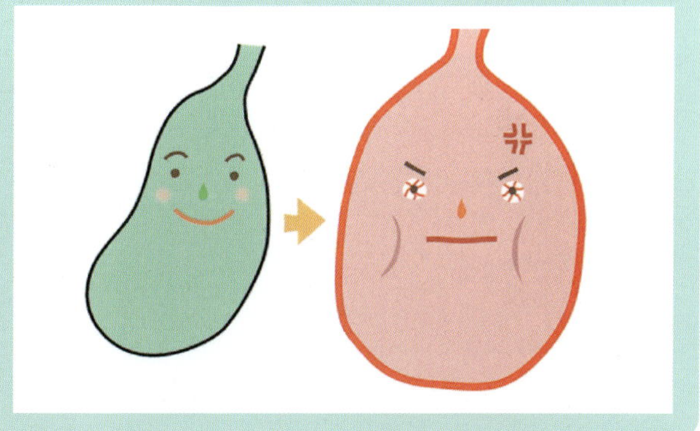

- 담낭의 콜레스테롤 폴립(cholesterol polyp)의 초음파소견은 "뽕나무 열매모양" 또는 "별사탕" 등으로 표현됩니다.
- 5mm이하 크기가 다발하는 경우가 많고 초음파검사에서는 담낭내의 담즙보다 하얗게 보이며(high echo), 10mm이상 커지면 담낭암(gallbladder carcinoma)과의 감별이 중요해집니다.

그림5 급성담낭염 A, B 모두 아래에 이상부위를 제시합니다.

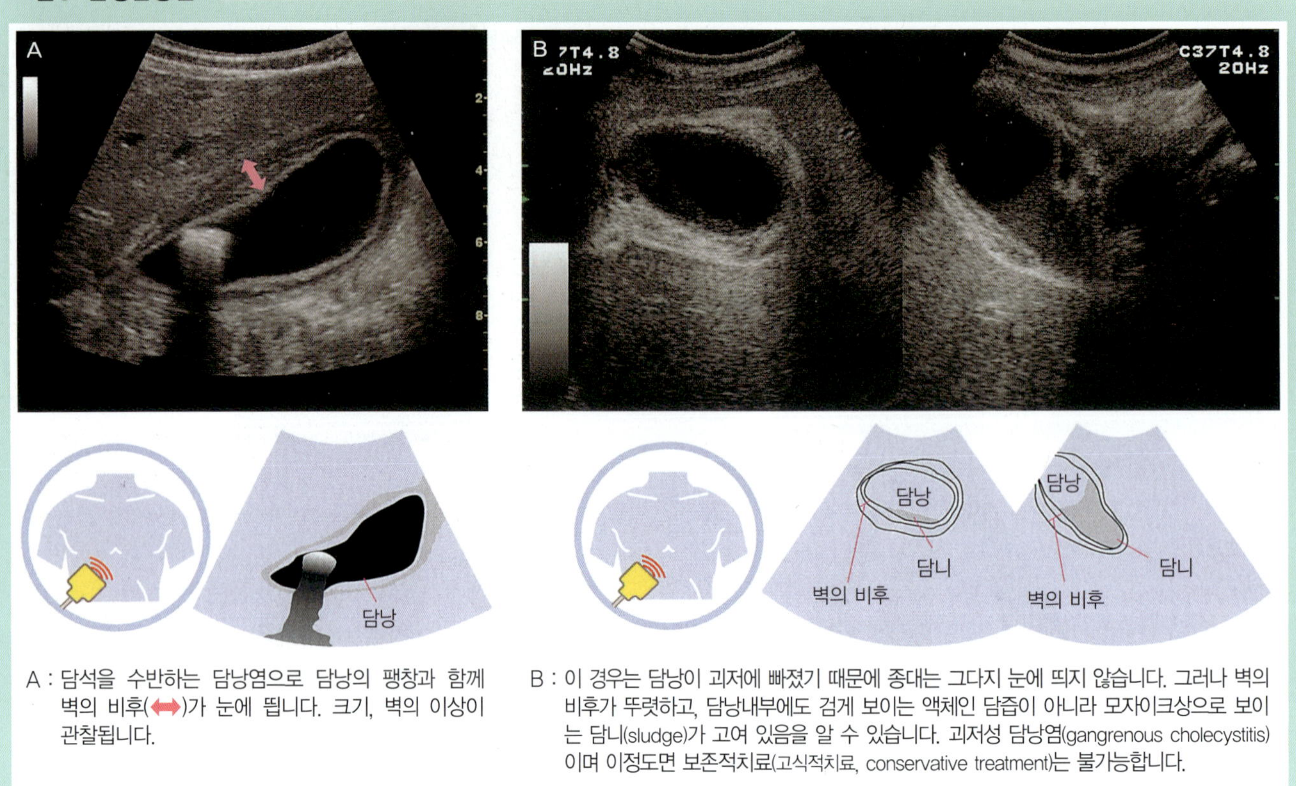

A : 담석을 수반하는 담낭염으로 담낭의 팽창과 함께 벽의 비후(⟷)가 눈에 띕니다. 크기, 벽의 이상이 관찰됩니다.

B : 이 경우는 담낭이 괴저에 빠졌기 때문에 종대는 그다지 눈에 띄지 않습니다. 그러나 벽의 비후가 뚜렷하고, 담낭내부에도 검게 보이는 액체인 담즙이 아니라 모자이크상으로 보이는 담니(sludge)가 고여 있음을 알 수 있습니다. 괴저성 담낭염(gangrenous cholecystitis)이며 이정도면 보존적치료(고식적치료, conservative treatment)는 불가능합니다.

그림6 담낭 콜레스테롤 폴립 A, B 모두 아래에 이상부위를 제시합니다.

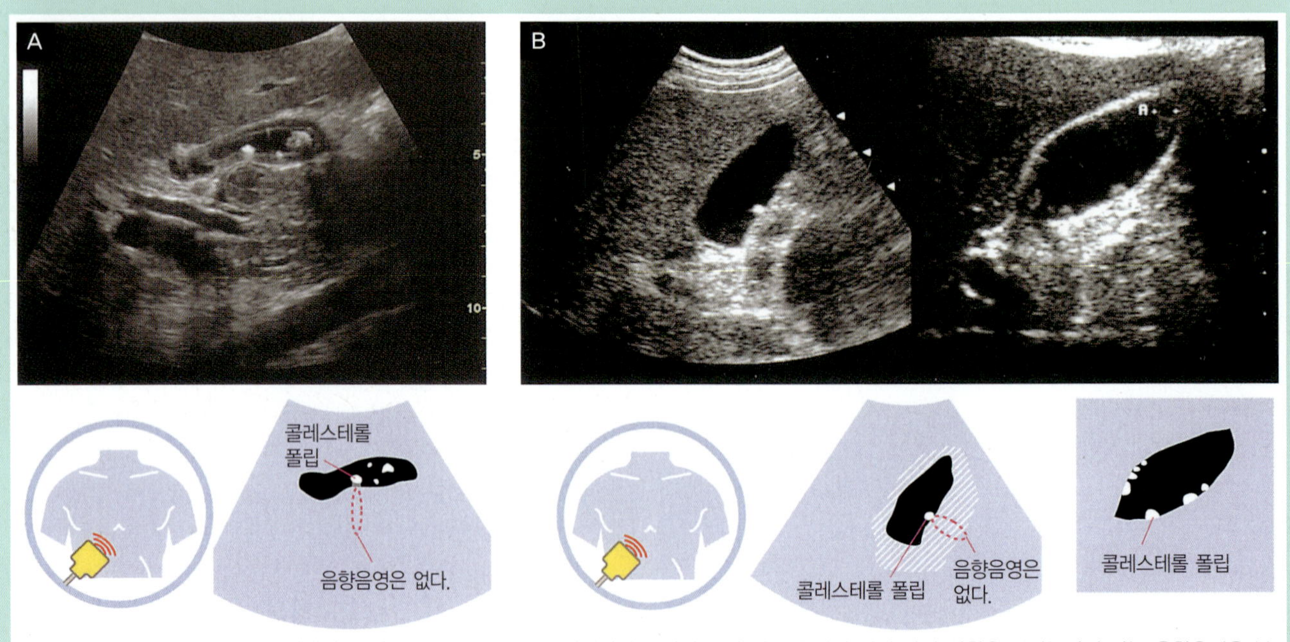

A : 담낭내강에 담즙보다 에코레벨이 높아(high echo) 하얗게 나타나는 별사탕 모양 폴립이 다발하고 있음을 알 수 있습니다.

B : 담석에서는 뒤에 검게 띠를 형성해 뒤의 상태 관찰을 불가능하게 하는 음향음영을 볼 수 있는 경우가 많은데 콜레스테롤 폴립에서 음향음영은 볼 수 없습니다.

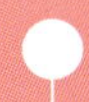

간 : 지방간, 간경변, 간낭포, 신낭포, 간종양 보는 법

지방간(fatty liver)

● 지방간이란, 그야말로 간에 지방이 축적된 상태를 말합니다. 영양의 과잉섭취(excessive intake)에 의한 것과, 알콜성(alcoholic)이 대부분입니다. 거위와 오리에게 강제로 필요 이상의 영양분을 투여하고 운동을 시키지 않아서 커진 지방간으로 만든 프랑스 요리가 푸아그라(foie gras)입니다.

● 지방이 초음파 영상에서 어떻게 보이는지 알면 지방간도 상상할 수 있겠지요.

● 초음파에서는 수분은 검게(저에코, low echo) 보이는데, 지방은 비교적 하얀(고에코, high echo) 조직으로 보입니다. 게다가 초음파는 지방을 통과하기 어려워 깊이 들어갈수록 감쇠가 보입니다. 즉 표면에 가까운 부분은 하얗고 뒤로 갈수록 점점 검게 보입니다.

● 초음파로 지방간을 볼 때의 포인트는 다음의 세 가지입니다.

① 간의 실질 에코레벨이 상승(하얗게 보인다, **그림 1**).

② 간에 침착된 지방에 의해 초음파가 흩어져 깊은 곳에서 초음파 감쇠가 일어난다(**그림 2**).

③ 오른쪽 신장과 간을 비교하면 간이 더 하얗게 보인다(간신[肝腎]콘트라스트, **그림 3**).

지방간, 간경변, 간낭포, 간종양의 초음파검사 정리 포인트

● 지방간은 하얀 조직으로 보이고 표면에 가까운 부분은 하얗고 깊어질수록 점점 검게 보입니다.

● 간경변에서는 표면이 울퉁불퉁해지고 가장자리는 뭉툭해집니다. 내부초음파는 정상간과 비교하면 거칠게 보입니다.

● 낭포의 대부분은 원형이나 타원형입니다. 내부는 무에코로 검고, 그 뒤는 음향이 증강해 하얗게 보입니다.

● 간의 지방침착은 전체적으로 균일하게 발생한다고는 할 수 없습니다. 얼룩얼룩하게 보이는 경우도 있습니다.

간경변(hepatic cirrhosis)

● B형 또는 C형간염과 알콜성 간염 등에 의한 간염이 만성적으로 지속되어 서서히 간세포가 파괴되고 재생하는 과정을 되풀이하면 간은 본래 가지고 있던 부드러움과 기능을 상실합니다. 이것이 간경변입니다.

● 우리나라에서는 간경변의 70%정도가 B형 만성간염에 의한 것으로 여겨집니다.

● 간세포의 사멸, 재생, 섬유화 등이 진행하는 것을 생각하면서 어떻게 형태가 변하는지, 초음파영상에서는 어떻게 보이는지를 생각해 주세요.

그림1 지방간 A, B 모두 아래에 이상부위를 제시합니다.

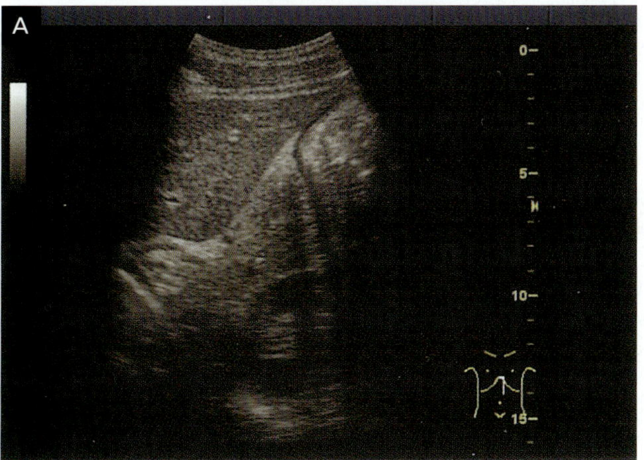

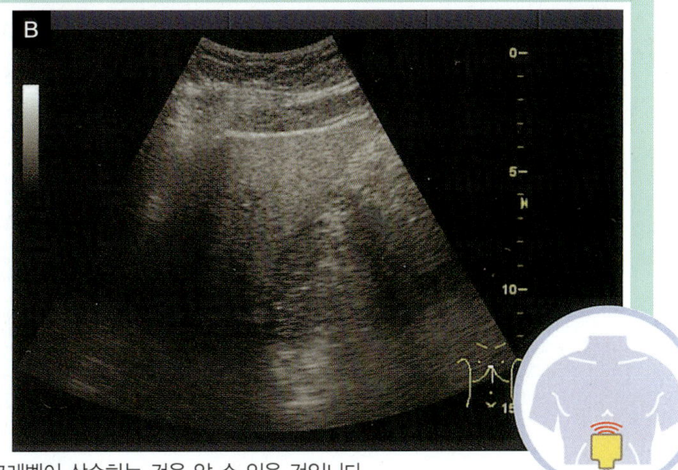

● 왼쪽의 정상 간(A)과 비교하여 오른쪽의 간(B)은 하얗게 보이고 실질 에코레벨이 상승하는 것을 알 수 있을 것입니다.

그림2 지방간에서의 간신(肝腎) 콘트라스트

A, B 모두 아래에 이상부위를 제시합니다.

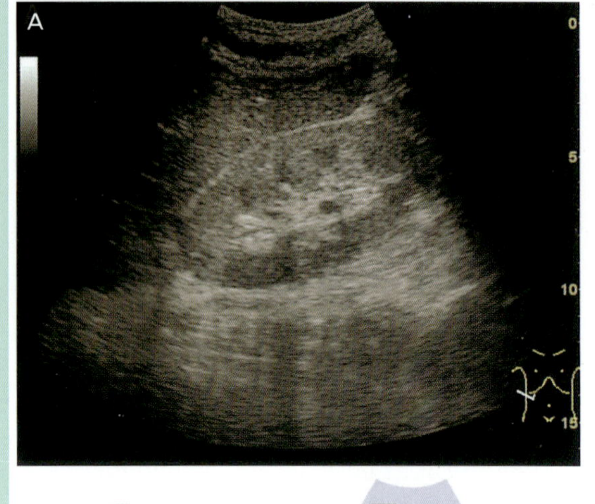

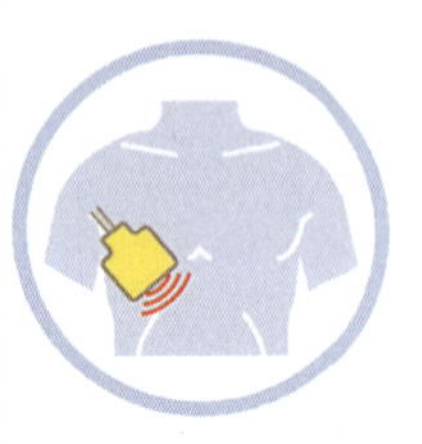

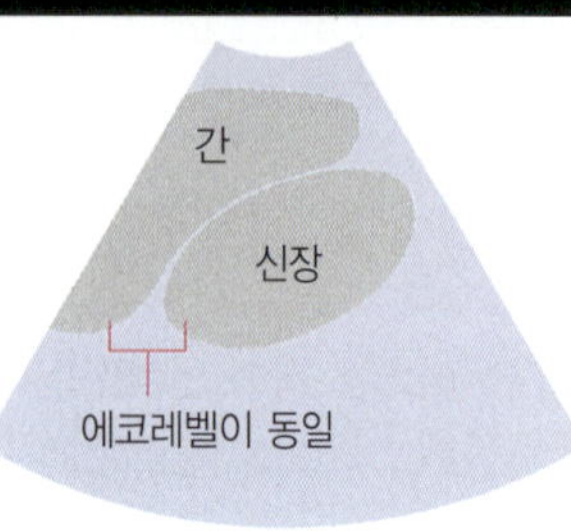

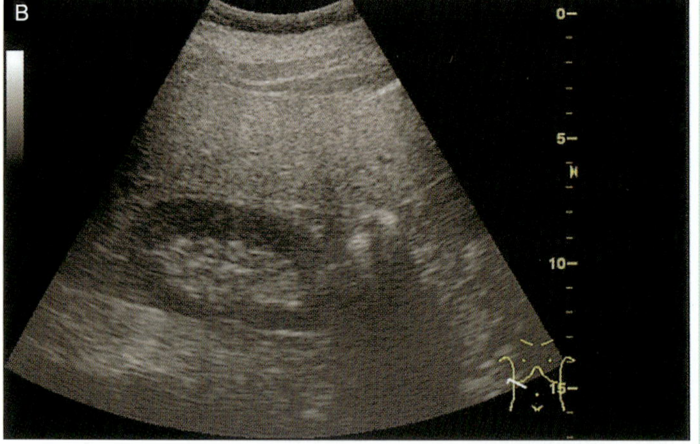

A : 왼쪽은 정상 간입니다. 같은 실질장기인 신장과 비교하여 에코레벨이 거의 같습니다.

B : 오른쪽 지방간에서는 신장의 실질에 대해 간은 하얗게 보이고 간과 신장의 콘트라스트가 보입니다.

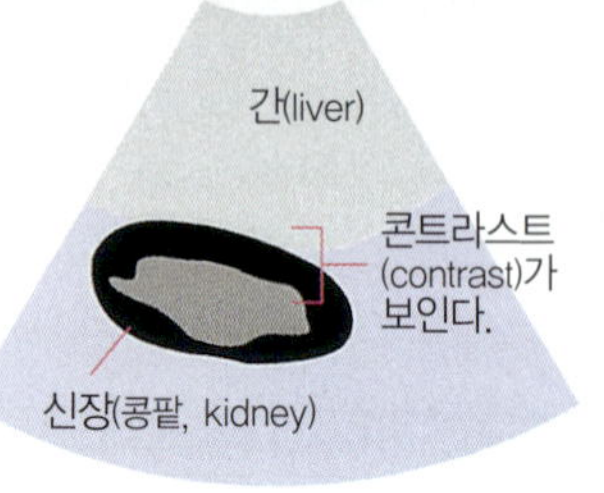

그림3 지방간의 심부에서 초음파 감쇠

B는 오른쪽 아래에 이상부위를 제시합니다.

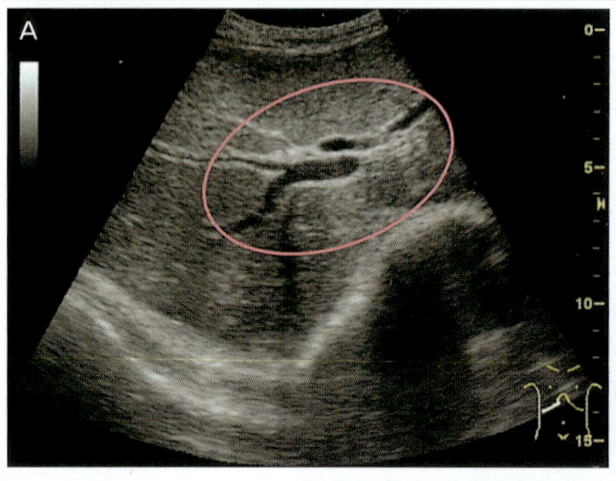

- 왼쪽의 정상 간(A)에서는 간내의 혈관(○)이 잘 나타나고 깊은 부분에서도 초음파 감쇠는 별로 없어 비슷하게 보입니다.
- 오른쪽의 지방간에서는 혈관의 표현이 거의 불가능하며 체표에 가까운 위쪽이 하얗고 심부인 사진 아래쪽은 급속하게 검어져 초음파가 감쇠하고 있음을 알 수 있습니다.(B, C)

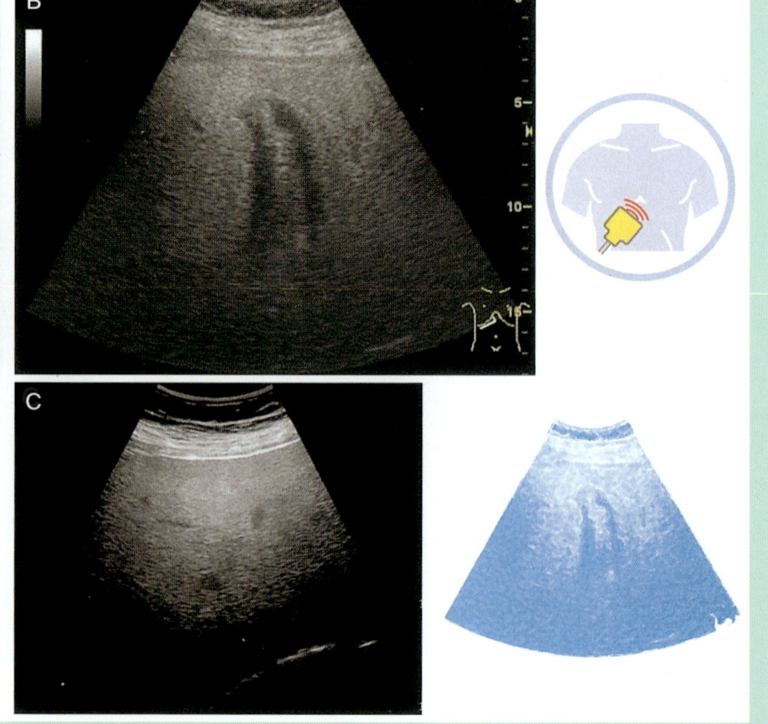

그림4 정상간과 간경변①

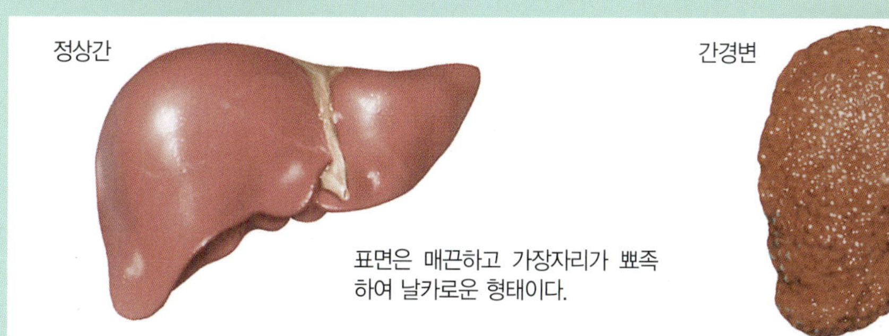

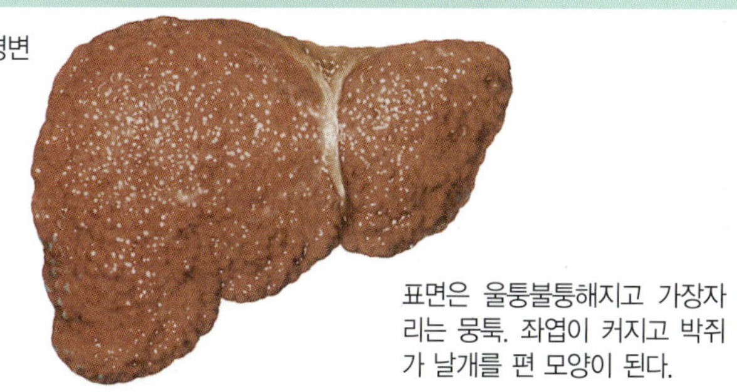

그림5 정상간과 간경변②

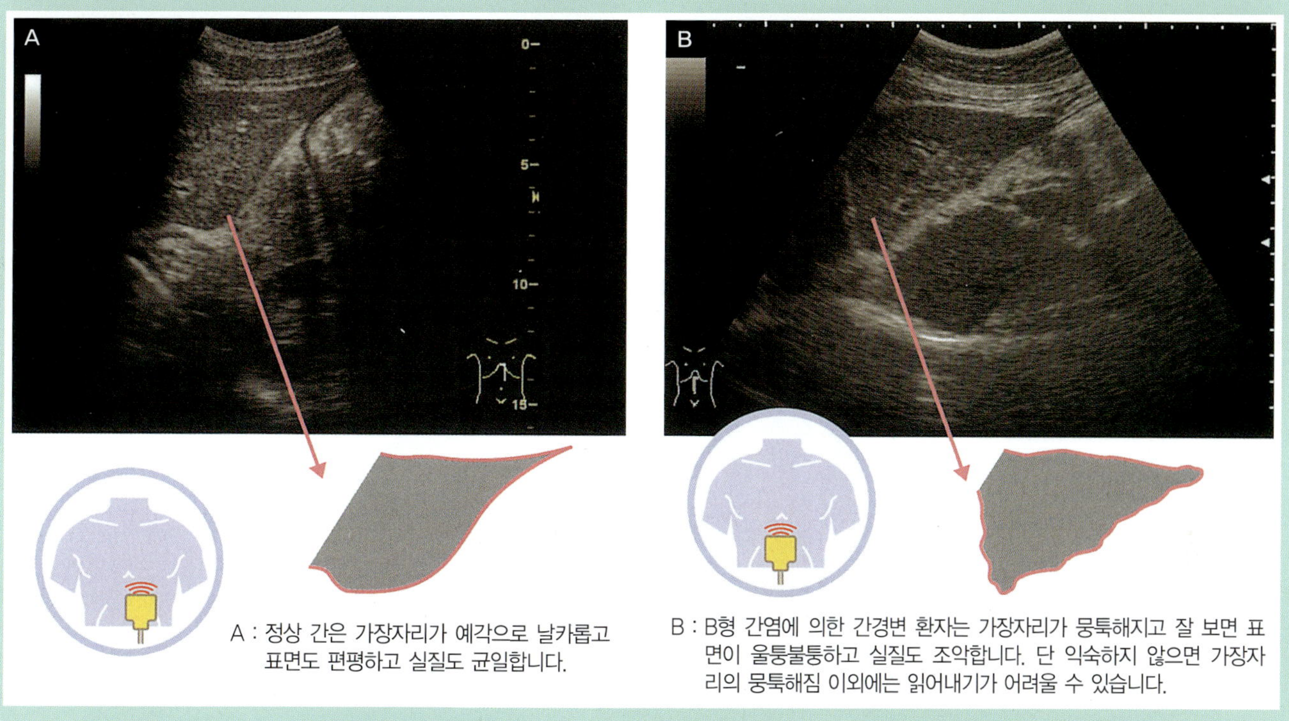

A : 정상 간은 가장자리가 예각으로 날카롭고 표면도 편평하고 실질도 균일합니다.

B : B형 간염에 의한 간경변 환자는 가장자리가 뭉툭해지고 잘 보면 표면이 울퉁불퉁하고 실질도 조악합니다. 단 익숙하지 않으면 가장자리의 뭉툭해짐 이외에는 읽어내기가 어려울 수 있습니다.

- 간의 형태변화는 다음이 포인트입니다.(그림 4, 5)
- 먼저 크기가 변합니다. 바이러스성, 알콜성 등의 원인에 의해서도 달라지는데, 우엽이 위축되고 좌엽이 커져서 박쥐가 날개를 편 형태가 됩니다.
- 간경변이 되면 간은 단단해져 문맥혈이 간으로 흘러가기 어려워지는데, 우엽보다 좌엽이 아직 문맥혈이 흐르기 쉬우므로 좌엽이 커집니다.
- 표면과 가장자리 모양도 변합니다. 표면이 울퉁불퉁해지고 가장자리는 뭉툭해집니다. 표면의 울퉁불퉁한 정도는 작은 결절부터 커다란 혹까지 다양합니다. 정상인 경우에는 매끈하고 가장자리는 뾰족해 보입니다.
- 특히 실질의 에코가 달라집니다. 정상 간과 비교하여 내부에코는 거칠어져 균일하지 않습니다. 비교해보지 않으면 이해하기 어려운데 "거칠다"는 인상입니다.
- 간세포암(간암, hepatoma)이 동반되는 경우가 있습니다.
- 간 이외의 변화는 병태에 따라 다른데, 간의 변화와 함께 문맥압항진(portal hypertension)이 수반되어 다음의 소견을 볼 수 있는 경우가 적지 않습니다.

  ① 복수(그림 6)

  ② 담낭벽 비후

그림6 간경변에 수반되는 간의 변화와 복수

A, B 모두 아래에 이상부위를 제시합니다.

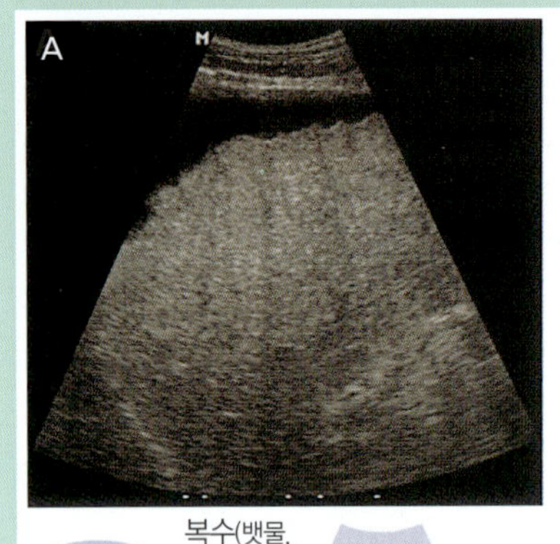

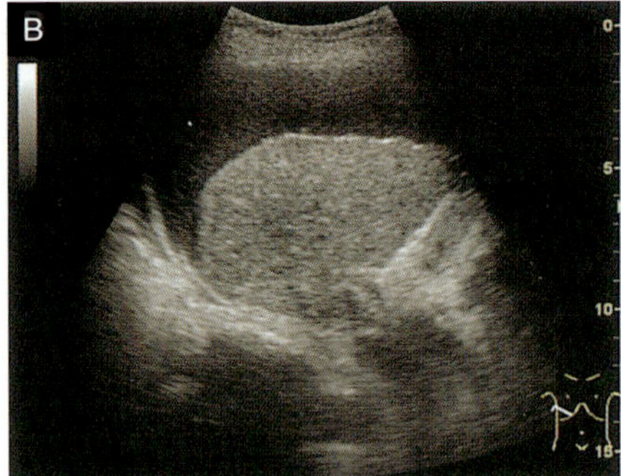

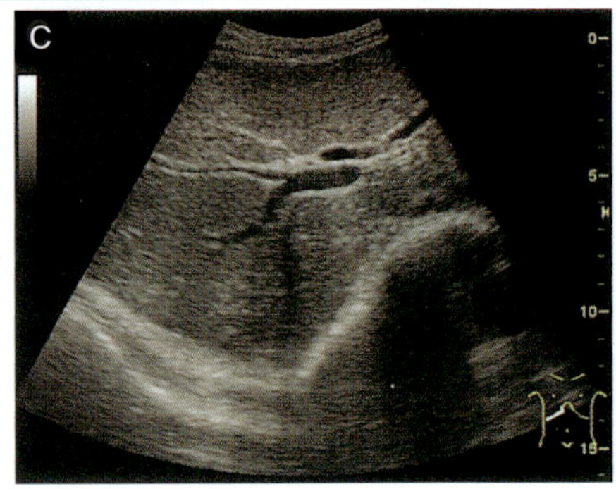

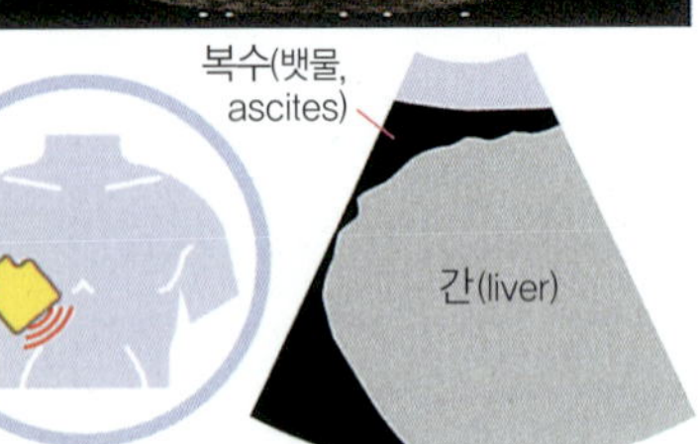

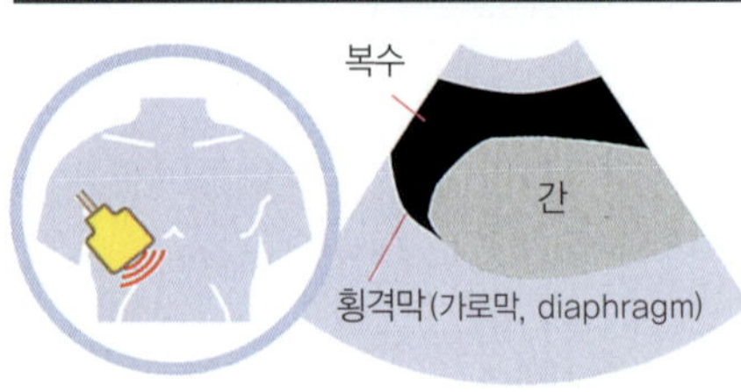

- A, B는 간경변이고 C는 정상간입니다.
- 간의 우엽은 위축되고 표면은 울퉁불퉁하며 실질 에코도 거칩니다. (A, B)
- 주변의 검게 보이는 부분을 에코프리 스페이스(메아리없는 공간, echo free space)라고 하며 복수가 차 있음을 나타냅니다. 복수 속에 떠있는 울퉁불퉁한 것이 위축된 우엽입니다.

그림7 간낭포

A, B 모두 아래에 이상부위를 제시합니다.

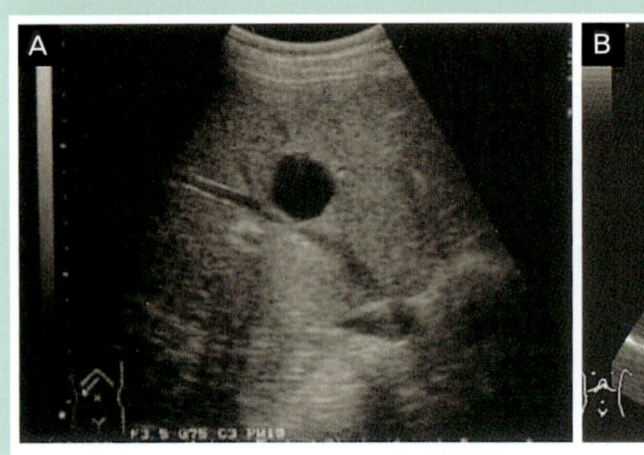

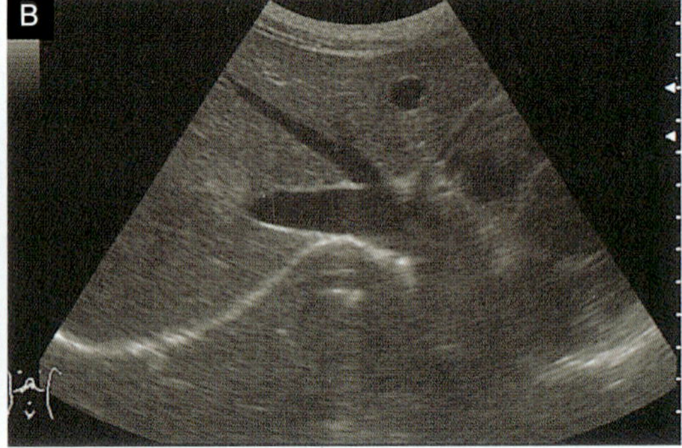

A : 후방 초음파의 음향효과를 확실히 알 수 있을 것입니다.

B : 이러한 작은 낭포에서도 잘 보면 음향증강을 확인할 수 있습니다. 검게 보이는 둥근 것으로 벽의 구조는 확실하지 않고 후방의 음향증강을 수반하는 전형적인 낭포입니다.

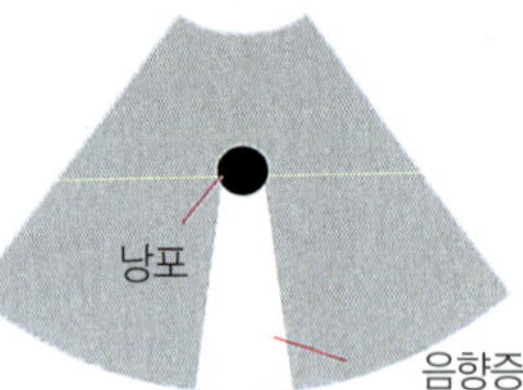

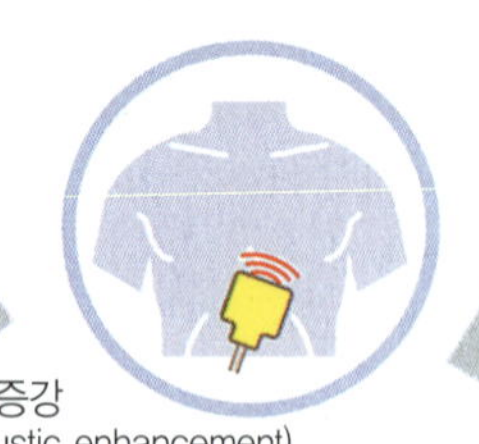

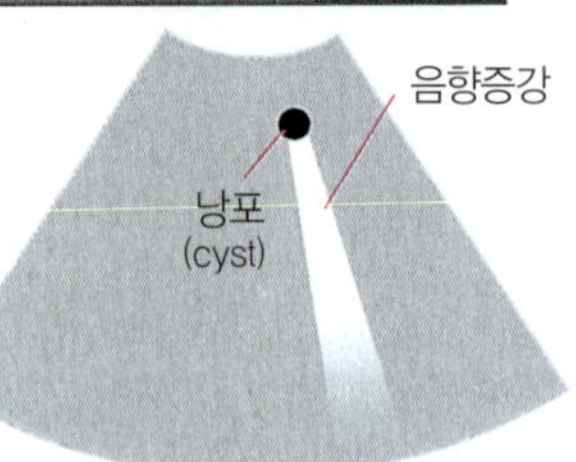

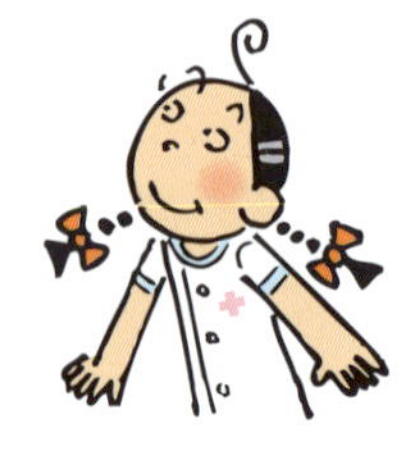

③ 비종대(splenomegaly)

④ 측부혈행로의 발달

간낭포, 신낭포

- 간낭포와 신낭포를 살펴보겠습니다.(그림7, 8) 양쪽 모두 간, 신장의 종괴를 형성하는 병변 중에서 가장 빈도가 높은 것인데 보통 병적인 의의는 거의 없습니다.
- 낭포는 중년 이후에 생기는 경우가 많고 고령일수록 발생빈도가 높아 노화에 동반되는 변화라고도 생각할 수 있습니다.
- 독립성 낭포와 달리 다낭포신(polycystic kidney)에서는 신장이 낭포에 점거되어 신부전(renal failure, kidney failure)이 됩니다.

● 낭포의 크기는 다양한데 대부분이 원형이나 타원형으로 내부는 무에코로 검게 보입니다. 작은 낭포에서는 보지 못하는 경우도 있는데 낭포의 뒤쪽에서는 초음파가 증강되어 하얗게 보입니다. 이것을 음향증강이라고 합니다.

간종양(간암, hepatoma)

● 간의 종양성 병변 중에 앞서 말한 낭포는 매우 알아보기 쉬울 것입니다.

● 그러나 간경변에 합병하는 간세포암과 전이성 간암 등을 보는 것은 익숙하지 않으면 상당히 어려울 것입니다.

● 이 페이지를 처음 읽기 시작한 분에게는 죄송하지만 간종양을 보려면 초음파가 아니라 CT나 MRI에게 맡기는 것이 무난합니다. 적어도 간호사 여러분이 이 병변을 발견하기 위해 훈련을 할 필요는 없을 것입니다.

● "그래도 찾아내고 싶은"분은 **그림9**에서 종양을 찾아보십시오.

그림8 신낭포와 다낭포신

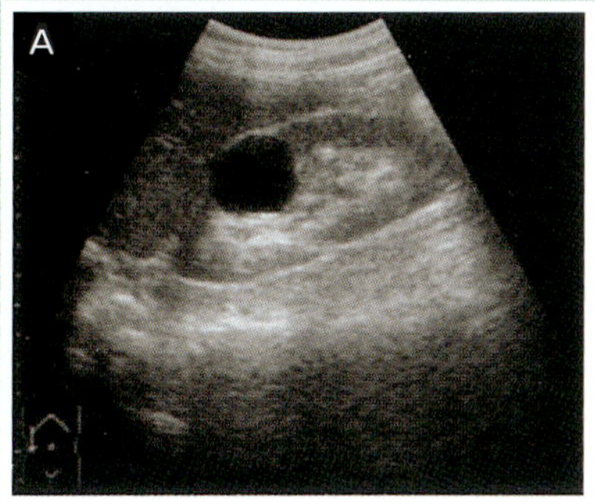

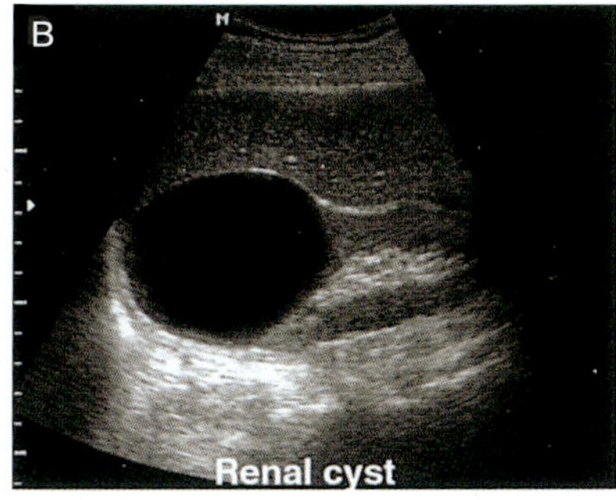

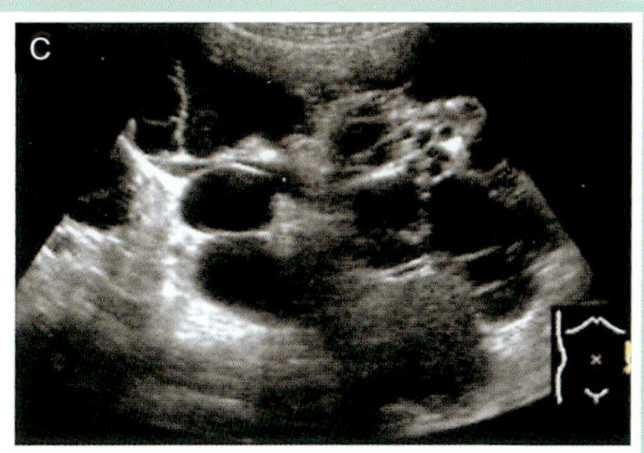

A, B : 낭포는 원형이나 타원형으로 내부는 깨끗한 액체이기 때문에 검은 무에코입니다. 보통은 벽이 얇기 때문에 확실히 보이지 않습니다. 뒤쪽의 음향증강은 알아보기 힘들지도 모릅니다.

C : 다낭포신의 초음파소견입니다. 다양한 크기의 낭포가 있는데 정상 신실질을 전혀 확인할 수 없습니다.

그림9 간의 종양

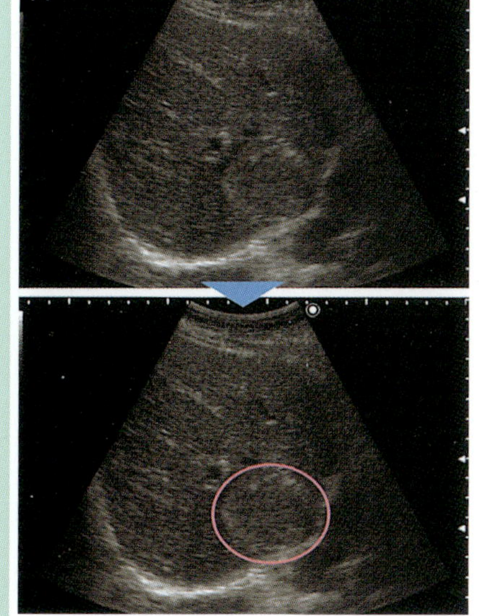

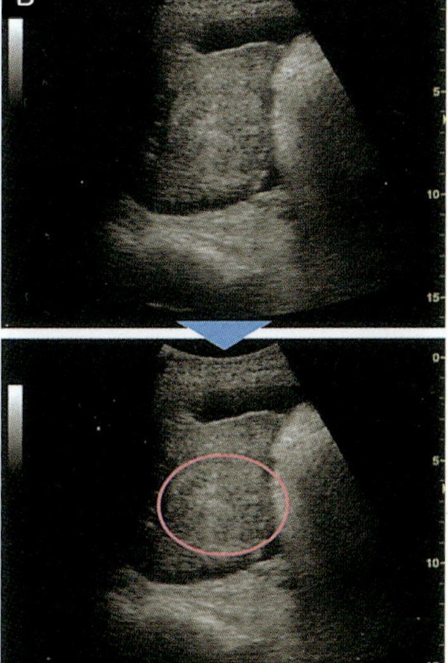

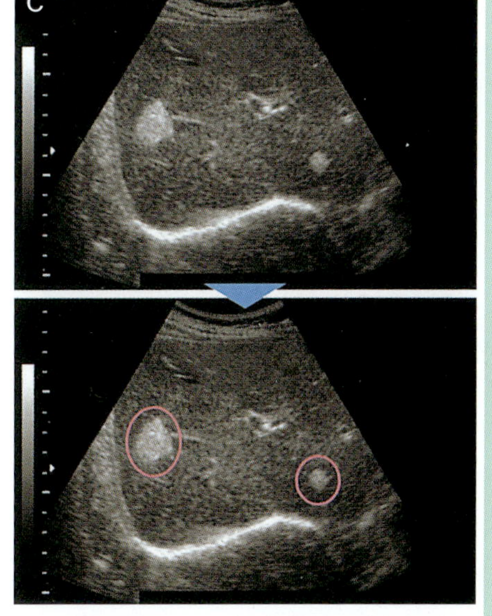

A : 식도암의 간전이 소견입니다.

B : 만성 C형간염에서의 간경변에 간세포암이 합병되었고 복수도 보입니다.

C : 간혈관종입니다. 뒤쪽의 음향음영을 수반하지 않는 고에코(흰색)로 보입니다.

기타 복부초음파영상 : 복수, 수신증, FAST 보는 법

복수(뱃물, ascites)

● 간경변과 복막염, 전신성 부종에 수반되어 복수가 차는 경우가 있습니다. 복강 내에 액체가 고이면 투명한 복수가 아니어도 초음파상으로는 저에코로 찍혀 검게 표현됩니다.

● 실제로는 액체이므로 복강 내의 낮은 부분과 장기 사이에 고입니다.

● 앙와위에서의 복강 내의 낮은 부분을 상상해보면 복수가 잘 보이는 장소를 알 수 있을 것입니다.(그림1)

● 개복술(배벽술, laparotomy) 후에 복부에 드레인(drain)을 유치해 두는 다음의 장소가 낮아서 액체가 고이기 쉬운 부위입니다.(그림2, 3)

- 횡격막하(subdiaphragmatic)
- 모리슨와(간과 우신장 사이)
- 비장과 좌신장 사이
- 더글라스와(culdesac Douglas, 여성의 직장과 자궁 사이. 남성에게서는 직장과 방관 사이이며 정확히는 더글러스와라고는 하지 않습니다)

수신증(물콩팥증, hydronephrosis)

● 소변은 신장(콩팥, kidney)에서 만들어집니다. 소변의 배출이 방해를 받아 점점 축적된 소변에 의해 신장에 압력이 가해진 상태가 수신증입니다.

● 초음파검사에서는 신우에서 신배가 확장되지만 수분인 소변이 모여 확장되므로 저에코로 보입니다.

● 수신증 상태가 장기간 지속되면 신장에 압박으로 인한 손상이 더해져 신장의 실질이 위축되어 얇아집니다.

● 요관과 방광, 요도 등에 소변의 배출을 방해하는 원인이 있으면 모두 수신증을 초래하는 원인이 됩니다.

● 응급외래 등에서 때때로 보는 것은 요관결석(요관돌, ureterolith)과 신경인성방광(neurogenic bladder)에 의한 요로폐색 등일 것입니다. 요관결석에서의 수신증은 보통 편측성(쪽치우침, laterality)이므로 좌우를 비교해보면 쉽게 알 수 있을 것입니다.(그림4, 5)

복수, 수신증, FAST의 초음파검사 정리 포인트

● 복강 내에 액체고임이 있으면 저에코(검은색)로 보입니다.

● 초음파검사에서는 신우에서 신배가 확장됩니다. 수분인 소변이 고여 확장되므로 저에코(검은색)로 보입니다.

● FAST는 쇼크의 원인으로서의 흉강, 복강 및 심낭의 액체고임 검색만을 목적으로 합니다.

FAST

● 외상 환자를 치료할 때 최근에 자주 들을 수 있는 초음파검사에 관련된 말입니다.

● FAST란, Focused Assessment with Sonography for Trauma의 머리글자를 딴 것으로 직역하면 "외상환자에서 초음파를 이용한 특정사항(체강 내 액체고임)의 신속한 평가" 정도가 될 것입니다.

그림1 복수의 고임부위

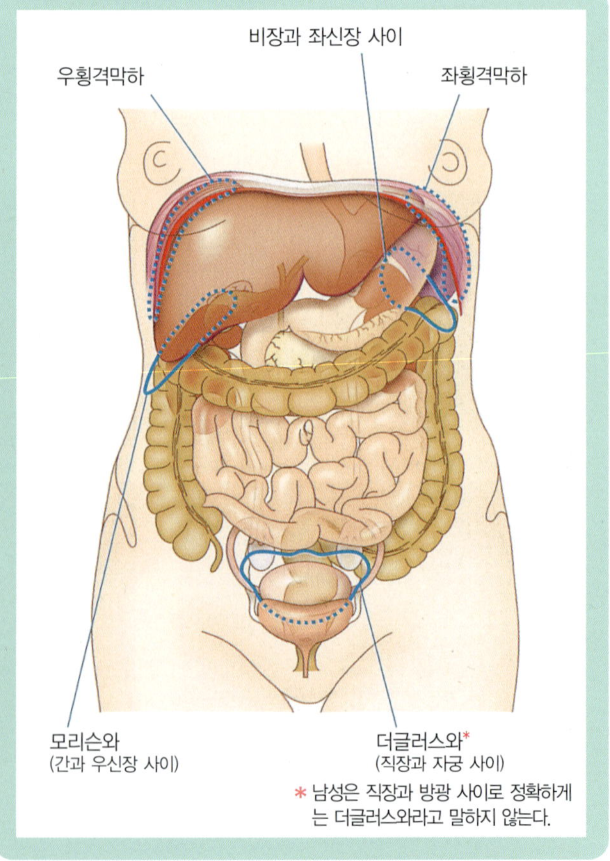

그림2 복수고임의 초음파소견 A, B 모두 오른쪽에 이상부위를 제시합니다.

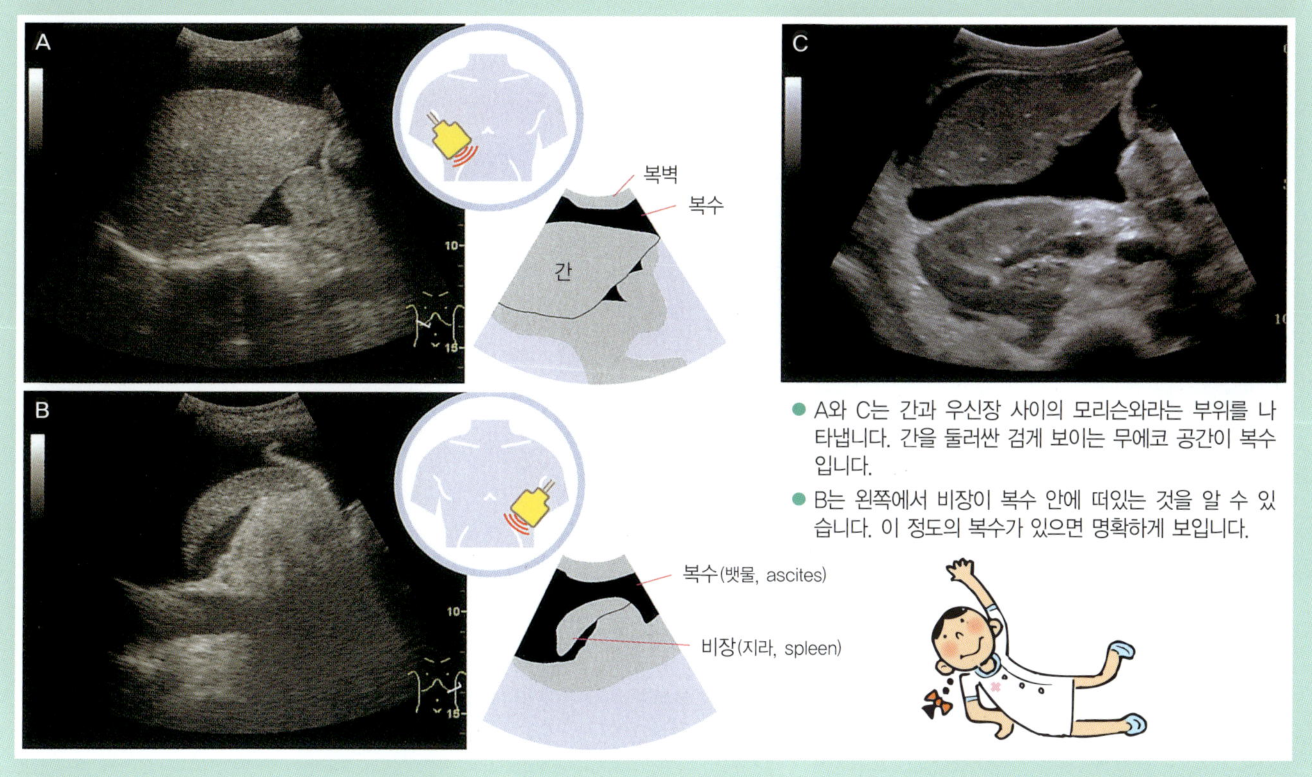

- A와 C는 간과 우신장 사이의 모리슨와라는 부위를 나타냅니다. 간을 둘러싼 검게 보이는 무에코 공간이 복수입니다.
- B는 왼쪽에서 비장이 복수 안에 떠있는 것을 알 수 있습니다. 이 정도의 복수가 있으면 명확하게 보입니다.

그림3 소량의 복수 고임

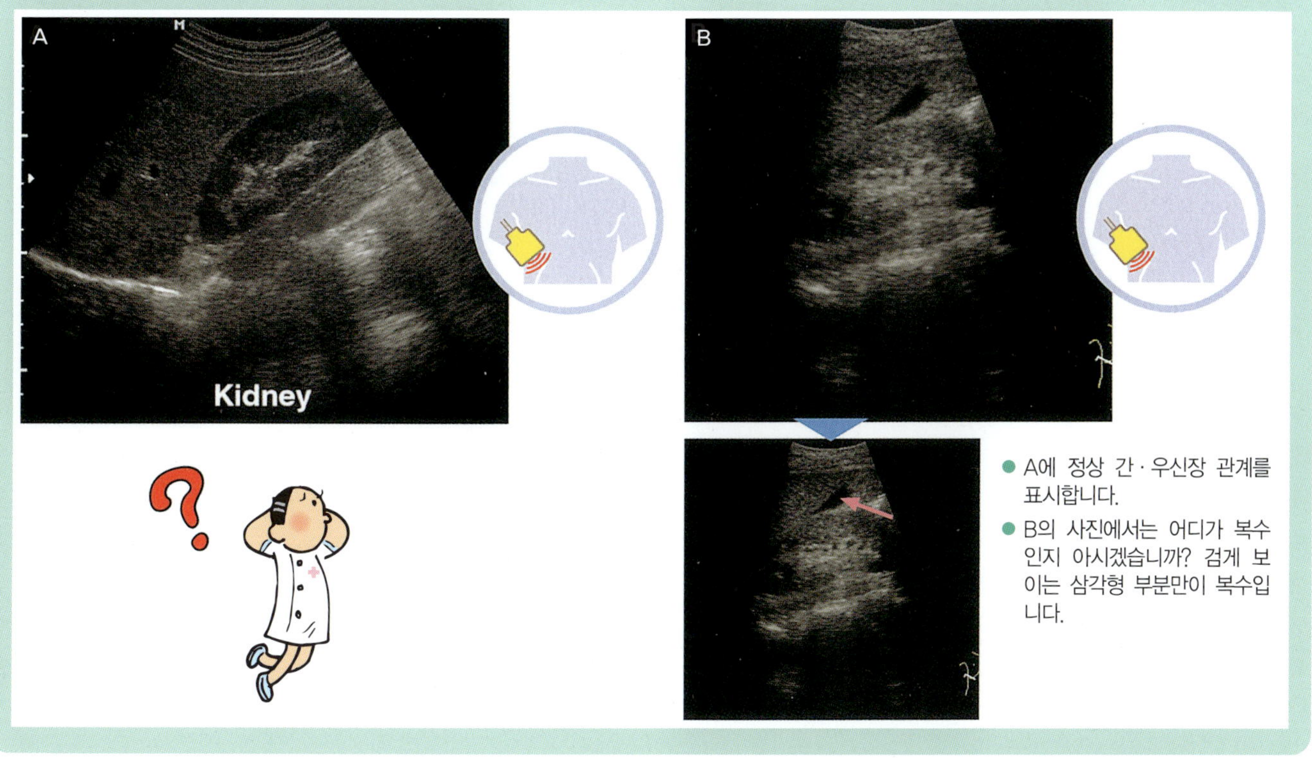

- A에 정상 간 · 우신장 관계를 표시합니다.
- B의 사진에서는 어디가 복수인지 아시겠습니까? 검게 보이는 삼각형 부분만이 복수입니다.

그림4 우수신증

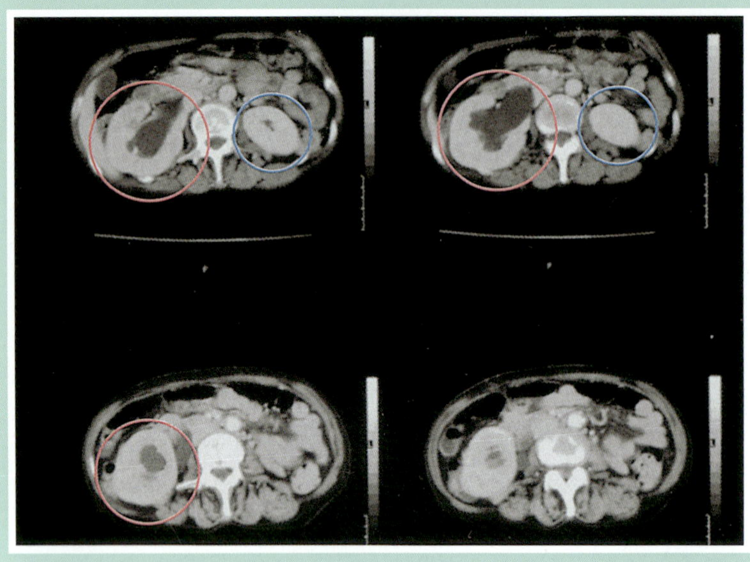

● 우신(○)과 좌신(○)을 비교해보면 우신우에서 신배가 검게 확장되어 있음을 알 수 있습니다. 아래 일러스트에서 확장의 모양을 기억해 주세요.

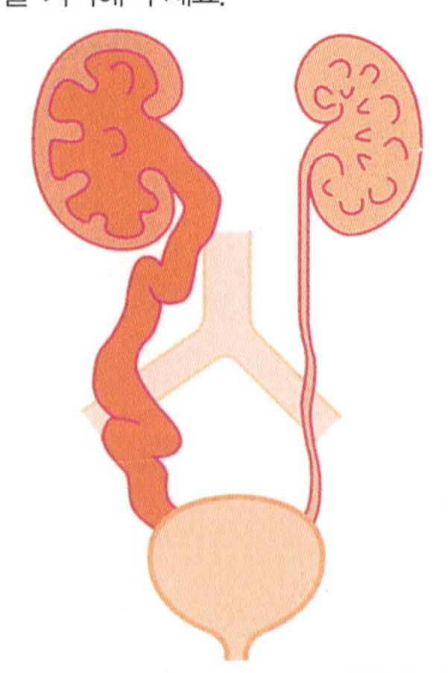

그림5 우요관결석에 의한 우수신증 A, B 모두 아래에 이상부위를 제시합니다.

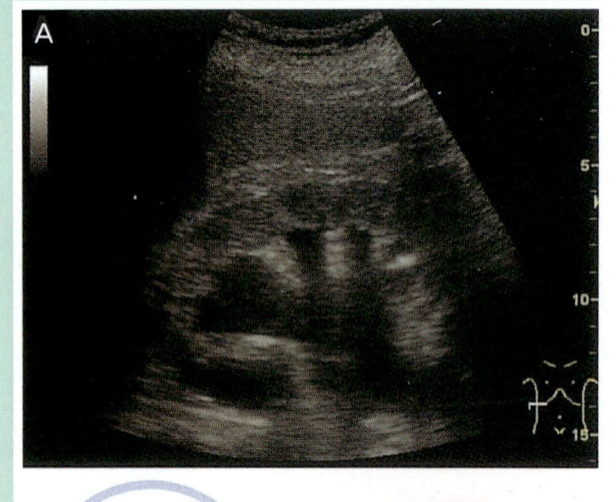

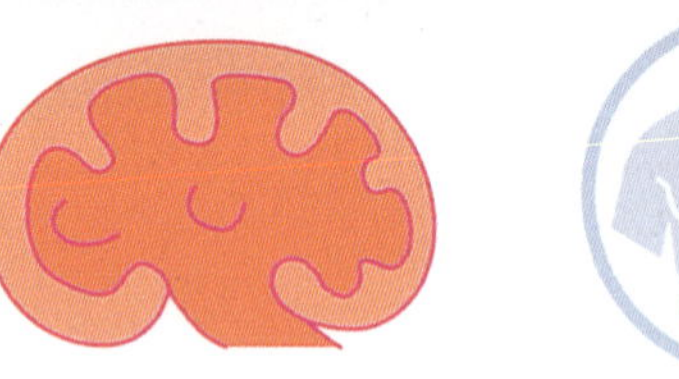

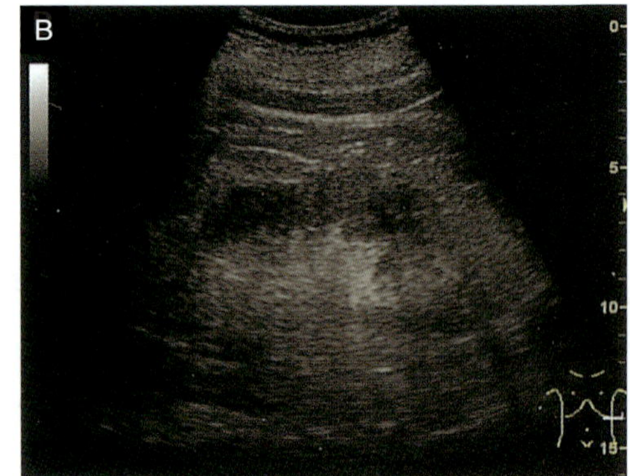

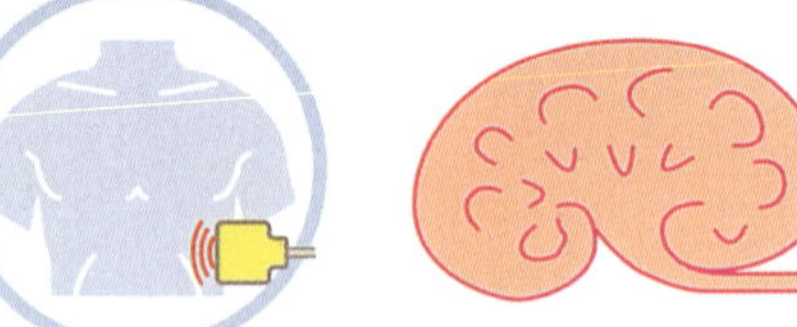

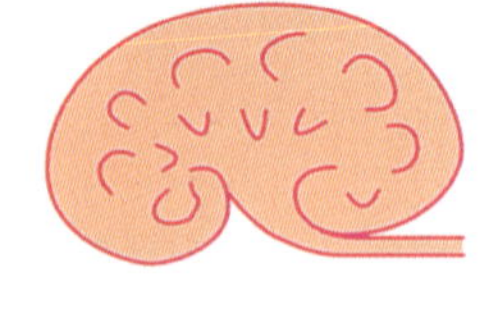

● 우요관결석 때문에 혈뇨와 우하복부부터 허리 통증으로 내원한 환자의 초음파 소견입니다.

● B(정상)와 비교해보면 A의 신우에서 신배에 소변이 고여 저에코로 확장되어 있는 것을 알 수 있습니다.(저에코는 검게 보입니다.)

● 외상 환자의 쇼크의 원인으로 90%이상은 출혈성쇽(hemorrhagic shock)이라고 하는데 그 출혈의 원인은 체표에서는 볼 수 없는 체강 내에 있습니다. 흉강, 복강과 후복막강(복막후강, retroperitoneal space)이 3대 출혈부위입니다.

● 특히 외상에서 쇼크의 중요한 원인으로 심장눌림증(cardiac temponade)이 있습니다.

● FAST는 쇼크의 원인으로서의 흉강, 복강 및 심낭의 액체고임 검색만을 목적으로 한 신속 간이 초음파검사를 말합니다.(그림6)

● 외상 이외에는 사용하지 않으니 주의해 주세요. FAST의 "T"는 Trauma(외상)의 "T"입니다.

그림6 외상환자의 초음파검사

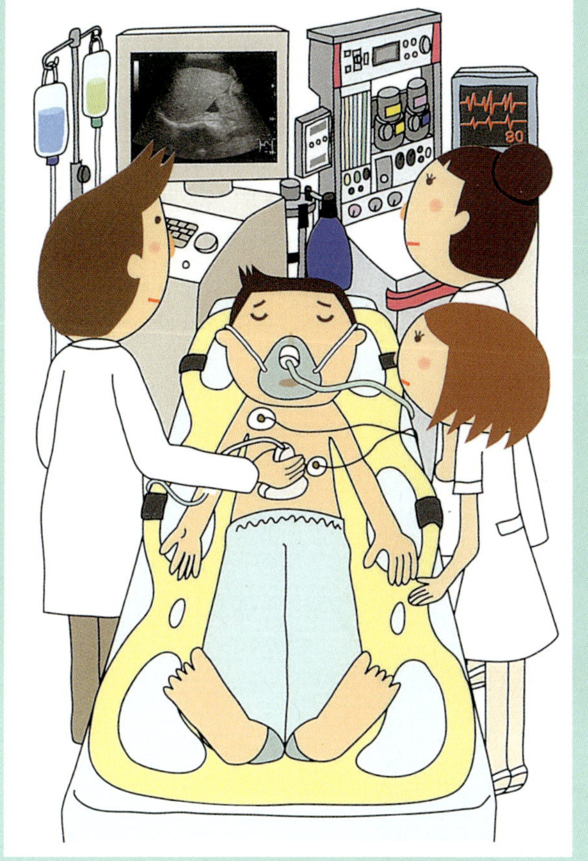

column 이 정도까지 보이는 태아의 초음파

초음파 영상을 입체적으로 재구축함으로써 이렇게까지 태아를 선명하고, 입체적으로 그려낼 수 있습니다.

방사선을 사용한 CT가 아닙니다.

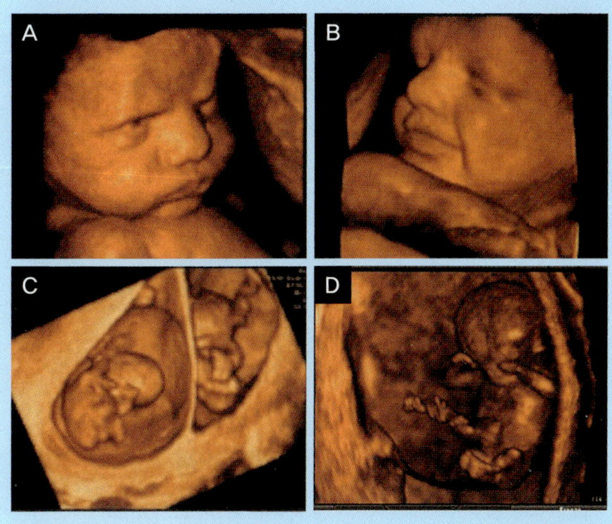

그림1 태아의 초음파 영상(A~D)

- 어머니 뱃속의 아기 표정까지 볼 수 있습니다. C영상은 쌍둥이(twins)의 모습입니다.

coffee break

- **복수**(ascites)란 복강 내에 장액성액체가 괸 상태를 말하며, 복수는 혈액 중의 액체성분의 일부가 혈관벽으로부터 누출된 것으로서, 염증성 삼출액은 제외된다. 누출액은 삼출액보다 비중이 작고 단백질의 함유량이나 세포성분이 적은 투명액체지만 질환에 따라서는 혈성인 경우도 있다.

비장(지라)이 붓는 펀치병, 결핵성 또는 암성의 복막염(peritonitis), 간경변 · 신부전 외에도 심장병으로 심장이 쇠약해졌을 때 나타나기도 하며 결코 가벼운 병상은 아니다.

가급적 입원치료하는 것이 바람직하며, 안정을 취하고 수분이나 식염을 제한한 식이요법과 이뇨제(diuretic)를 사용하여 요로 배출하게 하거나 때로는 천자에 의하여 배출하기도 한다.

- **췌장염**(pancreatitis)이란 췌장(이자)의 염증성 병변이다. 췌장에서 만들어내는 소화효소(digestive enzyme)는 소화작용이 없는 상태로 분비되어 소장(작은창자)에서 소화작용을 하게 되므로 소장에서만 작용할 뿐 췌장에서는 작용하지 않고 췌장에서는 스스로 소화되는 것을 막는 물질을 분비하여 췌장을 소화시키지는 않는다. 췌장에서 분비한 소화효소가 어떤 이유로 췌장에서 소화작용을 나타내어 췌장을 소화시키면 염증이 생기는데, 이렇게 췌장에 생긴 병이 췌장염으로 크게 급성 췌장염(acute pancreatitis)과 만성 췌장염으로 나눌 수 있다.

6 MRI

정상 두부MRI의 예

T1 강조영상

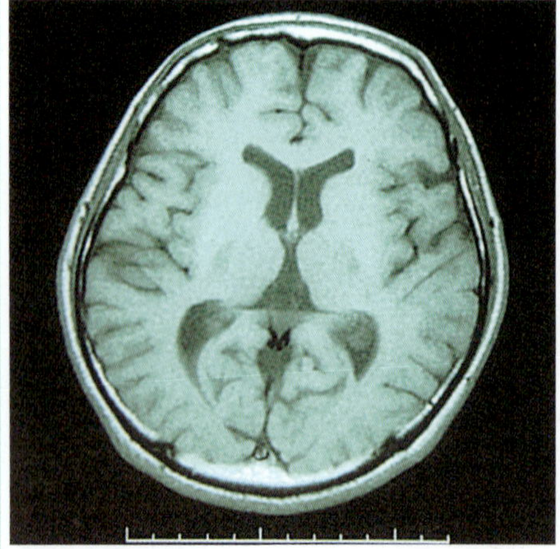

T2 강조영상

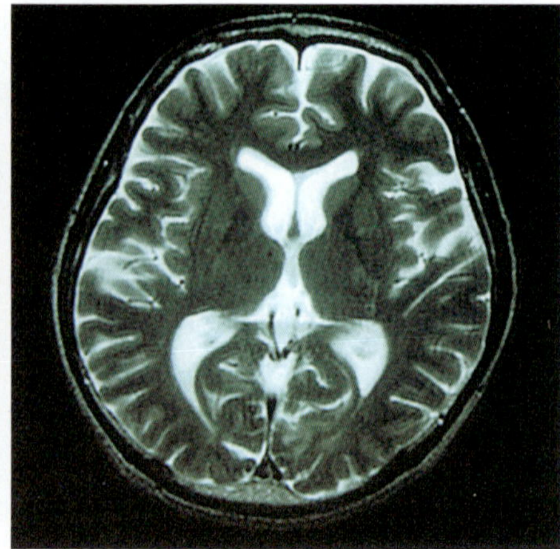

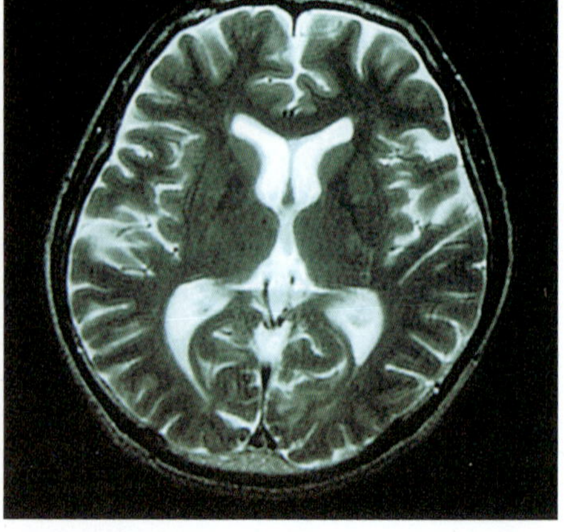

FLAIR 영상

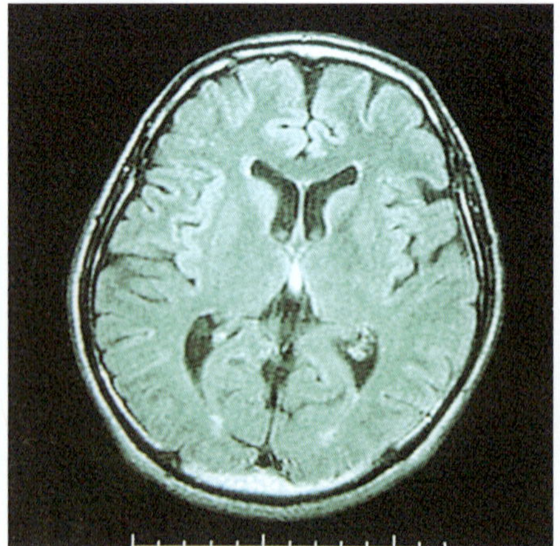

확산강조영상

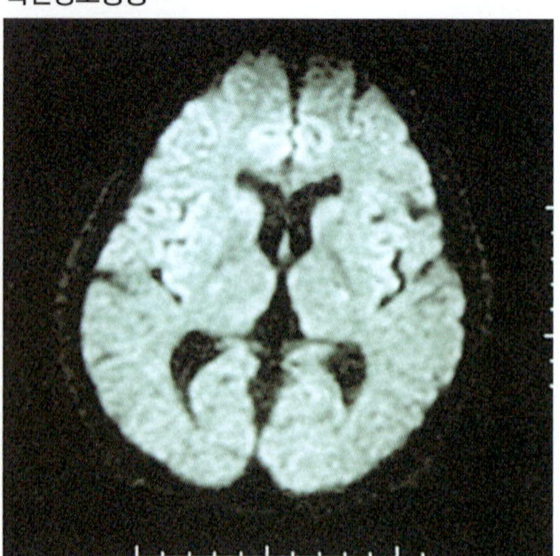

MR 혈관조영

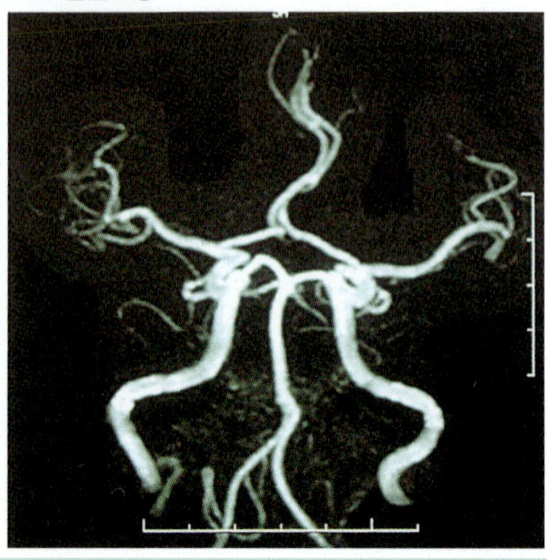

항목 일람

- 뇌경색
- 추간판헤르니아
- 척수손상
- MRCP(MR에 의한 담관이자조영술)
- MR 혈관조영 (MR angiography)

- CT와 비슷하게 보이지만, 단순히 "백" "흑"으로 판정할 수 없습니다. 촬영방법의 차이에 따라 왼쪽 다섯 가지의 대표적인 영상으로 표현할 수 있으며 각각의 특징을 고려하여 진단하게 됩니다.

뇌경색 보는 법(CT와 MRI 비교)

뇌경색 조기진단에 MRI가 필수

● 종래 뇌경색은 CT로 진단해왔습니다. 의식장해나 마비가 있고 CT로 출혈을 나타내는 명확한 "백"이 없으면 뇌경색으로 판단하고 다음날 다시 CT를 시행하여 경색을 나타내는 "흑"이 있으면 '역시 뇌경색이었구나' 하고 확인해왔습니다. 뇌경색에 대한 치료가 존재하지 않았기 때문에 명백한 CT 소견이 관찰될 때까지 기다렸던 것입니다.

● 혈전용해제(recombinant tissue plasminogen activator, rt-PA)를 미세도관을 이용하여 막힌 뇌동맥의 혈전 내부에 직접 주입하여 혈관을 재개통 시키고자 하는 혈전용해술이 3시간 이내의 급성 뇌경색 환자에게 효과적인 치료임이 입증되면서, CT에서 명확한 소견을 볼 수 없는 발병 3시간 이내의 뇌경색 환자가 조기치료의 대상이 되고, 따라서 갑자기 MRI가 주목받게 되었습니다.

● 지금까지 뇌경색으로 환자가 마비된 것을 그저 지켜볼 수밖에 없었던 상황이 적극적으로 치료를 요하는 상황으로 바뀌고 있습니다.

시간 경과에 따라 다른 뇌경색 영상

● 뇌경색이 발병하고 나서 영상 소견을 볼 수 있을 때까지의 시간을 CT와 MRI로 비교하여 생각해봅시다.

● CT는 발병 후 2~3시간 정도에 조기 소견이 보이기 시작하지만, 정확하게 뇌경색이라고 판단할 수 있는 "검은" 저흡수 영역이 관찰되는 것은 적어도 발병 후 수 시간 이후가 됩니다.

● MRI는 영상의 종류에 따라 다음과 같이 소견이 다르게 나타납니다(p.38~참조).

확산강조영상 : 발병 후 '1시간 이내'에 허혈 부위를 확인할 수 있습니다. 급성 뇌경색에서는 우선 세포의 부종이 일어납니다. 그 결과, 세포 속 물의 움직임이 제한되므로 확산강조영상에서 고신호(백)가 됩니다.

FLAIR 영상 : 발병 후 '수 시간 이내'에 경색 부위를 확인할 수 있습니다. 허혈 시간이 지속함에 따라 세포 외 공간으로 수분이나 단백질이 누출됩니다. 경색 부위는 역시 "하얗게" 고신호로 표현됩니다. T2 강조영상과의 차이는 뇌척수액이 하얗지 않다는 점입니다. 그래서 허혈에 의한 병소를 더 분명히 알기 쉽습니다.

T2 강조영상 : 발병 후 '수 시간에서 12시간 이후'에 경색 부위를 확인할 수 있습니다.
FLAIR법과 마찬가지로 물은 하얗게 찍히므로 세포외 부종이 나타나는 경색 부위는 하얗게 보입니다. T2 강조영상에서는 뇌실과 같이 뇌척수액이 있는 부분도 고신호(백)가 됩니다.

● 그림1~3의 증례를 통하여 발병 후 시간의 경과에 따라 영상이 어떻게 변화하는지를 살펴봅시다.

뇌경색 MRI 정리 포인트

- 급성 뇌경색에 대한 혈전용해술의 치료 효과가 입증되면서 뇌경색 병소를 조금이라도 빨리 확인할 수 있는 MRI가 뇌경색의 영상진단으로서 중요해졌습니다.
- MRI는 영상 종류에 따라 다르지만 빠르면 1시간 이내에 허혈 부위를 발견할 수 있습니다.
- CT와 MRI를 뇌경색의 시간 경과에 따라 비교하면 그 차이는 분명합니다. 현재 뇌경색은 조기에 진단하여 적극적으로 그 개선을 목표로 치료하도록 진료지침이 바뀌고 있습니다.

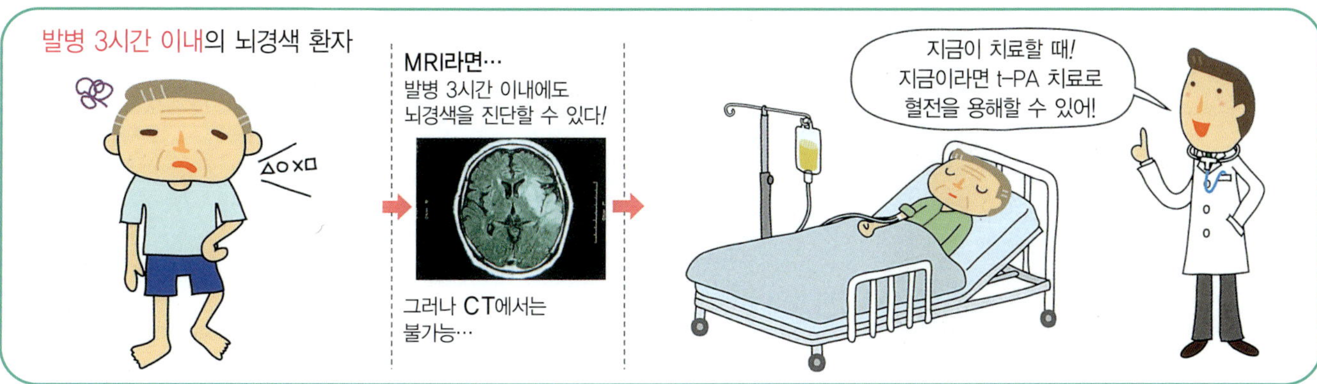

그림1 뇌경색 증례① 2시간 후 CT ~ 3시간 후 MRI ~ 48시간 후 CT

C~G의 위, 아래는 같은 영상

발병 2시간 후의 CT

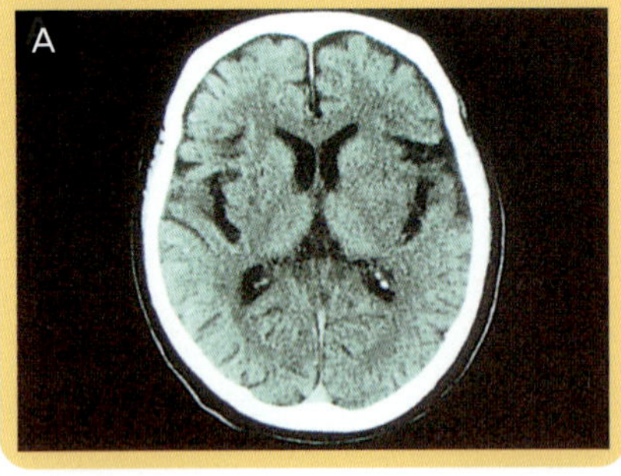

- 68세 남성입니다. 갑자기 오른쪽 마비와 발어장애(dyslalia)로 발병하여 구급차로 이송된 환자입니다. 발병 2시간 후의 CT(A)에서 명확한 이상 소견은 관찰되지 않습니다.
- 발병 3시간 후의 T1 강조영상(B)에서 이상 소견은 없지만, T2 강조영상(C)에서 왼쪽 대뇌반구의 대뇌동맥영역에 고신호(백)가 희미하게 관찰되어(○) 경색 소견이 관찰됩니다. FLAIR 영상(D)과 확산강조영상(E)에서는 그 범위가 더욱 분명함을 알 수 있습니다(○). 이 단계에서는 혈전용해술이 적용되지 않습니다.
- MR 혈관조영(F)에서는 왼쪽 내경동맥이 막혀 혈류가 현저하게 저하되어 있음을 알 수 있습니다(○).
- 발병 48시간 후의 두부 CT(G)에서는 경색 부위가 저흡수영역(흑)으로 분명히 나타납니다(○).

발병 3시간 후의 MRI

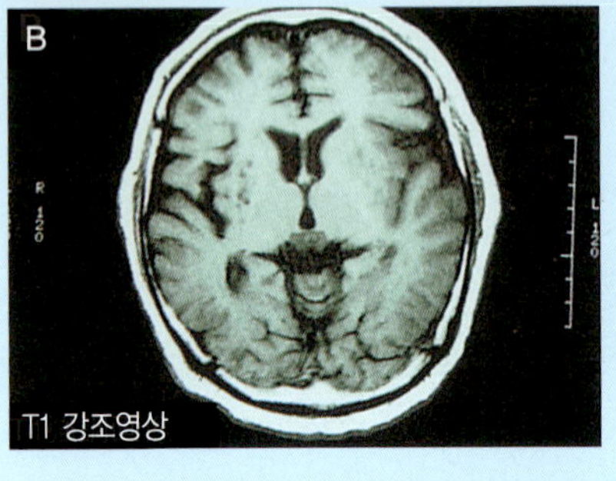

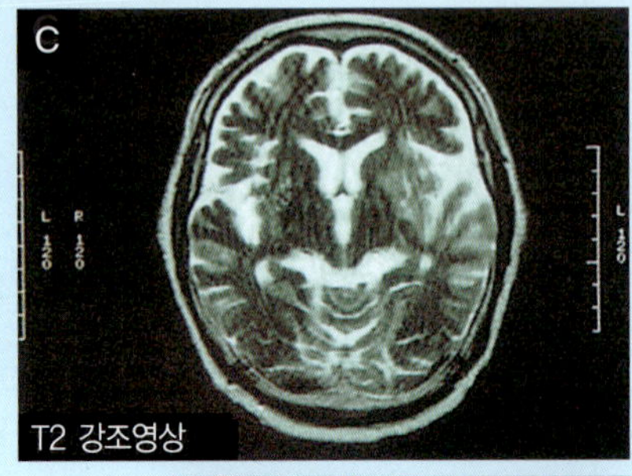

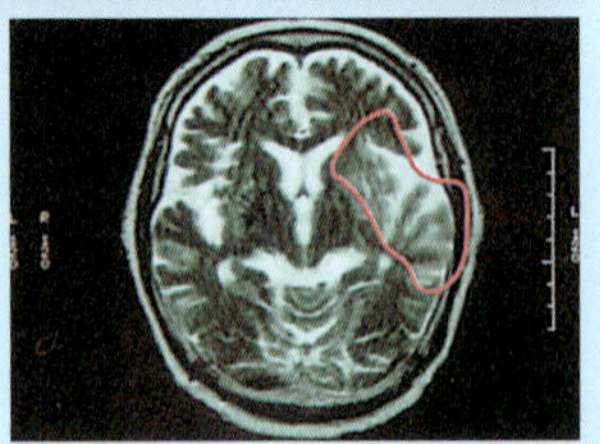

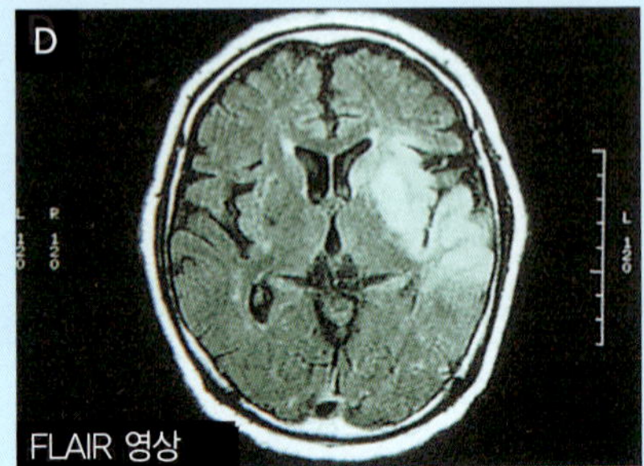

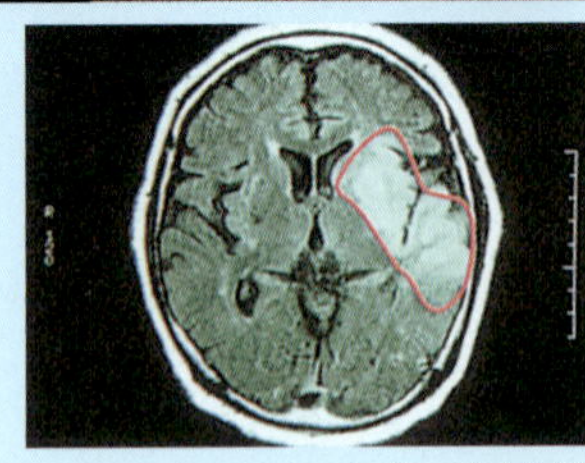

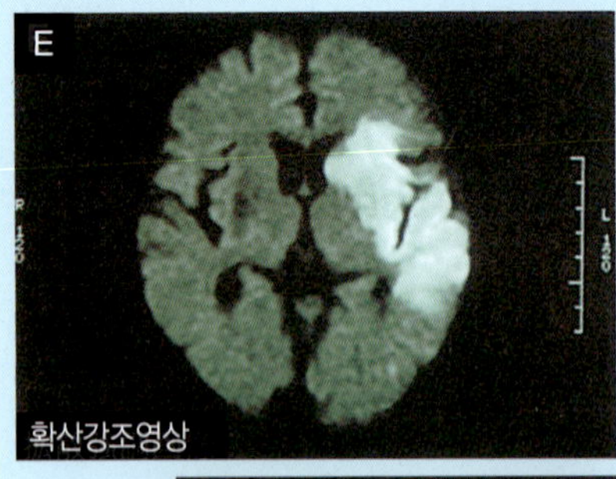

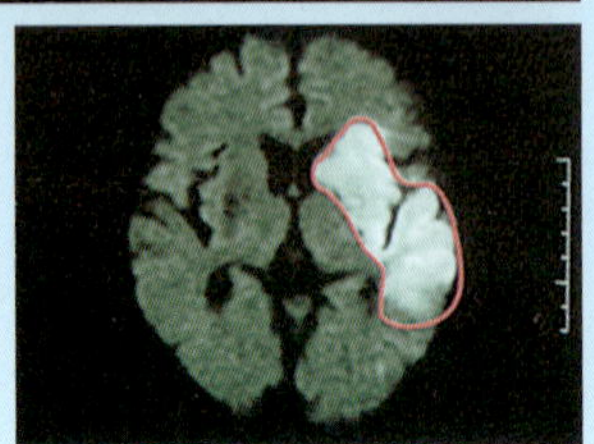

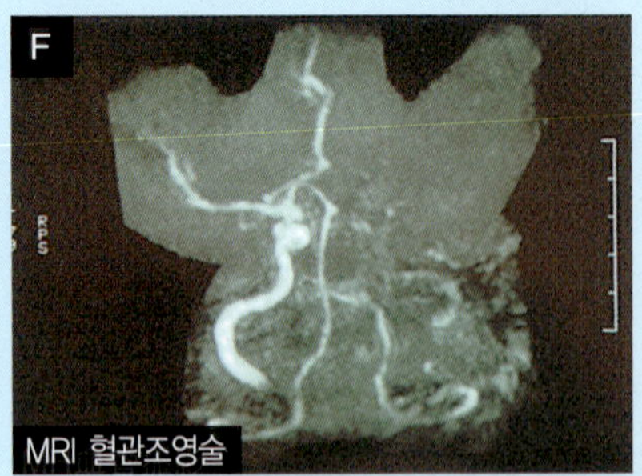

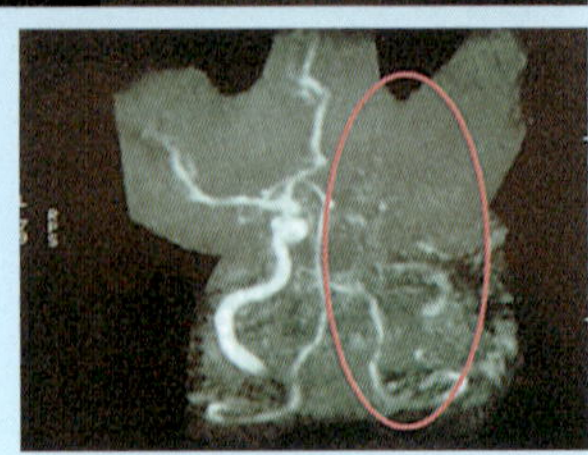

발병 48시간 후의 CT

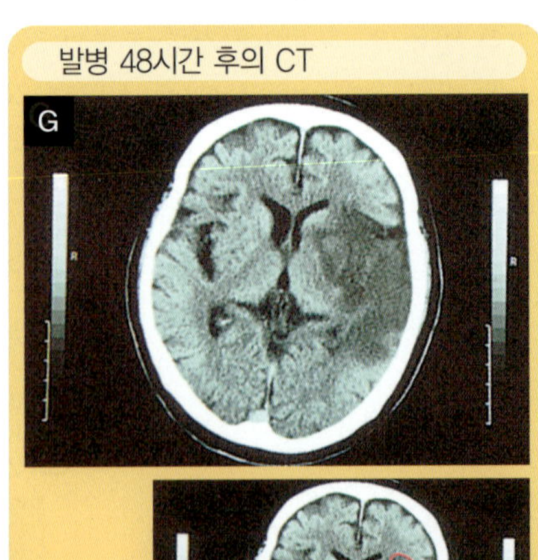

그림 2 뇌경색 증례② 1시간 후 CT ~ 1시간 30분 후 MRI ~ 72시간 후 CT

E~G의 위, 아래는 같은 영상

발병 1시간 후의 CT

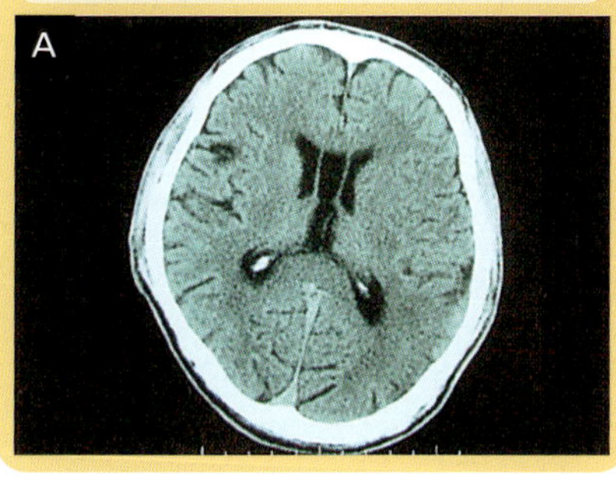

- 62세 여성입니다. 갑자기 오른쪽 마비와 의식장해로 발병하여 구급차로 이송된 환자입니다. 발병 1시간 후의 CT(A)에서 명확한 이상 소견은 관찰되지 않습니다.
- 발병 1시간 30분 후의 T1 강조영상(B), T2 강조영상(C), FLAIR 영상(D)에서는 분명한 경색 부위는 관찰되지 않습니다.
- 확산강조영상(E)에서 왼쪽 대뇌반구에 광범위한 고신호 영역(백)이 있음을 관찰할 수 있습니다(○).
- 경색 부위는 물 분자의 움직임이 제한되므로 확산강조영상에서 고신호가 됩니다. MR 혈관조영(F)에서는 왼쪽 중대뇌동맥이 막혀(⬇)혈류가 현저하게 저하하고 있음을 알 수 있습니다.
- 발병 72시간 후의 CT에서는 경색 부위가 저흡수 영역(흑)으로 관찰되지만, 내부에 옅은 고흡수 영역(옅은 흰색)도 있어 출혈성 경색(hemorrhagic infarct)이라 진단할 수 있습니다. 정중 편위도 관찰됩니다.
- 이 환자는 와파린(warfarin)을 복용하고 있어서 혈전용해술은 시행하지 못했지만, 확산강조영상에서는 발병 1시간 이내라도 뇌경색 소견을 파악할 수 있음을 알 수 있습니다(○).

발병 1시간 30분 후의 MRI

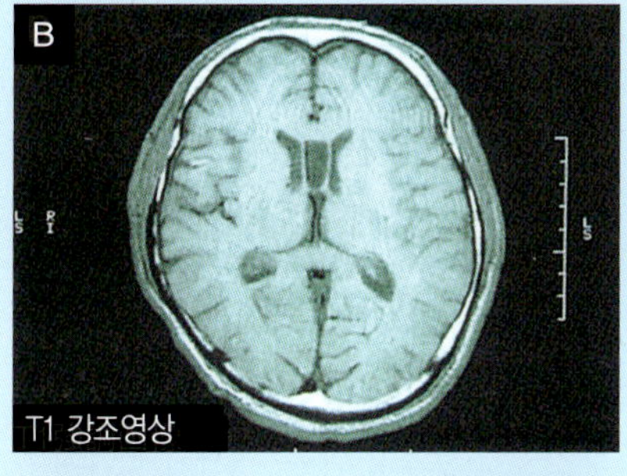

T1 강조영상

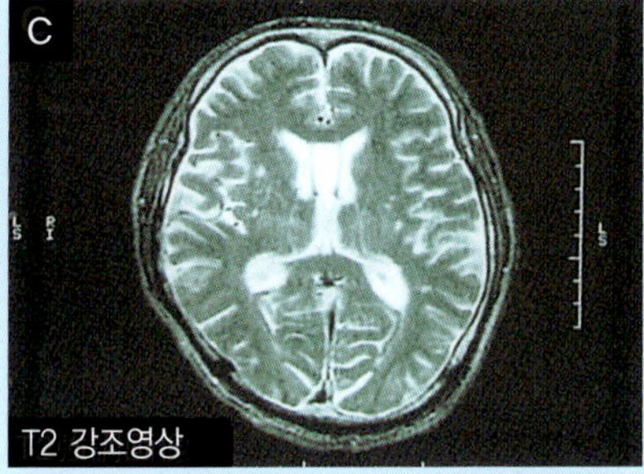

T2 강조영상

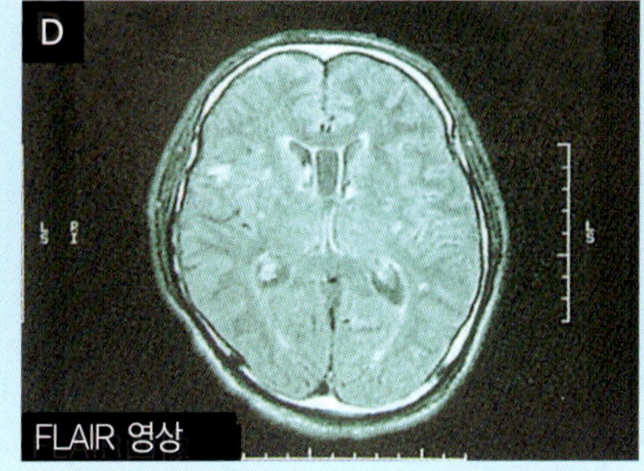

FLAIR 영상

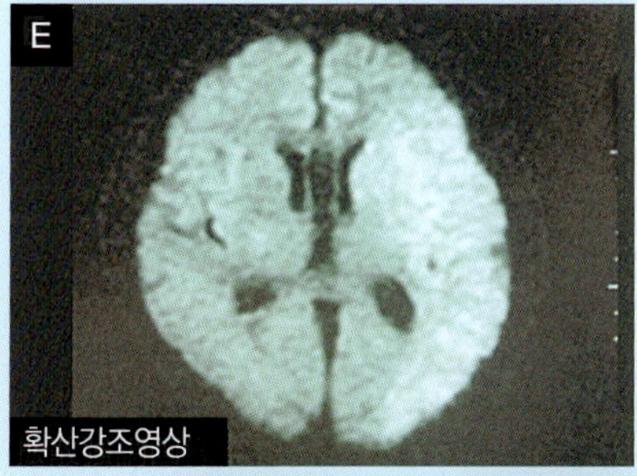

확산강조영상

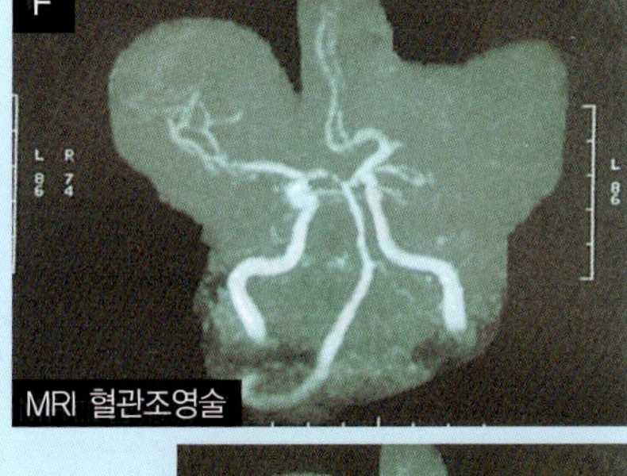

MRI 혈관조영술

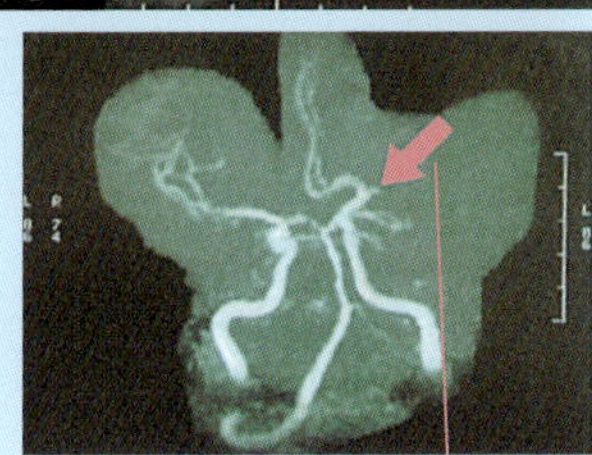

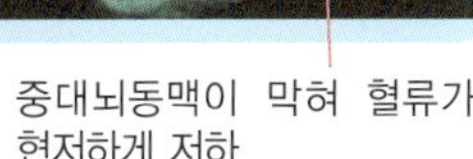

중대뇌동맥이 막혀 혈류가 현저하게 저하

발병 72시간 후의 CT

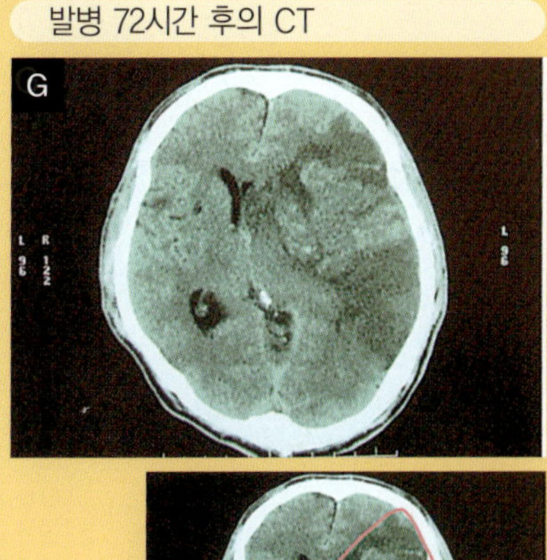

그림3 뇌경색 증례③ 2시간 후 CT ~ 2시간 30분 후 MRI ~ 48시간 후 CT

D~G의 위, 아래는 같은 영상.

발병 2시간 후의 CT

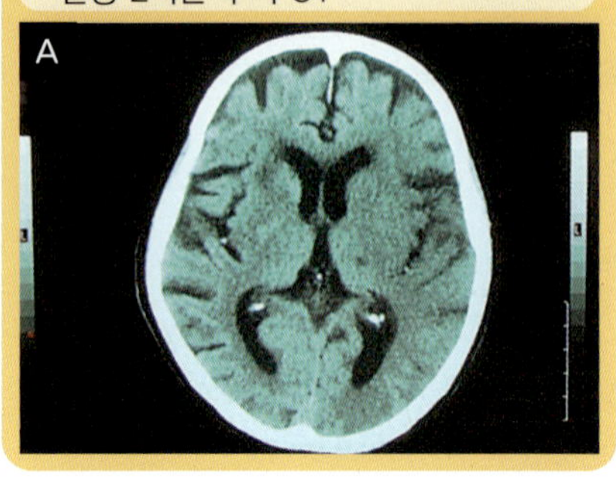
A

- 79세 여성입니다. 갑자기 의식장해로 발병하여 구급차로 이송된 환자입니다. 발병 2시간 후의 CT(A)에서 왼쪽 대뇌반구(cerebral hemisphere)의 뇌 표면 주름이 어쩐지 분명하지 않고 검은 것을 알 수 있습니다.
- 발병 2시간 30분 후의 MRI를 살펴봅시다. T1 강조영상(B), T2 강조영상(C)에서 명확한 이상 소견은 없습니다.
- FLAIR 영상(D)에서는 왼쪽 대뇌반구에 광범위한 옅은 고신호(백)와 함께 오른쪽 대뇌 기저핵 부근에도 고신호(백)가 관찰됩니다(○). 확산강조영상(E)에서도 왼쪽 대뇌반구의 중대뇌동맥영역과 오른쪽 기저핵에 명료한 고신호(백)를 관찰할 수 있습니다(○).
- MR 혈관조영(F)에서 왼쪽 내경동맥이 정상이라면 (- - -)와 같이 보였겠지만, 막혀서 보이지 않습니다.
- 발병 2시간 후의 CT(G)에서는 분명하지 않던 경색 부위가 48시간 후에는 저흡수 영역(흑)으로 분명해지고 있습니다(○).

발병 2시간 30분 후의 MRI

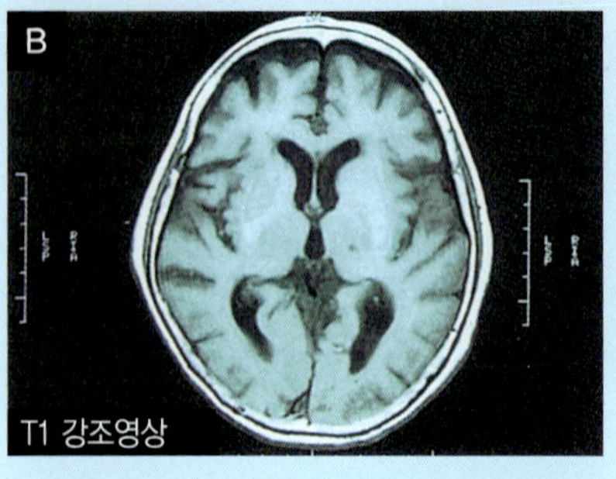
B T1 강조영상

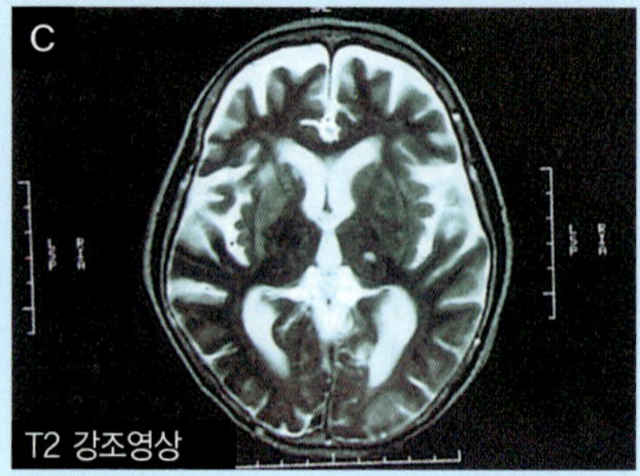
C T2 강조영상

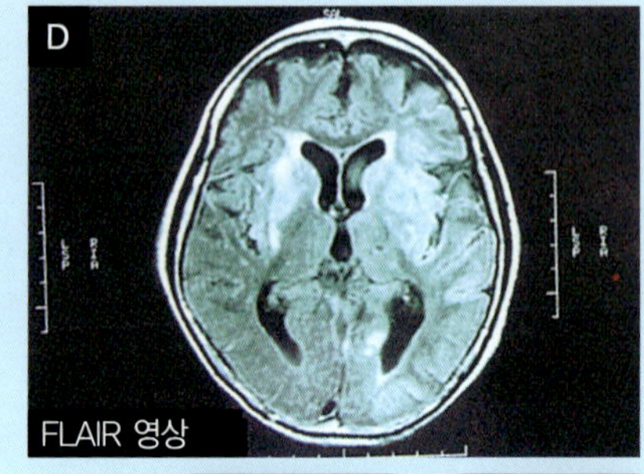
D FLAIR 영상

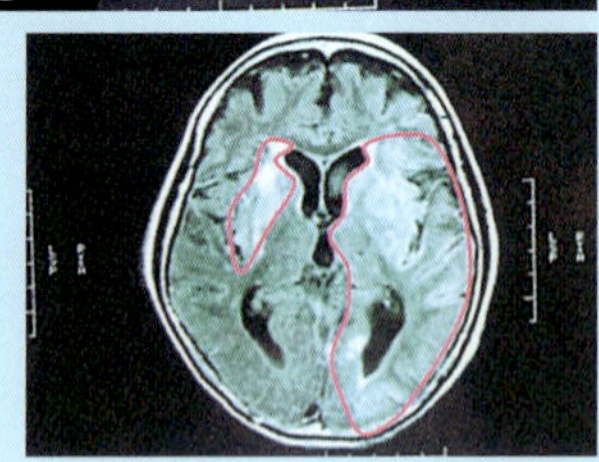

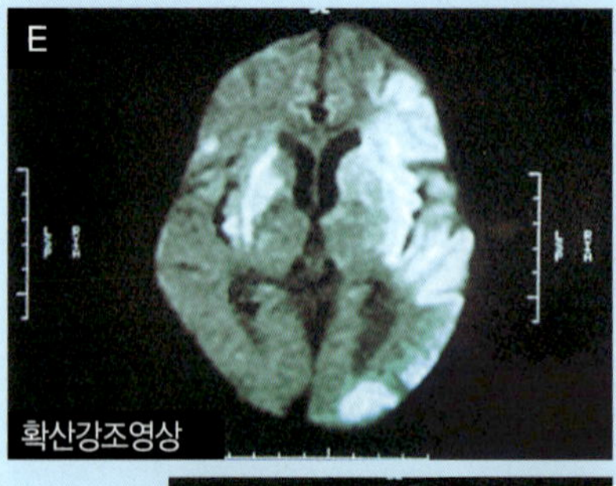
E 확산강조영상

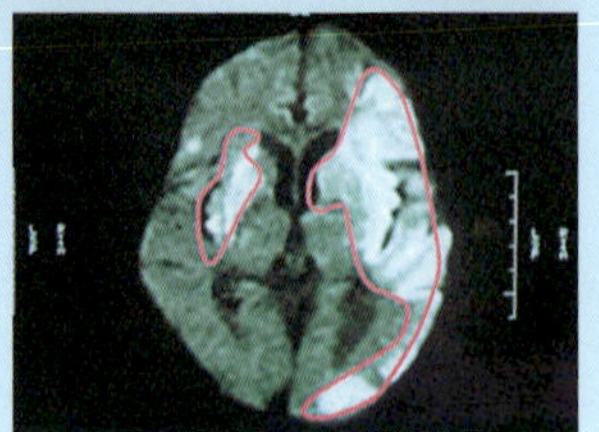

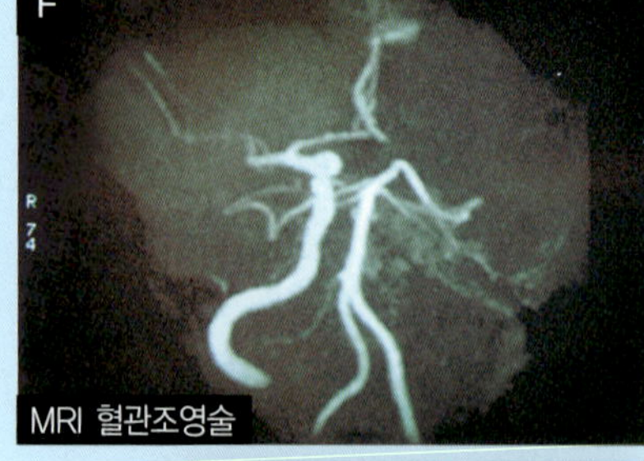
F MRI 혈관조영술

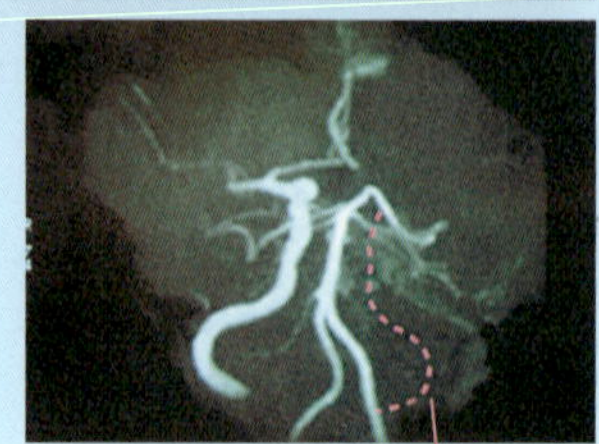

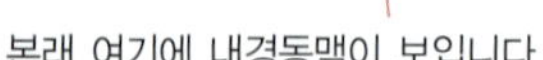
본래 여기에 내경동맥이 보입니다.

발병 48시간 후의 CT

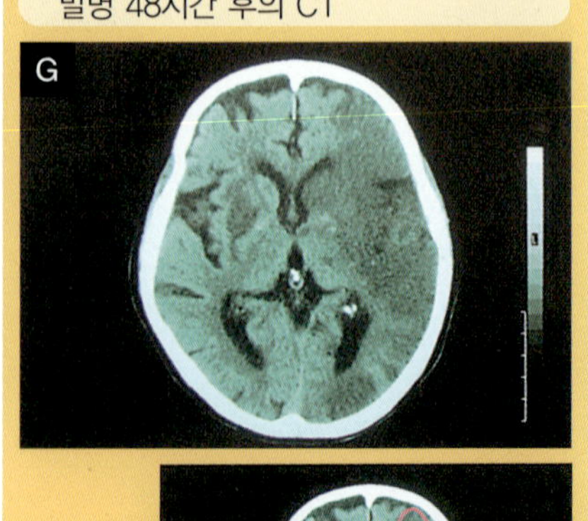
G

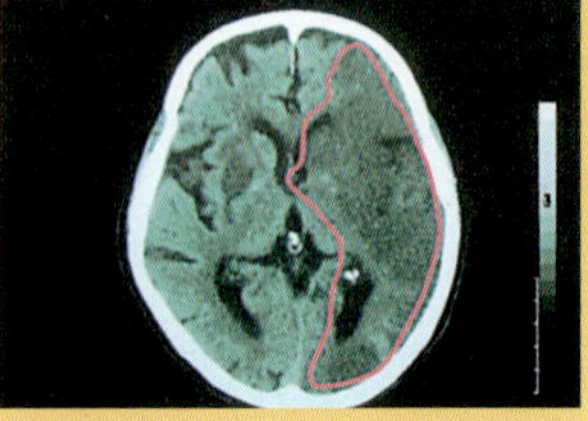

추간판헤르니아 보는 법

● 요추 단순 X선 사진이나 CT로도 뼈의 변형을 파악할 수 있지만, 추간판(intervertebral disk) 상태나 척추 자체에 미치는 압박 정도는 관찰할 수 없습니다.

● MRI에서는 헤르니아가 된 추간판과 헤르니아가 척추에 미치는 영향을 직접 관찰할 수 있습니다. 이 경우, 시상면 영상으로 보면 이해하기 쉽습니다.

● 그림 1에 두 가지의 증상 사례를 제시합니다. MRI T2 강조영상에서 추간판헤르니아(prolapsed intervertebral disk) 모습이 뇌척수액의 "백"과 대비되어 잘 관찰됩니다.

추간판헤르니아의 MRI 정리 포인트

● 요추 MRI에서 X선 사진이나 CT에서는 보기 어려웠던 추간판 상태, 척추 자체의 압박 정도를 볼 수 있습니다.

● 추간판헤르니아 MRI에서 T2 강조영상은 뇌척수액이 하얗게 찍히므로 명암대비가 확실하여 척수의 압박 정도를 쉽게 알 수 있습니다.

column

시상면, 관상면, 수평면이란?

신체 내부를 평면으로 이해할 때 신체를 어느 방향으로 잘랐는지를 나타낼 필요가 있습니다. 그래서 "서 있는 것을 기본자세"로 하여 다음의 세 방향을 시상면, 관상면, 수평면이라는 말로 표현합니다.

시상면(sagittal plane)

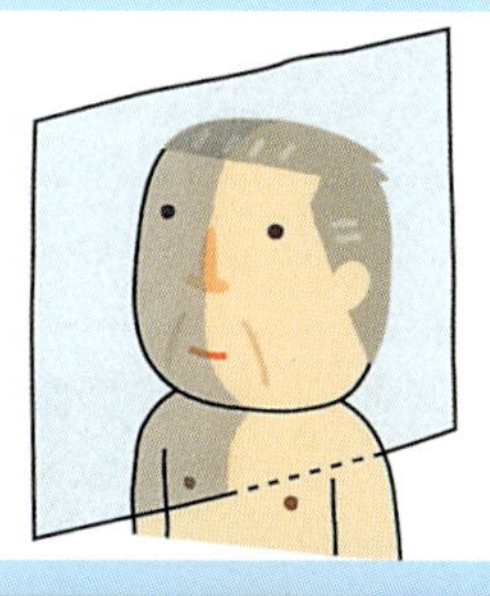

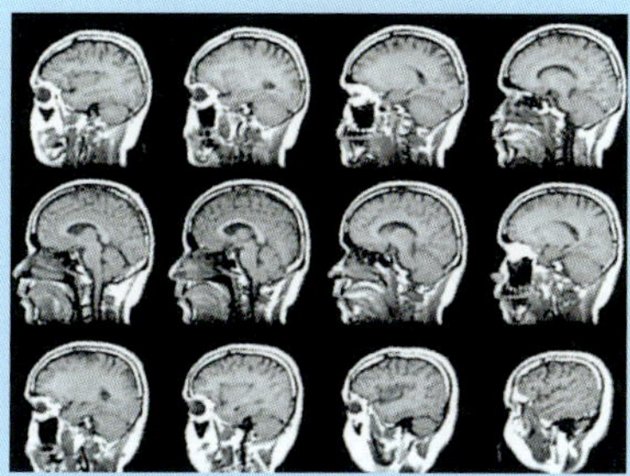

시상면은 화살을 신체의 앞에서 뒤로 관통한 방향, 다시 말해 신체를 좌우로 나눈 단면을 가리킵니다.

관상면(coronal plane)

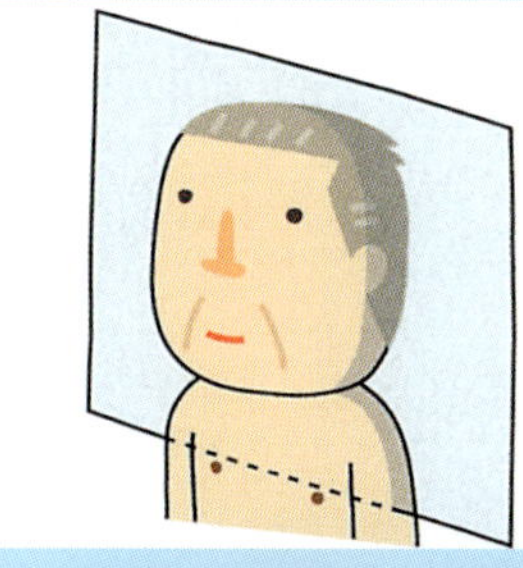

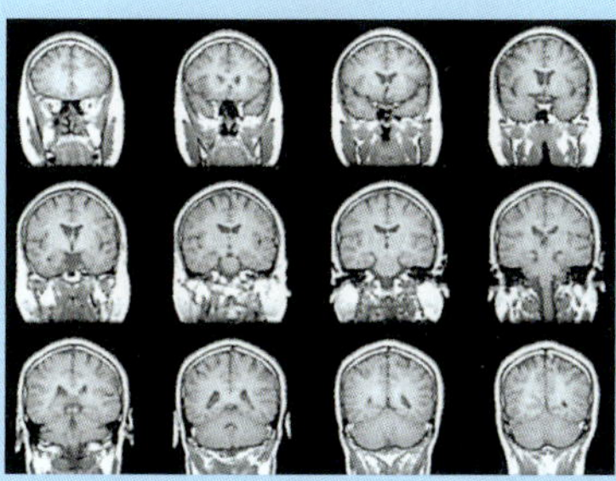

관상면은 신체의 전면(얼굴이나 복부)과 후면(등과 머리)을 앞뒤로 나눈 단면을 가리킵니다.

수평면(horizontal plane)

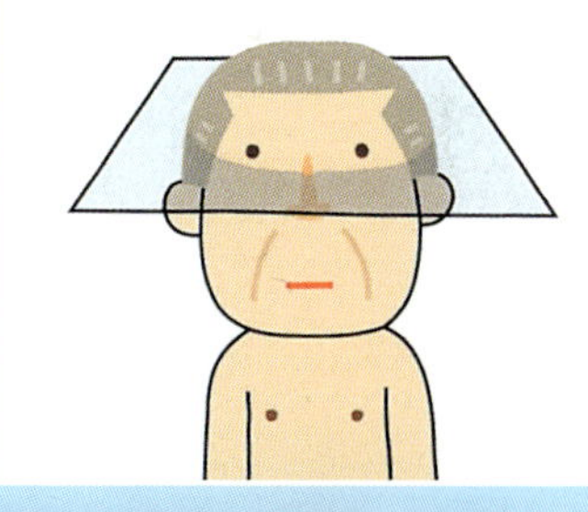

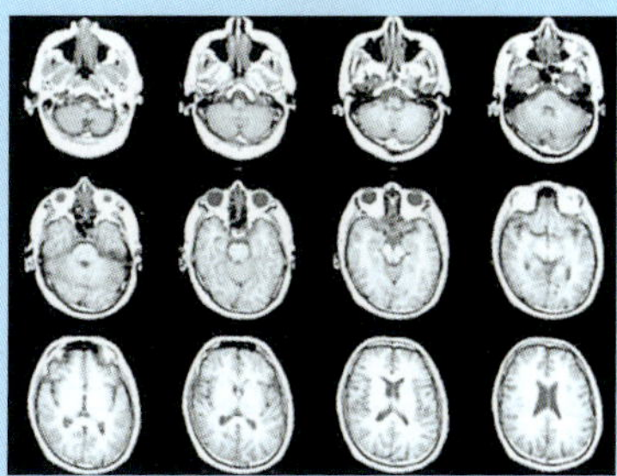

수평면은 이른바 둥글게 자른 것입니다. 오뚝이 그림(p.24)에서 본 것과 같이 신체를 수평으로 조각 낸 단면을 가리킵니다. 횡단면(transverse plane)이라고도 합니다.

그림1 추간판헤르니아 MRI

증례 1

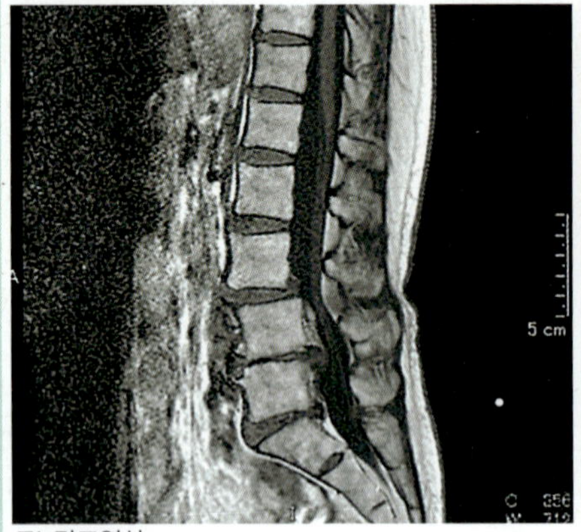

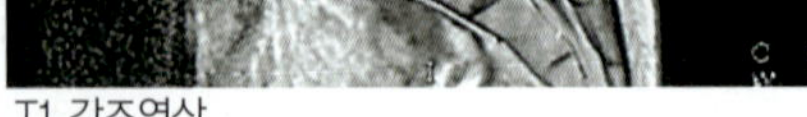

T1 강조영상

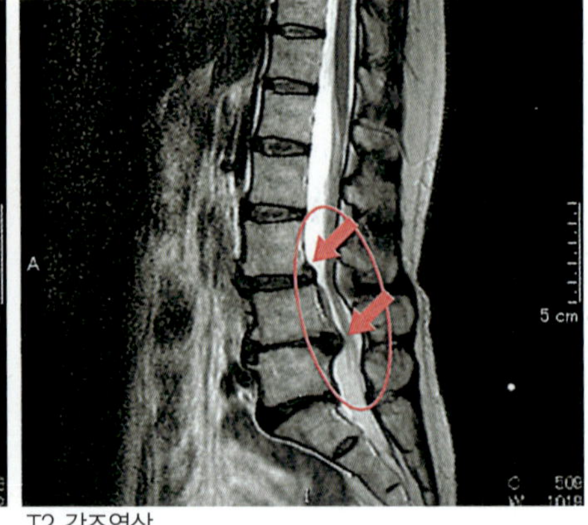

T2 강조영상

- 척추의 추체(petrous)와 추체 사이 추간판 안에는 젤리형태의 수핵이 있습니다. 섬유성 성분이 주위를 둘러싸고 있는데, 추간판헤르니아는 이 수핵이 변성하여 튀어나와 뒤에 있는 경막(dura mater)과 척수(spinal cord)를 압박합니다.
- T2 강조영상을 보면 ➡로 나타낸 추간판헤르니아를 분명히 알 수 있습니다. 뇌척수액(백)이 앞에서 눌려져 사라져 있습니다.
- 이 증례 1에서는 제3요추와 제4요추 사이뿐만 아니라 제4요추와 제5요추 사이에서도 관찰됩니다.

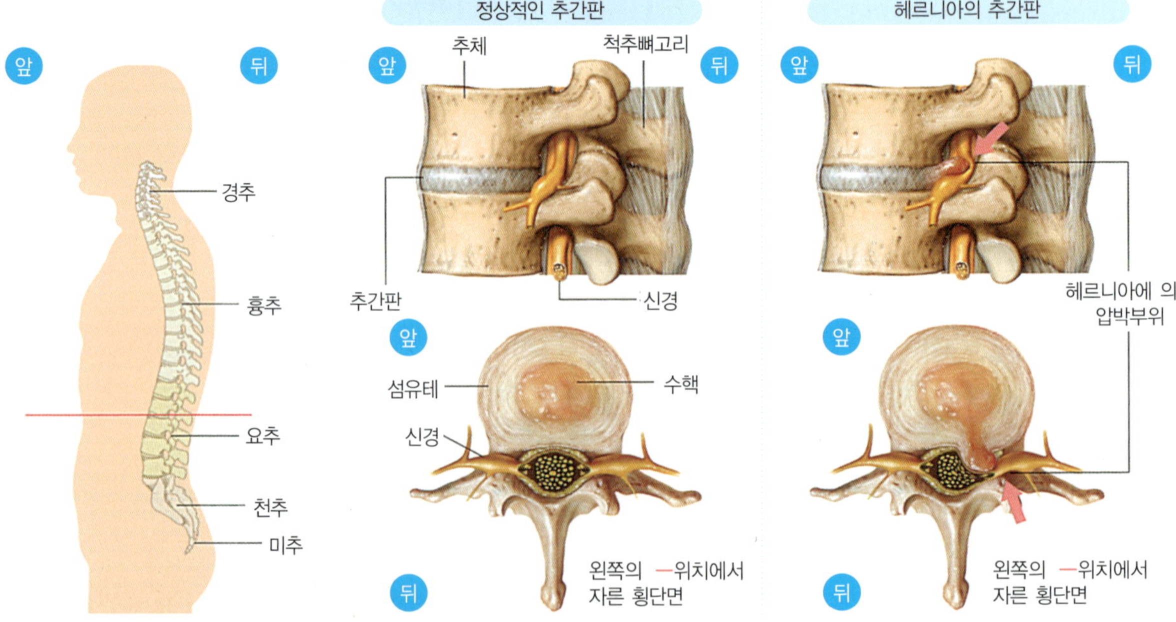

증례 2

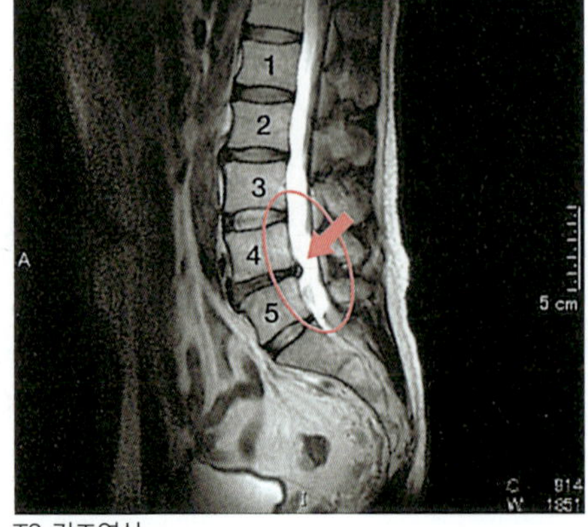

T2 강조영상

- 이 증례 2에서는 제4요추와 제5요추 사이에 헤르니아(hernia)가 있지만, 증례 1보다 그 정도가 가볍습니다.

추간판헤르니아는 '시상면'으로 신체를 옆에서 보면 이해하기 쉬워요!

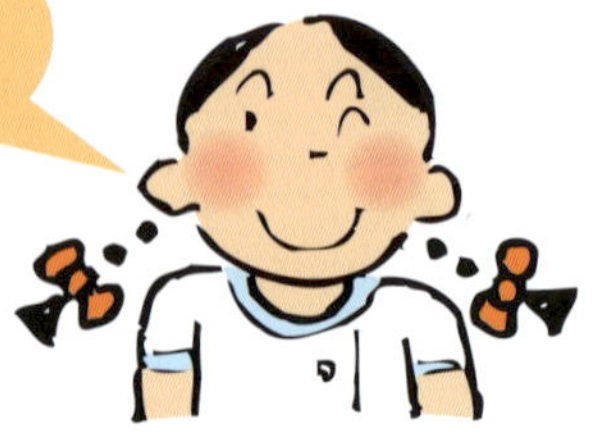

척수손상 보는 법(X선과 MRI 비교)

- 척수손상(spinal cord injury)도 MRI가 특기로 하는 병태 중 하나입니다.
- 단순 X선 사진에서는 골절, 탈구나 주위 연부조직(soft tissue)의 부기를 알 수 있고, CT에서는 그 정밀도가 한층 상승하여 명확한 변형이나 어긋남이 없는 외상도 알 수 있습니다. 단, CT에서는 척수의 상처 자체는 볼 수 없습니다. 이때 MRI가 나설 차례입니다.(그림1, 2) 척수손상에 한하지 않고 등뼈의 중간, 척주관(vertebral canal) 내를 조사할 때 MRI는 절대로 빼놓을 수 없는 검사입니다.
- 척수에 상처가 생기면 붓습니다. 수분량이 증가하므로 T2 강조영상에서 고신호(백)가 됩니다.
- 급성기의 척수 자체 소견으로서는 T2 강조영상의 흰색만 보고 부기 정도를 확인하면 되겠지요.
- 그림1에서는 경추 탈구에 의한 척수 압박과 손상을 알 수 있습니다. 연하게 하얀 부분에서 부기도 알 수 있습니다.
- 그림2에서는 X선 사진, 나아가 MRI의 T1 강조영상에서도 알기 어려운 척수 자체의 손상이 T2 강조영상의 흰색으로 확인할 수 있습니다.

척수손상 MRI 정리 포인트

- 척수손상 MRI에서는 X선 사진이나 CT에서 보기 어려운 척수의 손상이나 부기를 볼 수 있습니다.
- 척수가 손상되어 부은 부위에서는 수분량이 증가하므로 T2 강조영상에서 하얗게 보입니다.

그림2 척수손상 MRI② 척수 자체에 손상

오른쪽의 위, 아래는 같은 영상. 아래는 확대한 것입니다.

단순 X선 사진

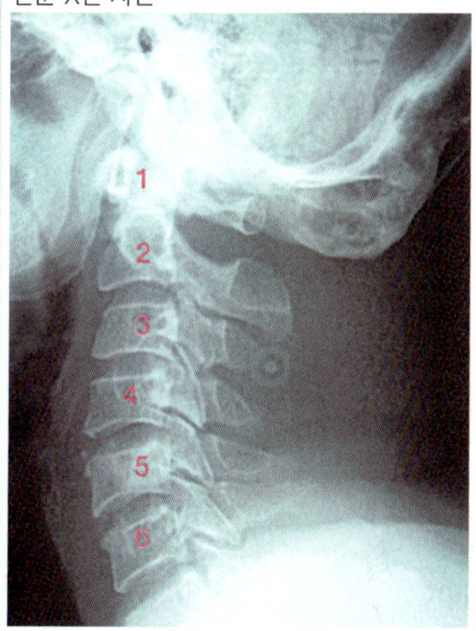

- 본 증상 사례의 경추 측면 단순 X선 사진에서는 명백한 골절이나 탈구 소견은 관찰되지 않습니다.

T1 강조영상

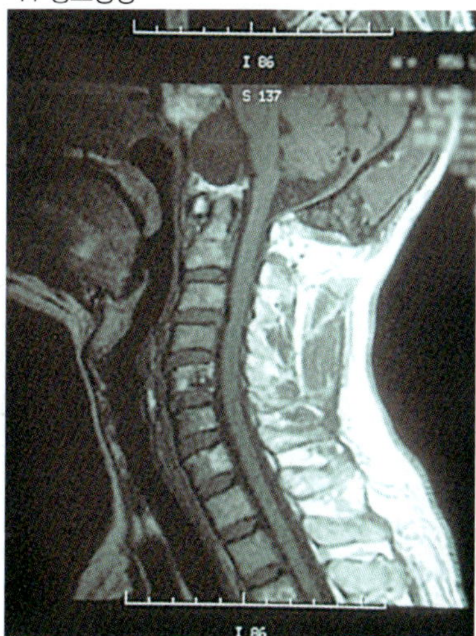

T2 강조영상

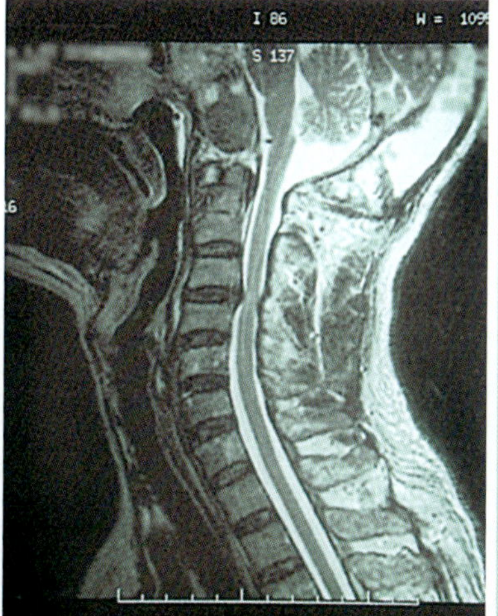

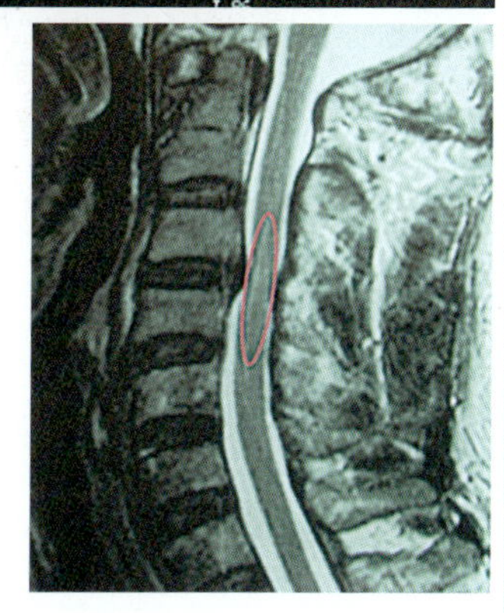

- T1 강조영상에서도 분명한 척수의 이상 소견은 관찰되지 않습니다. 그러나 T2 강조영상에서는 척수 자체에 색상이 연하게 하얀 부분이 있어 손상에 따른 부기를 관찰할 수 있습니다(○).

그림1 척수손상 MRI① (제4 경추 전방 탈구)

좌우는 같은 영상

단순 X선 사진

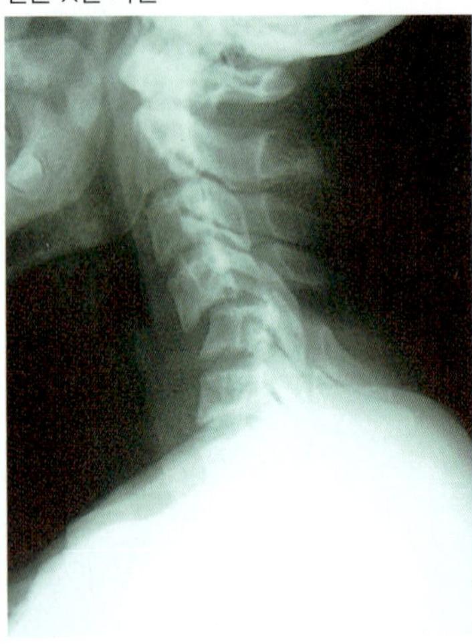

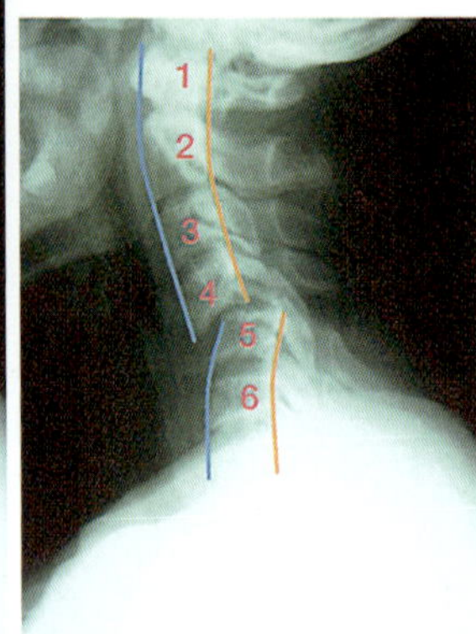

- 유도 시합 중에 머리가 매트에 부딪히며 떨어져 상처를 입은 환자입니다.
- 경추의 단순 X선 사진 측면상에서는 제4경추가 앞으로 탈구되어 있음을 알 수 있습니다(제5경추의 후방 탈구라고 하지 않습니다. 꼬리측 등뼈에 대해 머리측 등뼈가 앞뒤의 어느 쪽으로 어긋나 있는가로 표현합니다).
- 다친 후에는 사지마비와 호흡근마비가 있어 횡격막만 사용하는 복식호흡을 하고 있었습니다.

T1 강조영상

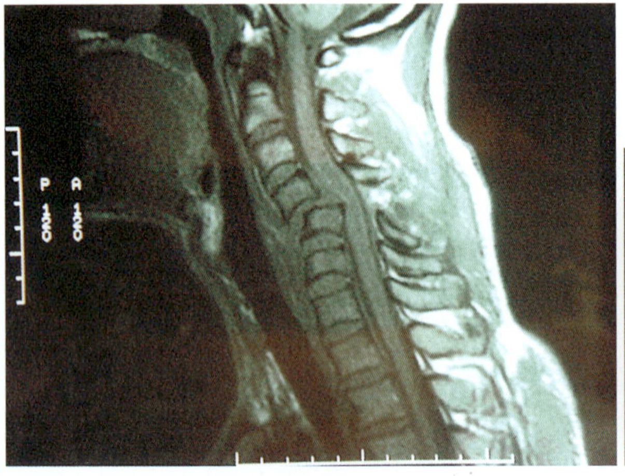

- T1 강조영상에서는 척수 자체의 변화는 알 수 없습니다.

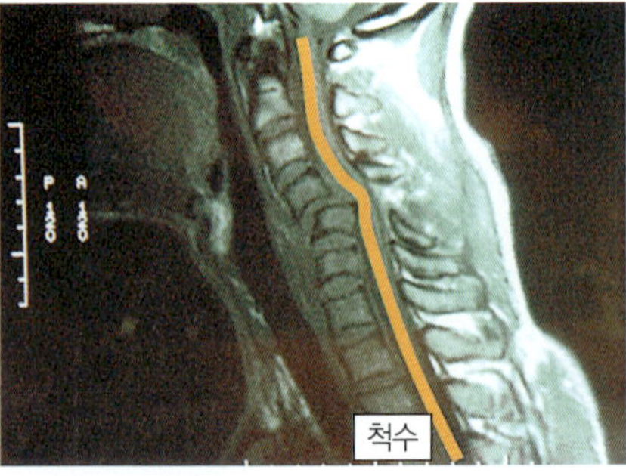

T2 강조영상

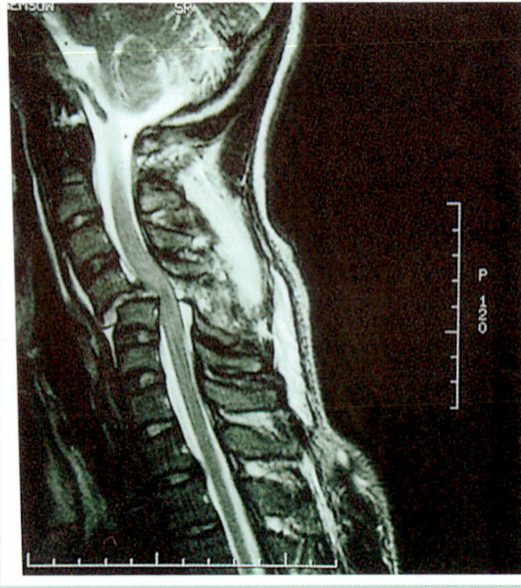

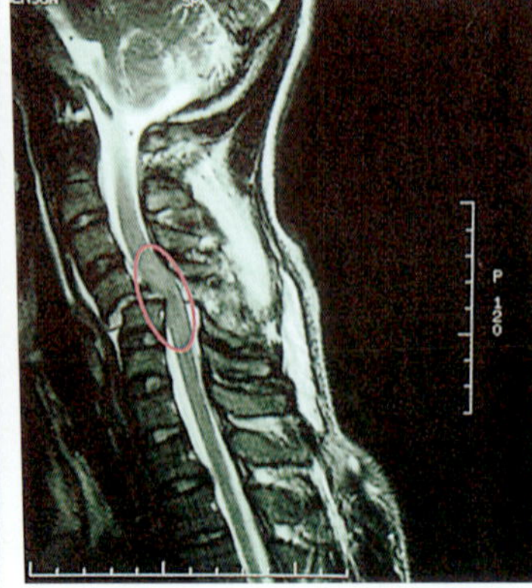

- T2 강조영상에서는 제5경추가 앞에서 척수를 압박하여 척수도 부어 있음을 알 수 있습니다. 다른 부분의 척수보다 연하게 하얀 것이 보입니다. 척수 자체에 손상이 있어 부종이 생긴 것을 직접 나타내는 소견입니다. 척수 앞뒤에 있는 뇌척수액은 순수한 액체이므로 T2 강조영상에서는 하얗게 보입니다.

MRCP(MRI에 의한 담관이자관조영술) 보는 법

영상진단이 진보하여 바뀐 점

● 영상진단이 진보하여 기대할 수 있는 것에는 무엇이 있을까요? 제일 먼저 떠오르는 것은 "지금까지의 방법으로는 보지 못했던 것을 보게 된" 점입니다. 여기에 해당하는 것이 바로 척수손상이나 급성 뇌경색에 대한 MRI입니다.

● 다른 시점에서의 진보도 기대할 수 있습니다. 기존의 방법보다 침습이 적어 간단히 환자의 정보를 얻을 수 있습니다. MRCP(MRI에 의한 담관이자관조영술)가 여기에 해당합니다. 기존의 내시경역행이자관조영술(endoscopic retrograde pancreatography, ERCP)과 비교하여 환자에게 주는 부담은 상당히 줄어들었으며 조영제를 사용하지 않고 영상정보를 얻을 수 있습니다.

조영제를 사용하지 않고 담관, 이자관을 평가

● 물이 하얗게 찍히는 T2 강조영상에 의한 촬영으로 담관(담즙)과 이자관(췌액)을 특히 강조함으로써 MRCP(magnetic resonance cholangiopancreatography)의 영상을 얻을 수 있습니다.(그림1)

● MRCP는 기존의 CT나 담도조영과 달리 조영제가 필요하지 않고 불과 수초에서 20초 정도 숨만 참으면 이자관, 담관을 동시에 평가할 수 있는 진보를 이루었습니다. 게다가 ERCP는 상당히 힘든 검사이지만, MRCP는 간단합니다.

MRCP 영상 정리 포인트

● 영상진단이 진보하여 가능해진 MRCP는 침습이 적어 간단히 담관, 이자관을 동시에 평가할 수 있는 촬영방법입니다.

● 내시경, 조영제 모두 필요 없고 MRI의 T2 강조영상으로 담관(담즙)과 이자관(이자액)을 특히 강조함으로써 얻을 수 있는 영상입니다.

그림1 MRCP에서의 담관, 이자관 비교

정상

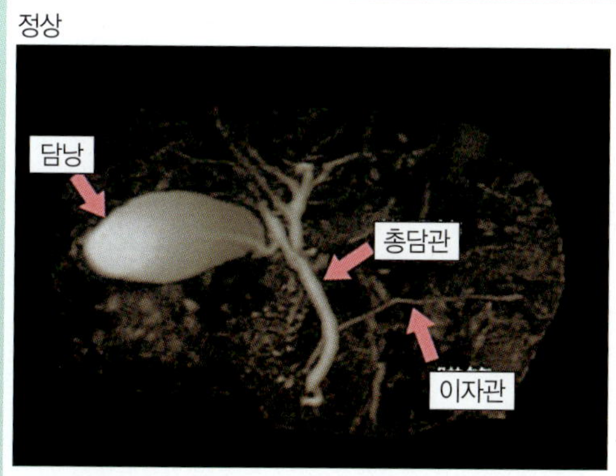

담석증

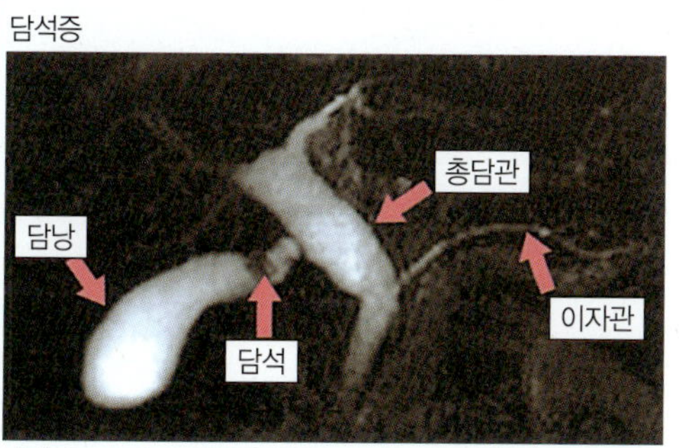

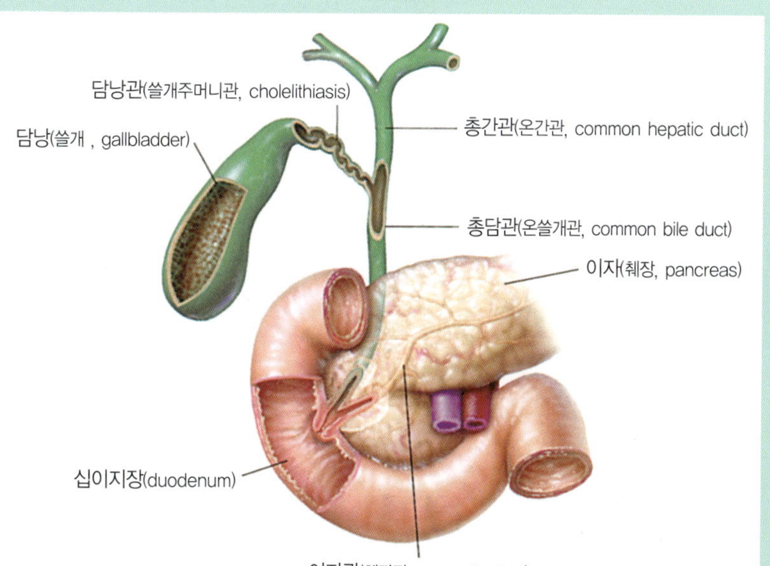

● 왼쪽 위의 영상은 정상적인 MRCP입니다. 일러스트와 비교해 보시기 바랍니다. 담낭, 총담관, 이자관 등을 구별할 수 있을 것입니다.

● 왼쪽 아래의 MRCP에서는 담낭 중간에 검게 보이는(저신호) 담석이 있고 총담관이 두꺼워져 있음을 알 수 있습니다.

● 불과 10초 정도 숨을 참으면 촬영 가능한 검사입니다. 조영제도 내시경도 필요 없습니다.

column

CT colonography

CT 영상을 재구축함으로써 대장 검사가 가능합니다. 바륨에 의한 대장조영술이나 대장내시경검사(colonoscopy)와 같은 영상을 얻을 수 있으며, 검사 정밀도는 앞으로 더욱 향상될 것으로 예상됩니다.

만일 CT만으로 대장 검사가 가능하다면 별 저항감 없이 검사해보려는 마음이 들지 않겠습니까?

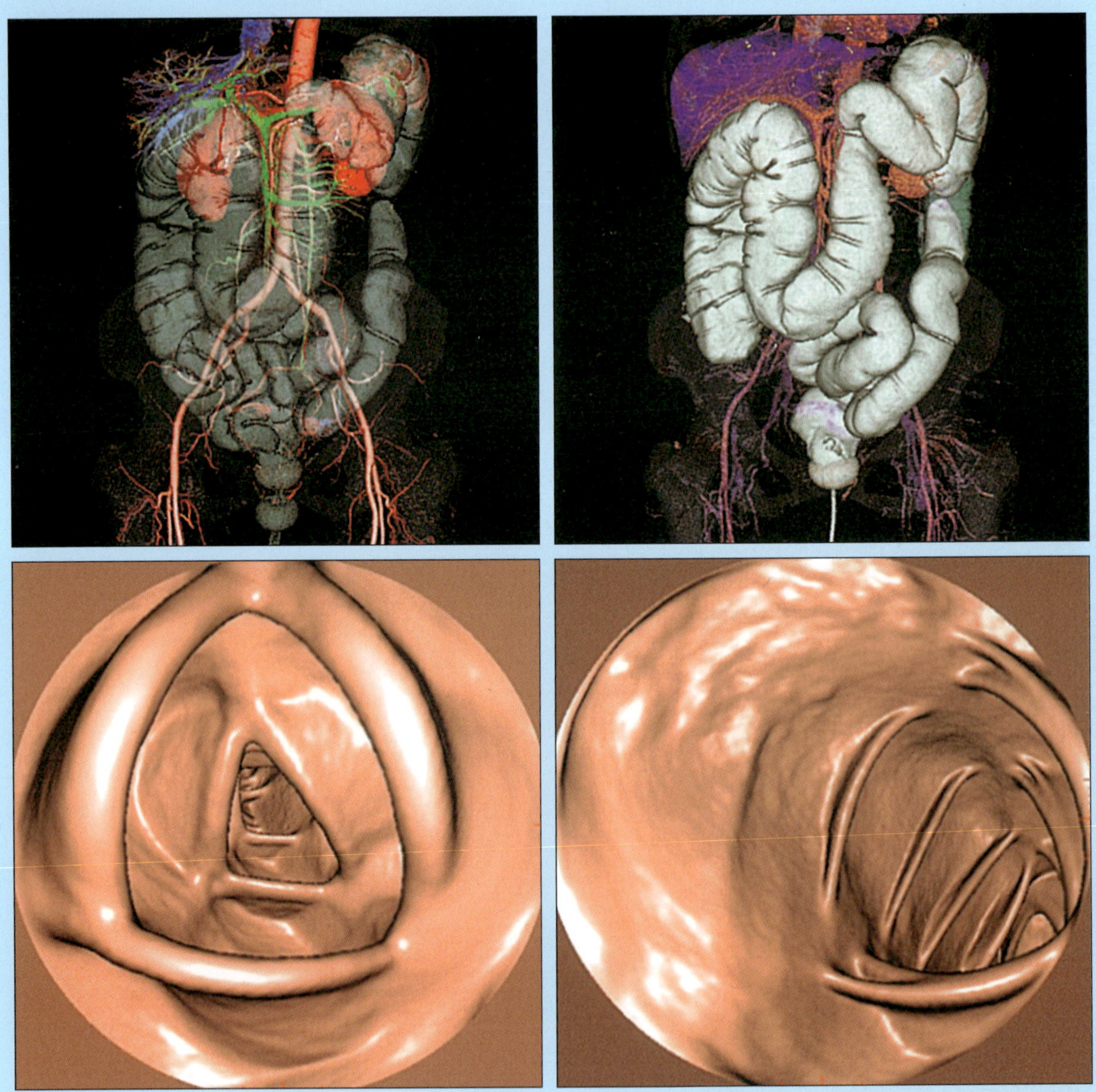

MR 혈관조영(MR angiography) 보는 법

• 혈관 평가는 지금까지의 혈관조영이나 CT 혈관촬영으로 충분히 할 수 있습니다.

• MRI로 혈관을 평가할 때에는 대혈관이 아니라면 조영제를 사용하지 않아도 촬영할 수 있습니다.

• 예를 들어, 두부의 혈관이나 말초혈관이라면 조영제 없이 MR 혈관조영만으로 평가할 수 있습니다. 그러나 조영제를 사용하면 보다 뚜렷한 혈관조영 영상을 얻을 수 있으므로 조영제를 사용하는 것이 보편적입니다.

• 그림1은 흉부 대동맥류(thoracic aortic aneurysm), 그림2는 폐쇄동맥경화증(arteriosclerosis obliterans, ASO)의 MR 혈관조영입니다. 어떻게 보이는지 확인해 보시기 바랍니다.

MR 혈관조영영상 정리 포인트

• MRI에서는 대혈관을 제외한 두부의 혈관이나 말초혈관의 상태는 조영제를 사용하지 않는 MR 혈관조영술로 평가가 가능합니다. 그러나 조영제를 사용하면 보다 뚜렷한 혈관조영 영상을 얻을 수 있으므로 조영제를 사용하는 것이 보편적입니다.

• MR 혈관조영에서는 혈관의 혹, 굴곡 등도 확인할 수 있습니다.

그림1 MR 혈관조영① 폐쇄동맥경화증

증례 1

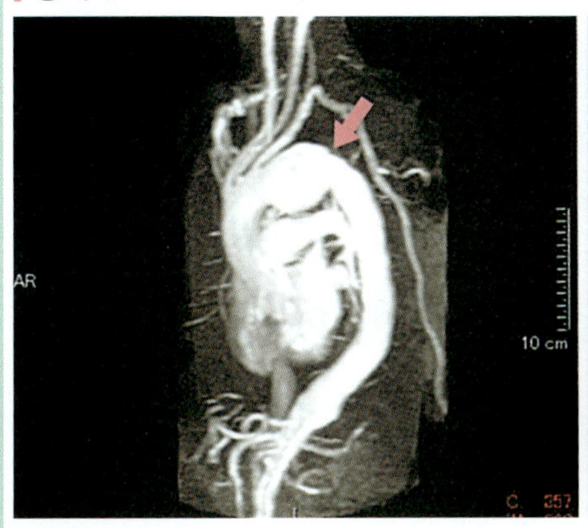

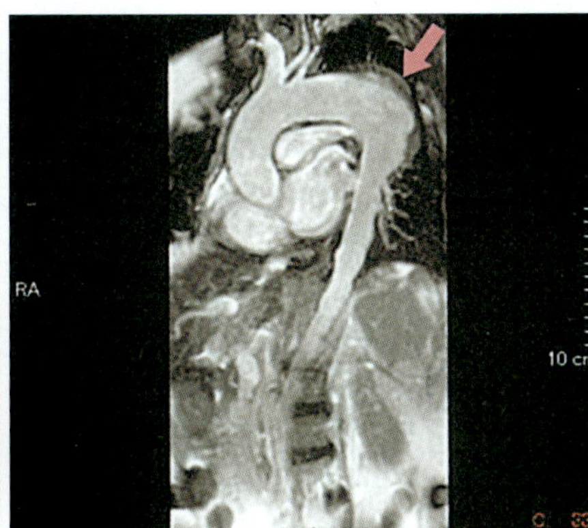

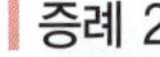
증례 2

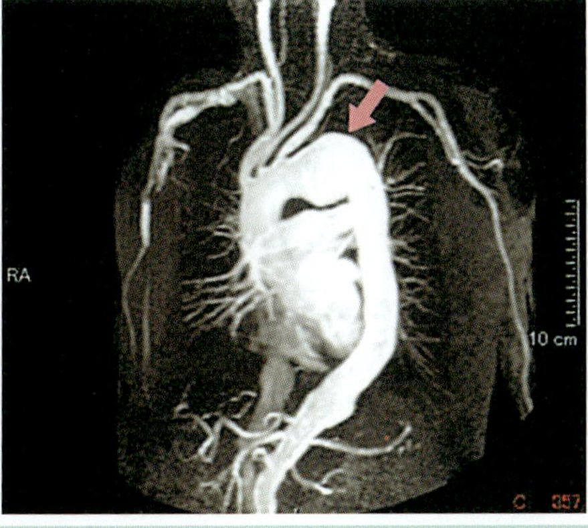

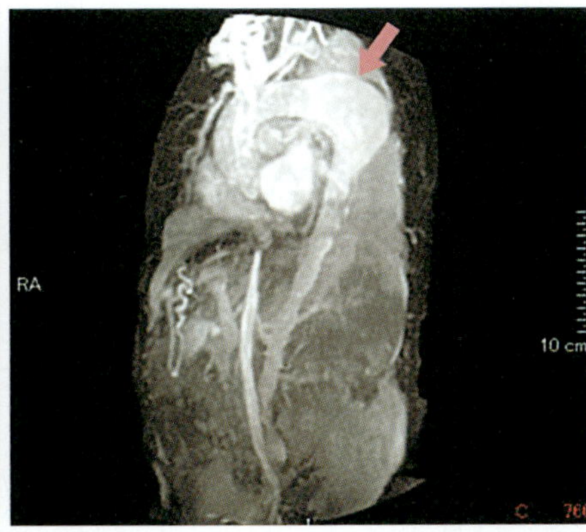

• 증례 1, 2 모두 가돌리늄 조영제(gadolinium based contrast agent)를 사용한 흉부 대동맥류 환자의 MR 혈관조영입니다.

• ➡ 부분이 혹입니다.

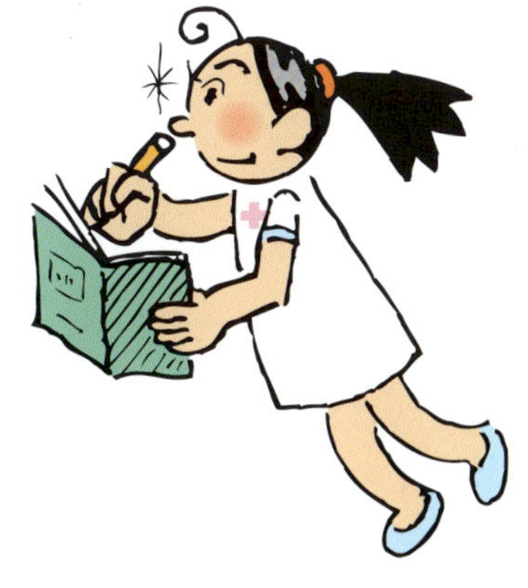

그림2 MR 혈관조영② 폐쇄동맥경화증

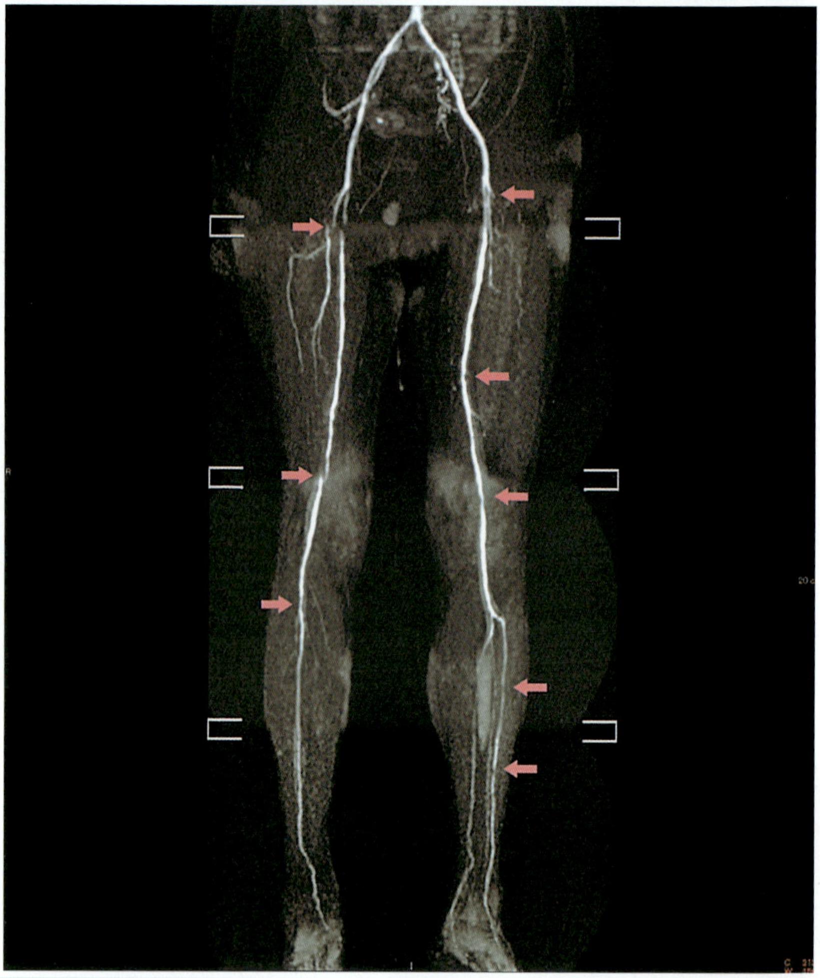

- 폐쇄동맥경화증(ASO) 환자의 조영제를 사용하지 않은 MR 혈관조영입니다.
- 폐쇄동맥경화증이므로 혈관 내강은 울퉁불퉁하며 많은 협착이 있습니다. ↑는 그 예입니다.

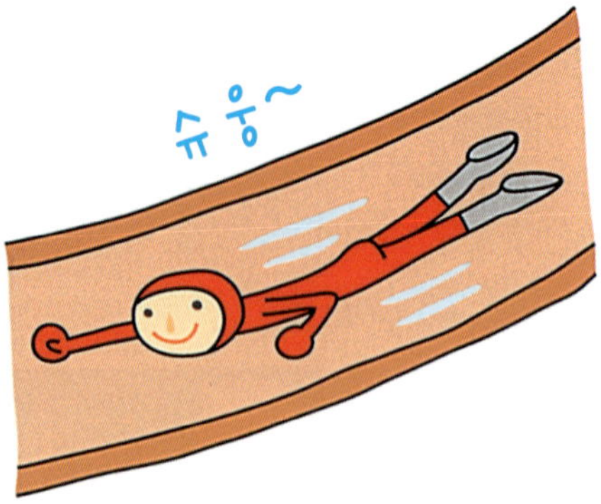

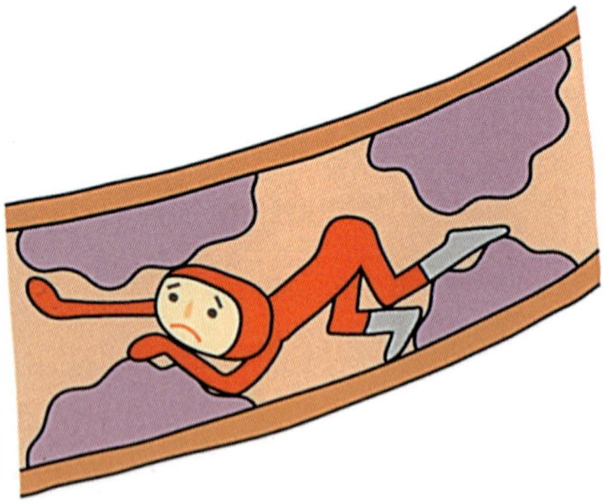

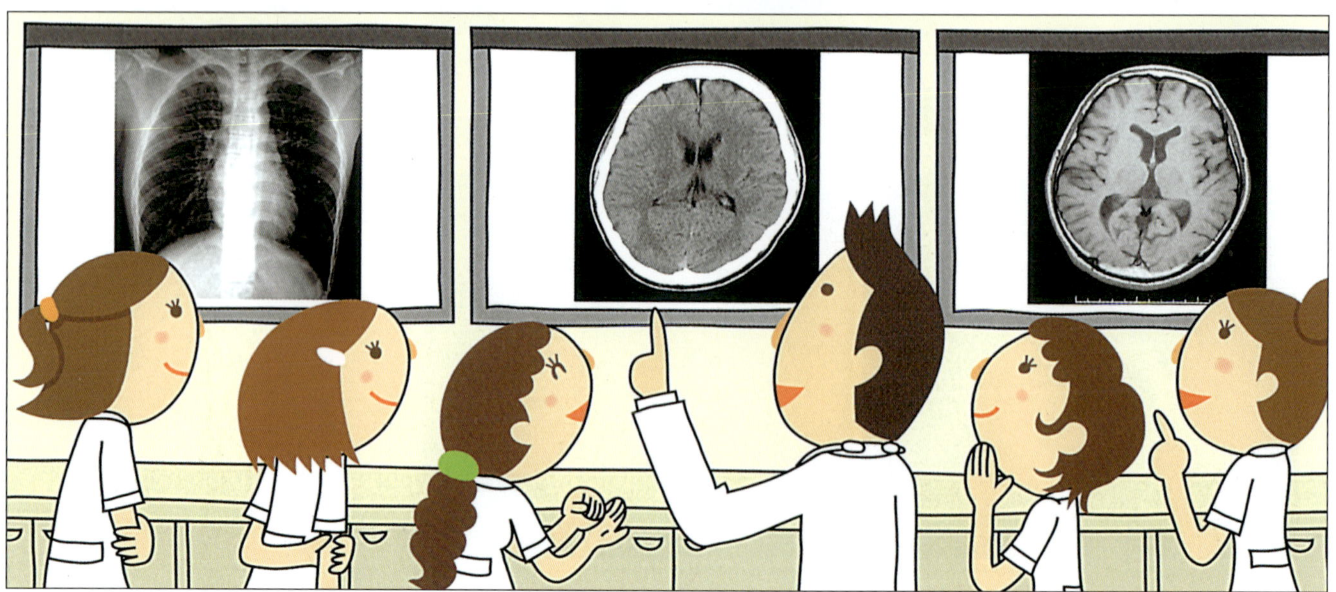

column 새로운 영상진단③ PET

PET란 Positron Emission Tomography(포지트론 단층 촬영)의 약칭으로, 산소, 물, 당분, 아미노산 등에 플러스전하를 가진 전자인 포지트론(양전자, positron)을 함유한 물질을 주사하여 이것들이 신체의 어느 부위에 어떻게 흡수되는지 보는 것입니다.

PET검사는 암세포가 정상세포에 비해 3~8배의 포도당을 흡수하는 성질을 이용합니다. 포도당과 비슷한 물질에 표지 하여(FDG) 체내에 주사한 후 잠시 뒤 전신을 PET로 촬영합니다. 그러면 FDG가 많이 모이는 곳을 알 수 있어 암을 발견할 수 있게 됩니다.

종래의 뢴트겐(X선)이나 CT, MRI 등의 검사는 형태로 암을 발견하지만 PET는 이와 같이 포도당을 많이 흡수하는 세포의 성질을 조사하여 암을 찾아냅니다. PET는 공간분해능이 낮아서 CT나 MRI와 비교해 작은 병변을 찾거나 정확한 해부학적 위치를 파악하는데 어려움이 있습니다. 이를 극복하기 위해 PET-CT가 개발되어 현재 환자 진료에 활용되고 있습니다.

그림1 PET의 영상

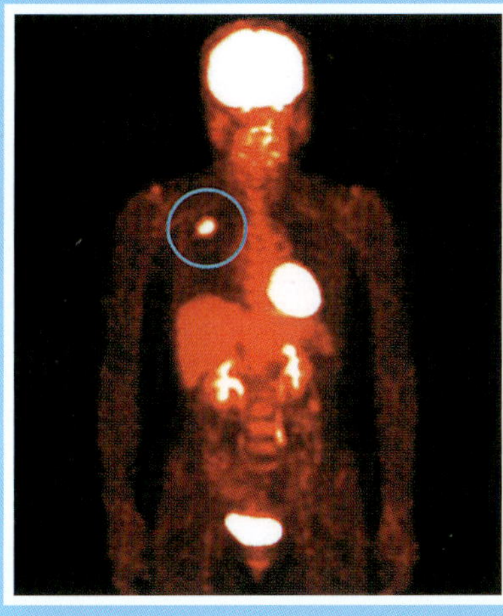

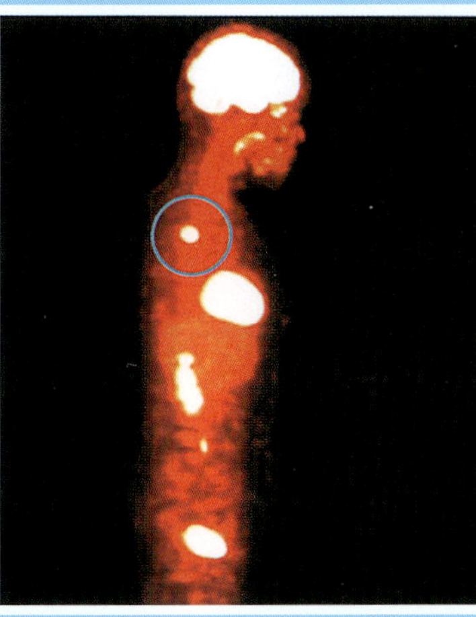

- 주사 후 수십 분~1시간, 조용히 누워있는 동안 약제를 부착한 FDG가 혈류를 타고 전신에 퍼집니다.
- 몸속의 세포가 포도당으로서 인식되는 FDG를 흡수합니다. 암세포는 보통 세포보다 많은 포도당을 흡수하므로 하얗게 빛나 보입니다.
- 심장, 신장, 방광과 포도당의 대사가 왕성한 뇌 이외에 이 환자는 오른쪽 폐에 하얗게 빛나는 병소가 있음을 알 수 있습니다.(○)
- 뇌가 포도당을 왕성하게 흡수하여 대사하고 있다는 것도 추측할 수 있습니다.

그림2 PET/CT의 영상(그림1의 증례)

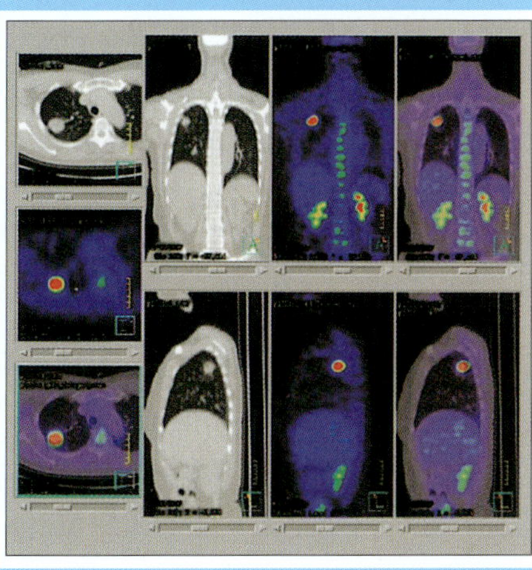

- PET와 CT를 조합시킨 PET/CT는 작은 병변을 발견하기 어렵다는 PET의 결점을 보완한 장치라고 할 수 있습니다.
- CT에서 형태의 정보를, PET에서 포도당 대사에 관련된 정보를 얻을 수 있으므로 해부학적으로 복잡한 구조를 가진 두경부 영역 진단 등에 특히 효과가 있다고 생각합니다.

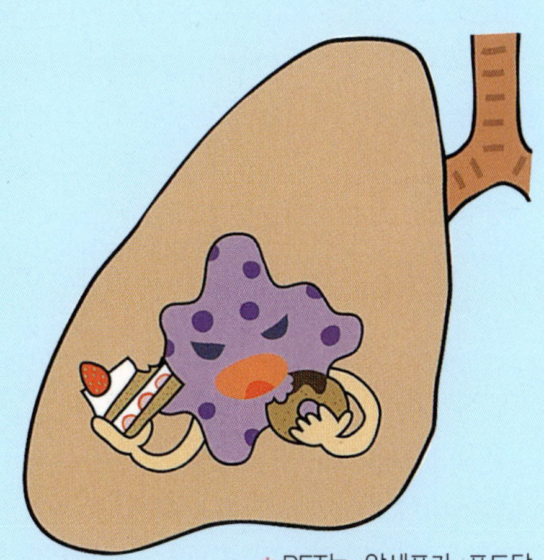

＊PET는 암세포가 포도당을 많이 흡수하는 성질을 이용합니다.

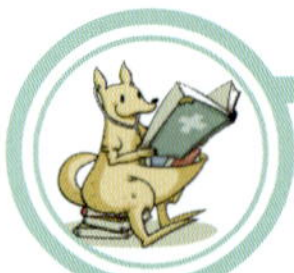

coffee break

● **내출혈**(internal hemorrhage)이란 혈관의 비개방성 손상에 의한 출혈로서 그 상태에 따라 동맥성출혈 · 정맥성출혈 · 실질성출혈의 3종류로 나눈다. 그러나 실제로는 직접 외력에 의하여 발생하는 경우도 있고, 골절이나 탈구에 의해 생기는 일도 있으며, 3종류의 출혈이 함께 일어나는 경우도 많다. 동맥성출혈은 동맥의 박동성으로 혈액이 분출하는 출혈이며, 대부분은 단시간 안에 피하 또는 장기 내에 혈종을 만든다. 정맥성출혈은 피하조직(피하지방, subcutaneous fat)에서 흔히 보는 출혈이며 자연적으로 지혈되는 경우가 많다. 실질성출혈은 모세혈관이나 극소혈관으로부터의 출혈로, 뇌 · 간 · 신장 · 지라 등의 내장에서 볼 수 있으며 연속적으로 배어나오듯이 출혈한다.

대체로 혈관이 풍부한 구순부, 실질성장기의 손상에서는 단순한 피부 또는 피하조직의 손상에 비하여 출혈의 정도가 많다. 손상을 입는 혈관의 내경이 클수록 출혈량이 많고, 같은 크기의 지름의 혈관일 경우에는 정맥 손상보다도 동맥 손상이 출혈량이 많다. 피하조직 등의 내출혈(피하출혈)은 온습도나 소염제(항염제, antiphlogistics) 등에 의하여 자연적으로 흡수소실 되는 경우가 많지만, 혈종이 생겼거나 실질성장기 내의 출혈은 경피적 배액이나 수술을 해야 할 경우가 많다.

● **뇌경색**(cerebral infarction)이란 뇌의 혈관이 막히고 그 앞의 뇌조직이 괴사한 상태를 말하며, 뇌연화증이라고도 한다. 뇌혈전증(cerebral thrombosis)과 뇌색전증(cerebral embolism)이 있다. 뇌의 영양혈관이 완전히 폐색되거나 심한 협착을 일으켜 혈류가 현저하게 감소되면 그 부분의 뇌조직이 괴사되어 마침내 흐물흐물 해진다(뇌연화). 뇌의 영양혈관은 좌우의 내경동맥(internal carotid artery)과 추골동맥으로서 두개 안으로 들어가서 각각 전대뇌동맥과 중대뇌동맥 및 뇌저와 후대뇌동맥으로 나누어진다. 이들 동맥은 뇌저부에서 좌우 및 전후로 연결되어 대뇌동맥륜(cerebral arterial)을 만든다. 그러므로 어떤 원인이 있어 한쪽 방향의 혈행이 두절되더라도 다른 데서 보상이 되도록 되어 있다. 그러나 혈관이 갑자기 막히거나 부혈행로에 의한 보상이 불충분할 때에 뇌조직은 치유 불가능한 변화를 일으킨다. 뇌는 혈류 두절, 산소 부족, 포도당 부족 등에 대하여 지극히 저항력이 약해서 몇 분 동안의 단혈로도 조직이 사멸된다.

경부나 뇌동맥의 폐색 내지 심한 협착을 일으키는 원인으로 가장 중요한 것은 혈전형성인데 대개는 이미 동맥경화반이 그 부위에 형성되어 있다. 동맥경화반에서는 혈류가 불규칙하며, 그 표면이 손상되면 혈소판(blood platelet)이 침착되어 혈전이 형성되기 쉽게 된다. 이와 같이 혈관의 국소에서 혈액이 굳어져서 자체 혈관을 막는 것을 혈전증이라 한다. 혈전이 생기면 그 혈관의 영역이 혈류가 두절되며, 다른 곳으로부터의 부혈행로에 의한 보상이 불충분하면 그 부위의 뇌조직은 사멸된다. 심장 속에 생긴 혈전(심장질환이 있을 경우에 생기기 쉽다)이 떨어져서 혈류에 의하여 운반되어 말초혈관이 막히는 것을 색전증이라고 한다. 색전에 의하여 혈관이 막히면 그 유역의 뇌조직은 사멸한다. 일반적으로 혈전에 비하여 색전 쪽이 녹기 쉽고, 혈류가 다시 흐르게 되는 경우가 많다. 혈류가 완전히 차단되어 생긴 경색을 그 빛깔로 보아서 백색경색 또는 빈혈성경색이라고 한다. 일단 혈류가 완전히 차단되어 경색이 생겼다가 그 후에 혈류가 재개되면 경색부에 2차적으로 출혈이 일어난다. 이것을 적색경색 또는 출혈성 경색이라고 한다.

● **뇌출혈**(cerebral hemorrhage)이란 뇌혈관의 출혈이 원인이 되어 일어나는 뇌혈관장애로 뇌일혈이라고도 한다. 갑작스러운 의식장애(clouded consciousness) · 이완성 반신불수(hemiplegia) 등이 나타나는 뇌졸중(cerebrovascular accident(CVA) 또는 stroke)을 일으키는 대표적인 질환이다. 대부분(약 75%)이 고혈압이 원인이고, 드물게 백혈병이나 재생불량성 빈혈(범골수로, panmyelophthisis) 등의 혈액질환과 종양 · 외상 · 매독 등이 원인이 된다. 고혈압성 뇌출혈은 고혈압만이 아니라 터지기 쉬운 상태의 혈관에도 원인이 있다고 생각되는데, 그 발생병리는 아직 완전히 해명되지 않았다. 현재 생각되는 것은 뇌내 세소동맥, 특히 분기부의 혈관벽에 변화가 일어나 연약해진 곳이 내압을 이겨내지 못하고 팽대하여 터져서 출혈한다는 것이다. 뇌출혈이 일어나는 장소는 내포 부근이 가장 많은데, 이 부분의 중대뇌동맥의 작은 가지가 터져서 출혈한다.

제 4 장

증례를 통하여 스텝 업

영상을 보면서 경과를 추적해보자

▎기본영상을 대충 훑어 본 후에는 실제 증상의 예를 통해 영상의 변화를 살펴봅니다.

▎각 환자의 상태마다 영상이 어떻게 변화하는지, 또는 그때그때 시행되는 치료, 간호의 실제를 확인해 주세요.

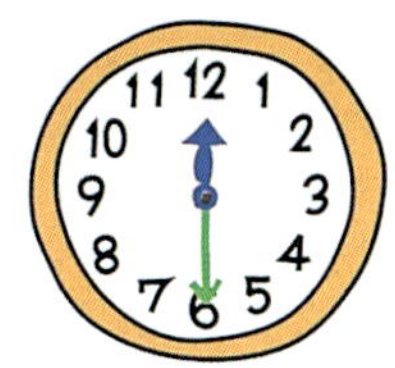

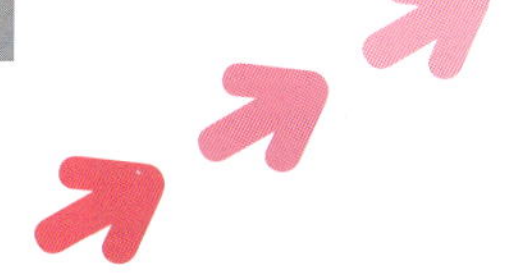

증례 1

일레우스
(장폐색)

p.136

증례 2

췌장염

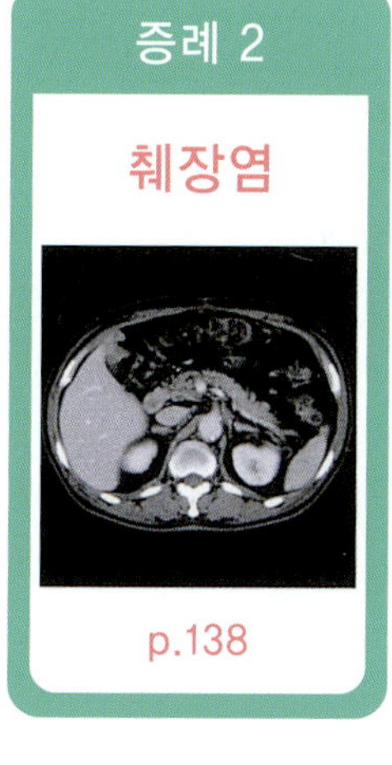

p.138

증례 3

기 흉

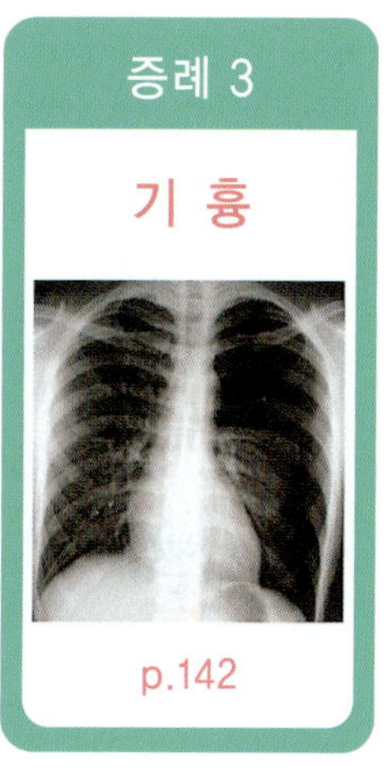

p.142

증례 4

뇌경색

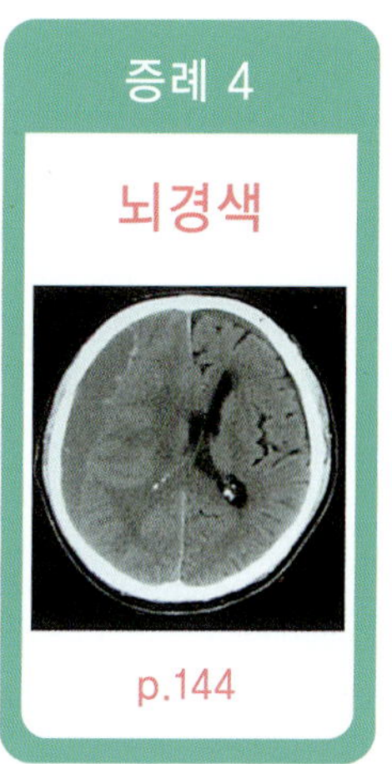

p.144

증례 1 | 일레우스(장폐색, ileus)

「복부팽만과 복통, 구토 증상으로 장폐색 진단을 받아 입원. 일레우스관으로 감압을 시도했으나 불충분하여 개복술(laparotomy) 후 빠르게 소장가스가 소실되었던」 예

복부팽만, 복통, 구토로 입원

- 63세의 여성. 15년 전에 자궁근종(자궁섬유종, uterine myoma)으로 개복술의 경력이 있었지만 그 후에는 아무런 소화기 증상 없이 지내왔습니다.
- 복부팽만, 배꼽주위의 간헐적인 복통, 구토를 호소하며 가까운 병원의 의사에게 진료 받음. 장폐색 진단을 받고 입원하게 되었는데 3일간의 보존적치료(고식적치료, conservative treatment)를 통해서도 개선되지 않아 다시 입원하게 되었습니다.
- 그림1은 입원한 뒤 복부X선 사진 경과를 나타냅니다. 이전의 의사가 가스트로그라핀(조영제, gastrografin)으로 소화관 조영을 실시했기 때문에 확장소장이 조영제로 인해 하얗게 관찰됩니다.(그림1-①)

위관을 삽입했으나 감압은 불충분

- 구토가 계속되어 위관을 삽입해 소화관 내의 감압을 시도했으나 불충분합니다. 그래서 소장 내 감압에 의한 보존적 치료를 목적으로 일레우스관을 삽입했습니다.(그림1-②)
- 3일째 되는 날, 일레우스관은 연동으로 인해 서서히 전진하여(그림1-③) 감압되었지만 1주일 동안의 보존적치료로는 개선이 불충분(paucity)했습니다.(그림1-④)

그림1 일레우스관 삽입으로 소화관 내 감압을 시도한 경과

① 이전의 의사가 가스트로그라핀으로 소화관 조영을 실시했기 때문에 확장된 소장이 조영제에 의해 하얗게 관찰됩니다.(⬅)

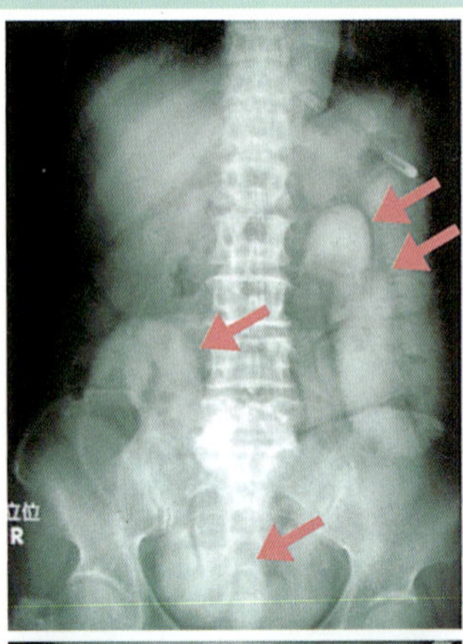

② 일레우스관을 삽입하여 소화관 내의 감압을 시도했으나 불충분합니다. (일레우스관 끝 : ◀)

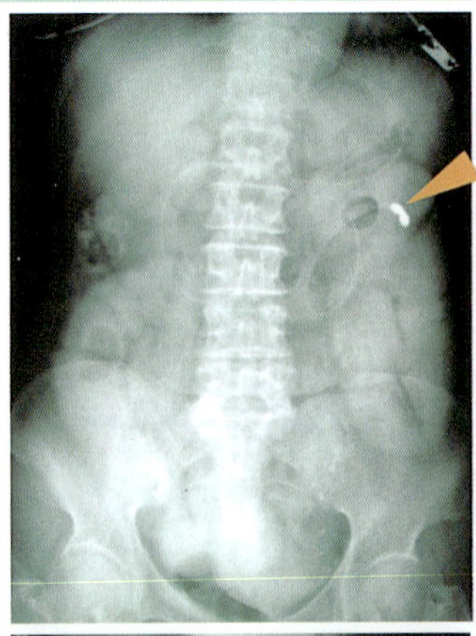

③ 일레우스관 삽입 3일째입니다. ②와 비교하여 소장 내를 전진하고 있습니다. (일레우스관 끝 : ◀)

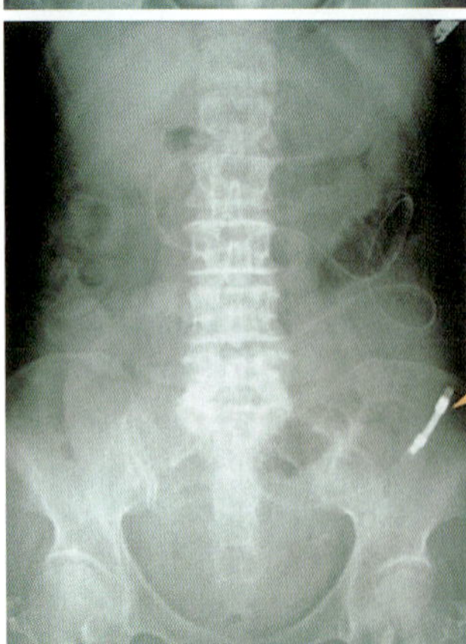

④ 일레우스관은 연동에 의해 서서히 전진하여 감압되었지만 1주일 동안의 보존적치료로는 충분히 개선되지 않았습니다. (일레우스관 끝 : ◀)

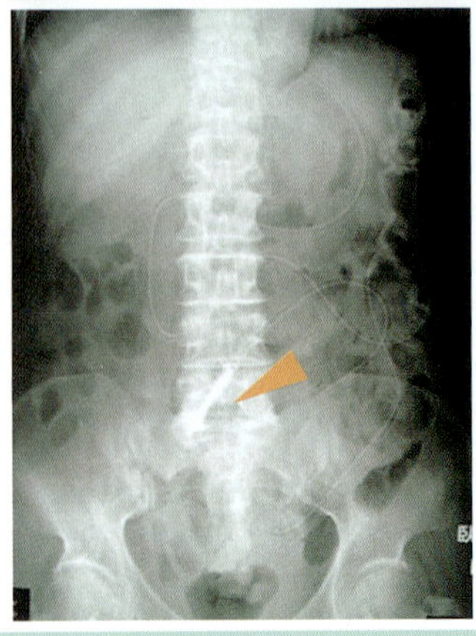

그림2 개복술을 통해 회복 단계로

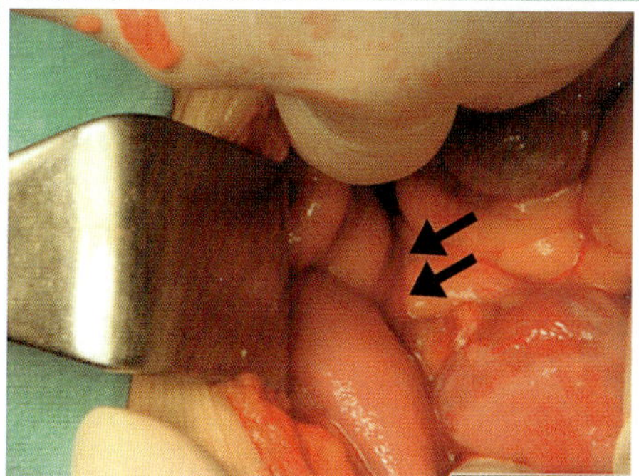

● 개복술로 유착된 색상물(cord-like structure)에 의해 소장이 압박을 받고 있음을 알 수 있지만(색상물 : ⬅), 장관의 혈류장해는 없고 색상물을 잘라줌으로써 일레우스 해소가 가능합니다.(◀)

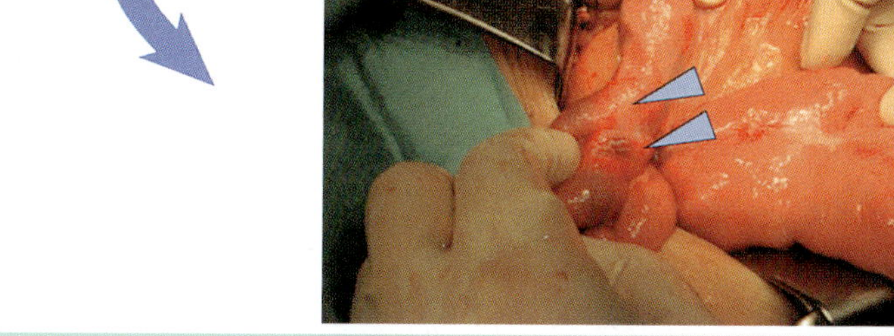

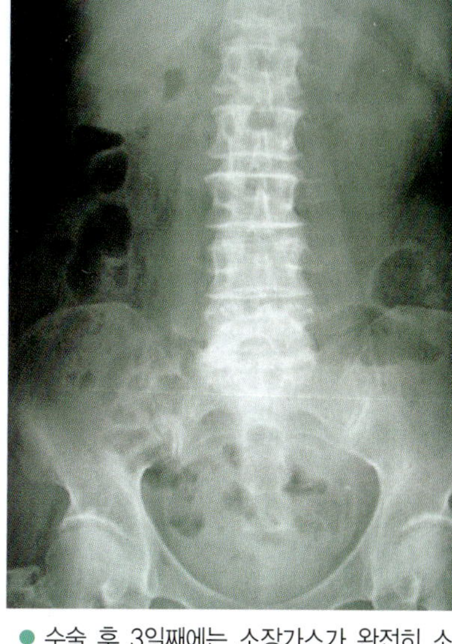

● 수술 후 3일째에는 소장가스가 완전히 소실되었습니다.

그림3 일레우스에 의한 장관 괴사

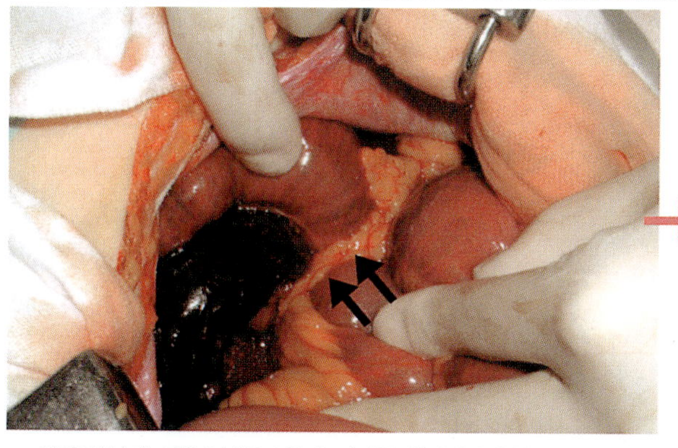

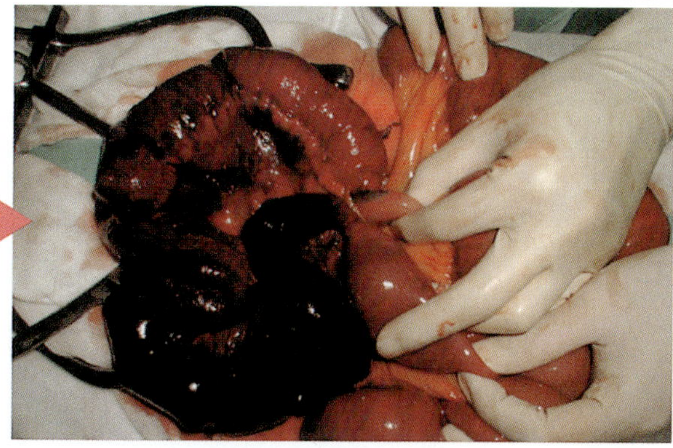

● 색상물(⬅)에 의한 일레우스인데, 장관은 현저하게 울혈되어 있고 괴사에 빠져있습니다. 괴사된 장관은 거무죽죽하게 변색되어 절제가 필요합니다.

개복술을 통해 회복 단계로

● 따라서 개복술을 시행하기로 했습니다. 유착된 색상물에 의해 소장이 압박을 받았지만 장관의 혈류장해가 없고 색상물을 잘라줌으로써 일레우스 해소가 가능하여 수술 후 3일째에는 소장가스가 완전히 소실되었습니다.(그림2)

● 같은 색상물에 의한 일레우스라도 장관순환(intestinal circulation)장해를 동반하면 교액성 일레우스(ileus, strangulation)가 됩니다.(그림3) 이 사진에서는 정맥환류 장해에 의한 장관의 심한 울혈과 괴사가 동반되었습니다.

증상 메모

● 교액성 일레우스는 장간막(창자간막, mesentery)에서 꼬이지 않더라도 장관순환장해를 동반하는 일레우스라면 교액성 일레우스이므로 주의가 필요합니다.

증례 2 | 췌장염(이자염, pancreatitis)

「음주량이 많은 환자가 심와부 통증으로 입원. 혈청 아밀라제(amylase)가 높고 명확한 췌장의 부종이 보였다. 그 후 내과적 치료로 회복하여 췌장 부종도 서서히 가라앉은」 예

췌장염과 복부CT

- 본서에서는 복부CT는 제시하지 않았는데 췌장염진단과 치료과정 판정을 복부CT를 제외하고 진행하기에는 무리가 있습니다. 그래서 익숙하지 않은 영상을 봐야하는 어려움이 있지만 췌장염의 경과를 증상으로 느낄 수 있으면 됩니다.
- 급성췌장염 진단은 아래의 3개 항목 중 2개 항목 이상에 해당되고 다른 원인이 없을 때 이루어집니다.
  ① 상복부에 급성 복통 발작과 압통이 있다.
  ② 혈중 또는 요중에 췌장효소 상승이 있다.
  ③ 초음파, CT 또는 MRI상에서 췌장에 급성췌장염을 나타내는 소견이 있다.
- 그 중에서도 영상진단, 특히 CT가 중요합니다. CT는 진단뿐 아니라 중증도 판단에 있어서도 큰 비중을 차지하고 있습니다.
- 그림1에서 췌장의 위치와 정상 CT소견을 나타냈습니다. 췌장은 위의 뒤쪽, 척추나 복부대동맥, 하대정맥의 앞쪽에 있는 후복막장기(retroperitoneal ogran)입니다. 그럼 증상을 살펴보겠습니다.

심와부 통증이 심하여 내원. 명백한 췌장 부종

- 36세의 남성. 애주가로 20세경부터 거의 매일 위스키를 반병정도 마신 환자입니다. 내원 3일 전부터 평소보다 음주량이 많아 심와부 통증이 있었지만 이를 잊기 위해 술을 더 마셨다고 합니다.
- 심한 심와부(명치) 통증, 등 통증을 주로 호소하며 내원하였고, 상복부에는 근육성 방어가 있고 혈청아밀라아제(serum amylase)는 올라가 있었습니다. CT영상을 그림2에 제시합니다.
- 내원 시 촬영한 CT에서는 췌장 끝에 수염같은 양상의 후복막 부종소견 이외에 명백한 췌장 종대를 보이지 않았습니다. 3일째 CT에서 췌장은 체부와 미부에서 종대되어 주변에 보푸라기처럼 가볍게 보이던 부종소견도 증가하였습니다.
- 내과적 치료를 계속하니 증상은 개선되었고 증상 발생 10일째에는 췌장의 종대와 주위 부종도 개선되고 있음을 알 수 있습니다.
- 급성췌장염 CT를 볼 때에는 다음의 두 가지 포인트에 주의합니다.
  ① 췌장이 염증에 의해 어떻게 변화하는가? : 췌장의 부종

그림1 췌장의 위치와 정상 CT소견

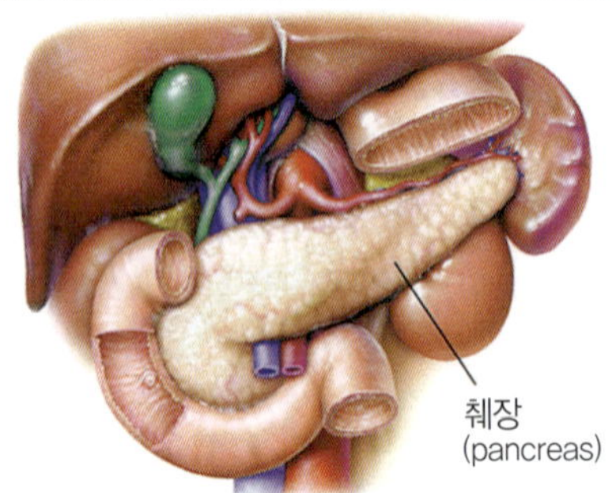

- 췌장은 위의 뒤쪽, 척추나 복부대동맥, 하대정맥 앞에 있는 후복막 장기입니다.

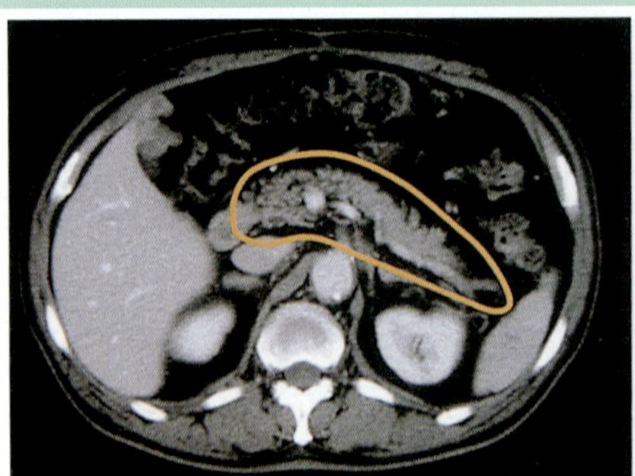

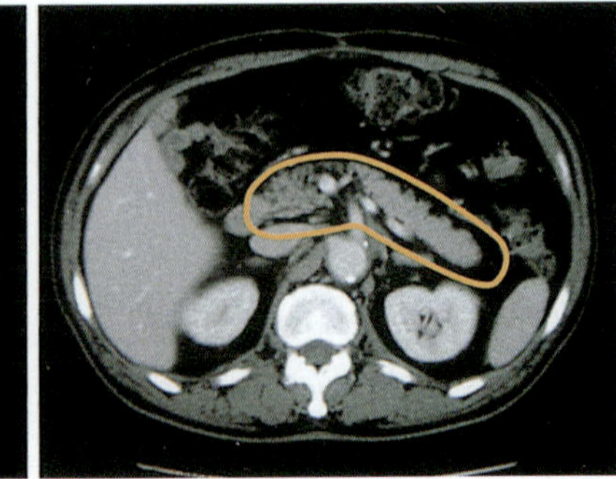

- CT횡단상에서는 노란색선으로 표시한 부분이 췌장입니다. 주변에는 후복막의 지방조직(adipose tissue)이 있어 검게 보입니다. 피하지방 부분이 검게 보이는 것도 같은 이유입니다.

그림2 급성췌장염 CT 좌 · 우는 같은 영상. 오른쪽에서 병변 부위를 제시합니다.

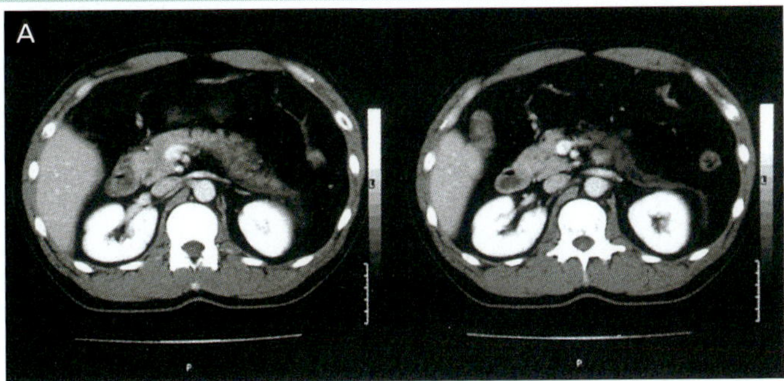

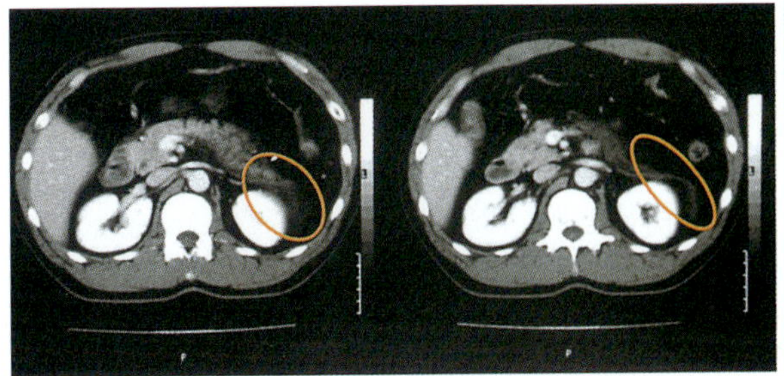

● 증상 발생 직후 CT에서는 정상 췌장과의 차이를 잘 알 수 없지만, ○로 표시한 췌미부에서 수염같은 양상의 음영이 왼쪽 신장 앞에 보입니다. 췌장주위의 후복막 부종소견입니다.

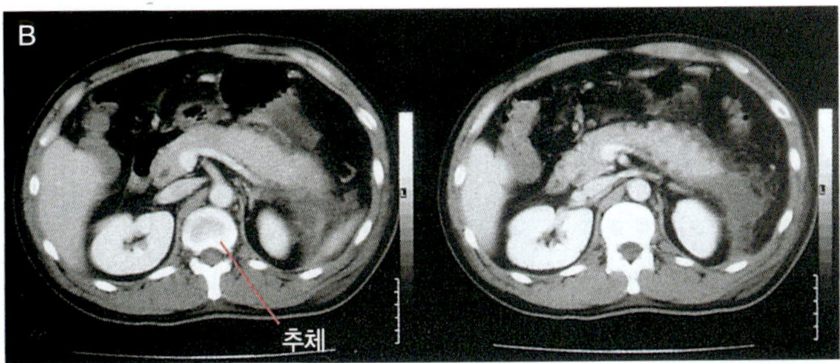

● 증상 발생 3일째에는 췌장은 종대하고 ○처럼 후복막 부종이 강해졌습니다. 췌장 체미부에서의 췌장 종대는 추체 폭의 2/3보다 큰지의 여부로 판단합니다.

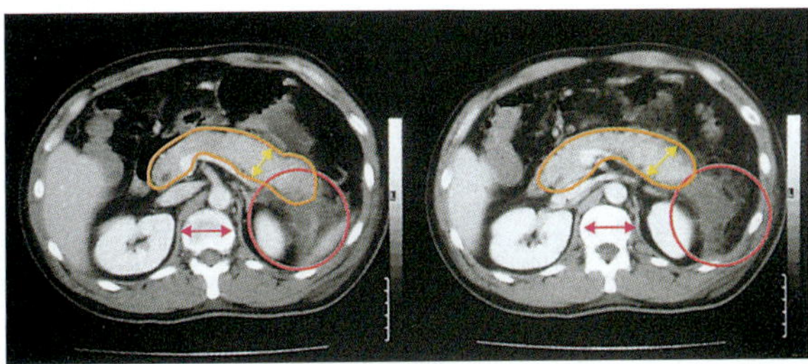

● ○는 췌장의 윤곽을 나타냅니다. 췌장의 두께를 나타낸 노란색 화살표 ↔의 폭은 분홍색 화살표 ↔의 2/3이상 되어 체부와 미부는 종대되었다고 말할 수 있습니다.

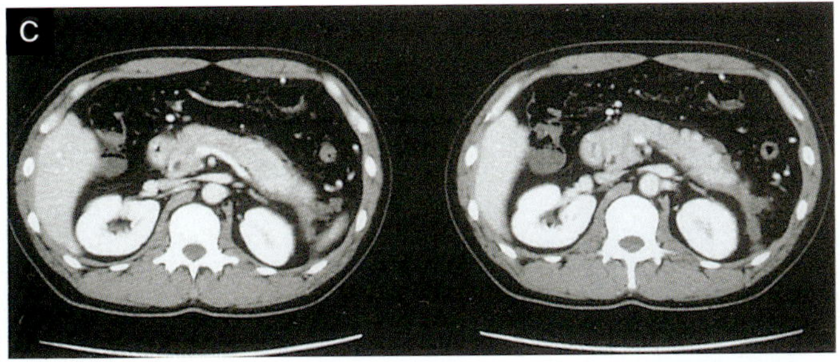

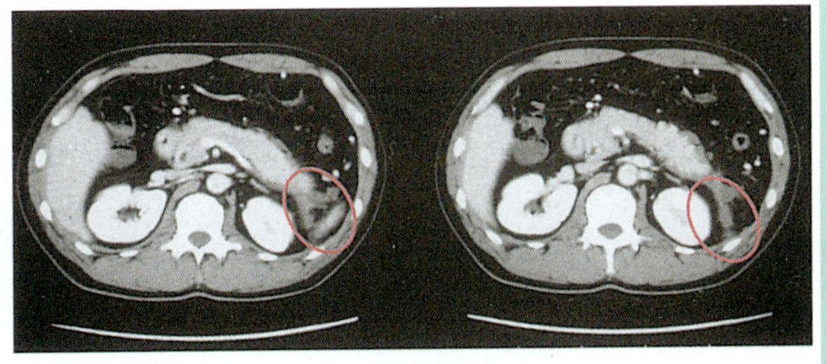

● 증상 발생 10일째에는 췌장종대, 후복막의 부종 모두 개선되었음을 알 수 있습니다.

여부는 일반적으로 추체(椎體, vertebral body)의 폭과 비교하여 이야기 합니다. 추체부나 미부에서는 추체 폭의 2/3이상, 췌두부에서는 추체 폭 이상일 때에 종대가 있다고 합니다. 조영증강이 잘 되지 않는 부분에서는 췌장이 괴사에 빠져있을 가능성이 있습니다.

② **췌장의 염증이 어디까지 파급되는가?** : 후복막의 부종이 췌장 주위에 국한되어 있는지, 아니면 췌장과 멀리 떨어진 곳까지 퍼지고 있는지 살핍니다.

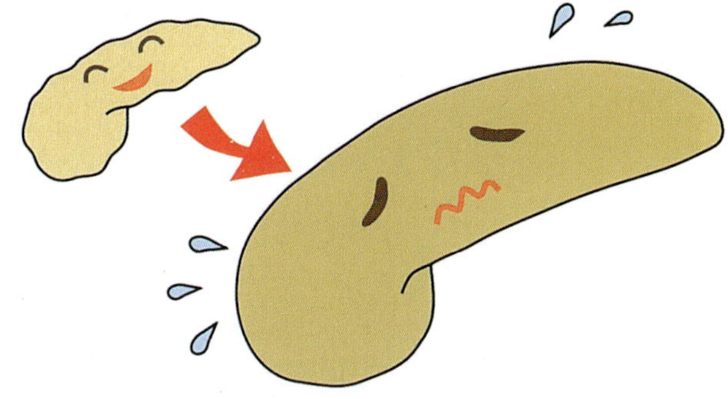

중증급성췌장염(severe acute pancreatitis)의 증상

● 증상 2 (그림3, 4) : 34세 여성. 첫째아이 출산 10일째부터 심와부 통증이 있었으며 초음파 검사 결과 담석이 있었습니다. 근처 병원에서 입원치료를 받았지만 복부증상이 악화되어 급성췌장염(급성이자염, acute pancreatitis)으로 진단받고 입원한 환자입니다.

● 조영 증강되어 보여야 할 췌장이 보이지 않고 후복막강은 광범위하게 부어있는 매우 심한 췌장염의 영상소견입니다. 이때 다행히 괴사된 췌장과 후복막으로 감염이 동반되지 않고 경과하여 퇴원했습니다.

● 그러나 3개월 후 CT에서 췌장거짓낭(pancreatic pseudocyst)이 합병증으로 발생하고 이로 인해 위가 압박받는 소견이 나타났습니다. 그 후에는 다행히 경과관찰만으로 췌장거짓낭이 작아졌습니다.

그림3 중증급성췌장염 상 · 하는 같은 영상. 아래에 병변 부위를 표시합니다.

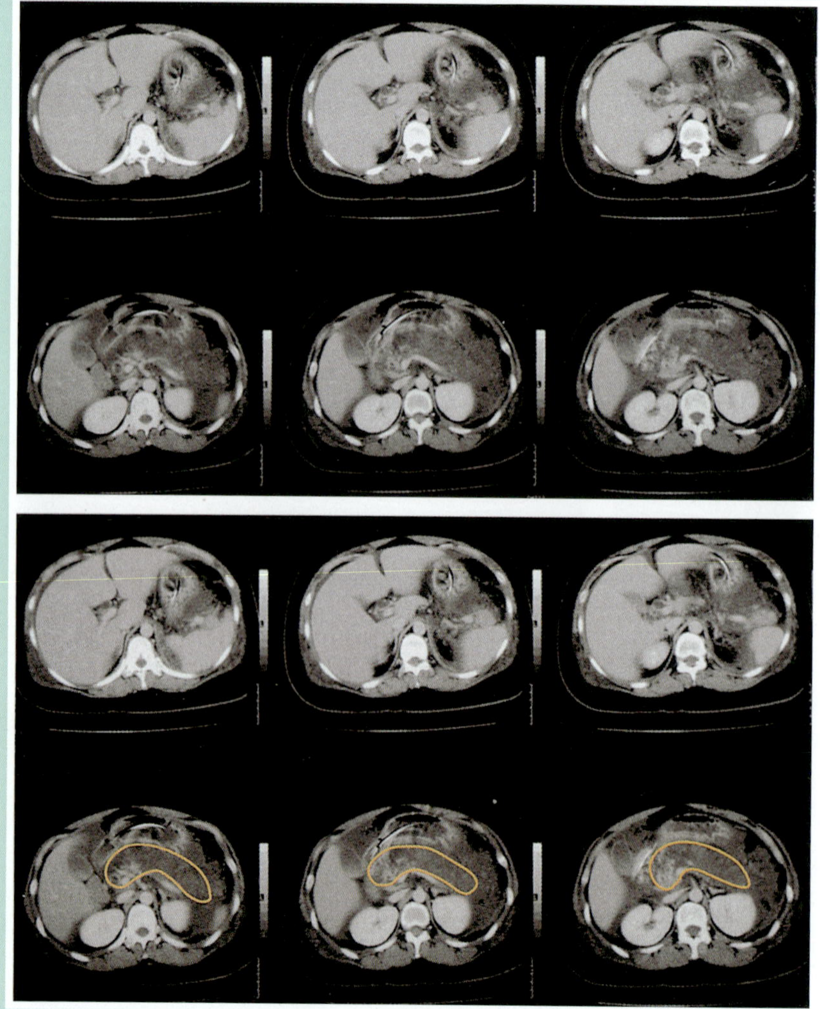

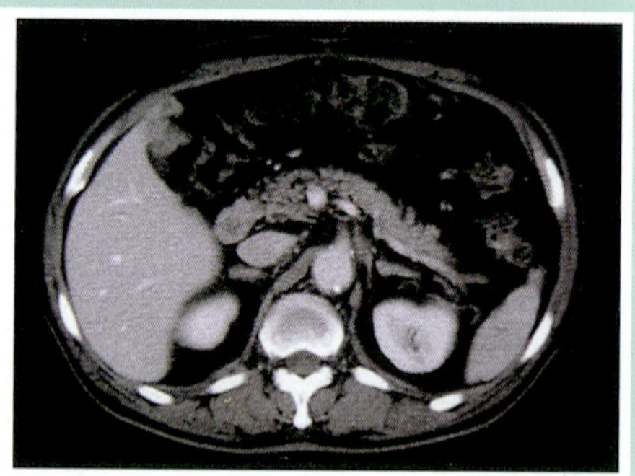

● 정상췌장의 CT입니다.

● 증상 발생 약3일 후의 조영 CT소견입니다.

● ○와 같은 형태로 조영된 췌실질이 보여야 하는데 있어야 할 후복막강에 췌장이 보이지 않습니다. 췌장에는 혈류가 없어 괴사에 빠졌기 때문입니다.

● 뚜렷한 후복막 부종을 정상 CT나 본 증상의 예(그림2)와의 비교로 알 수 있을 것입니다.

● 췌장이 있어야 할 위치의 주변에 회색으로 보이는 부분은 모두 후복막 부종이며 급성 삼출액 고임이라고 합니다.

그림4 중증급성췌장염 후의 합병증 – 췌장거짓낭

상 · 하는 같은 영상. 아래는 이상부위의 윤곽을 제시합니다.

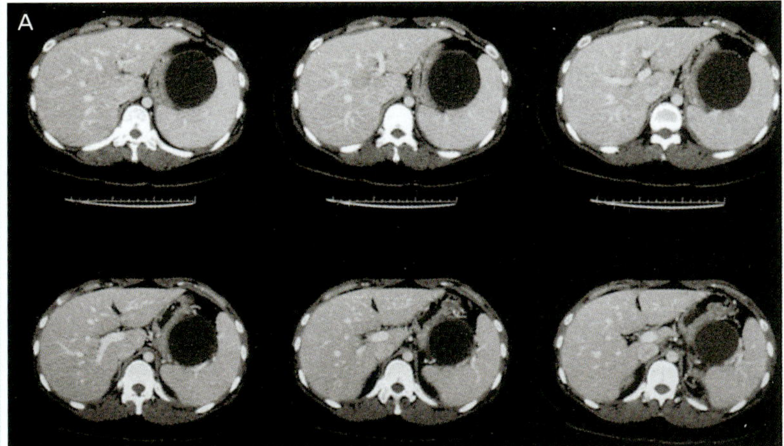

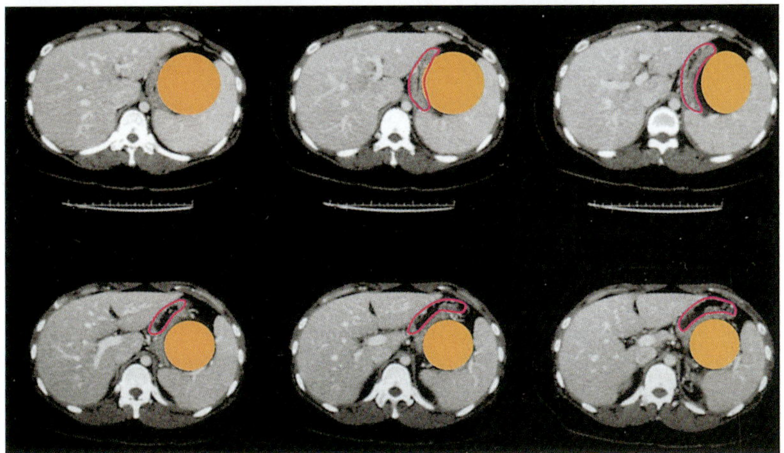

- 증상 발생 3개월 후의 CT로, ●로 표시된 것과 같은 최대직경 약 8cm의 췌장거짓낭이 합병증으로 발생하였습니다. ○로 표시한 것이 위이며, 낭포에 의해 상당한 압박을 받고 있음을 알 수 있습니다.

좌 · 우는 같은 영상. 오른쪽에서 작아진 췌장거짓낭을 표시합니다.

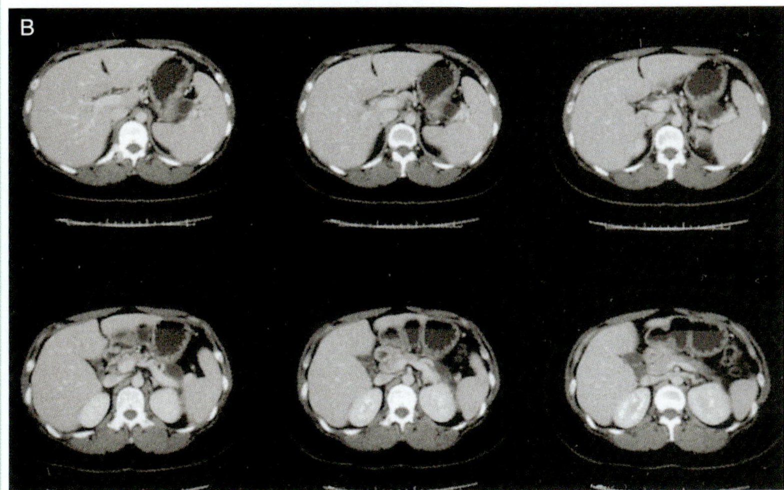

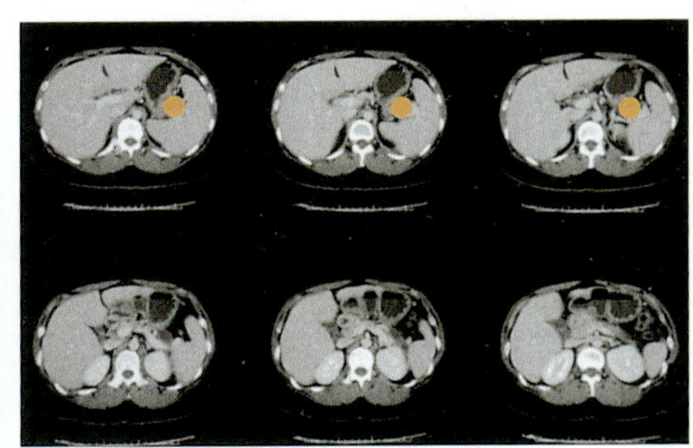

- 증상 발생 6개월 후의 CT에서 낭포는 작아지고 (●), 위의 압박 소견도 개선되었습니다.

증례 3 | 기흉(공기가슴증, pneumothorax)

「젊고 마른 체형의 남성이 호흡곤란을 호소하며 내원, X선 사진으로 기흉을 진단. 그 후 경과관찰을 했지만 흉부통, 호흡곤란이 심해져 기흉이 재발. 흉강경하폐부분 절제술을 한」 경우

젊고 마른 체형 남성의 호흡곤란

- 18세의 남성. 신장 182cm, 체중 60kg. 집에서 청소를 하다가 갑자기 흉부통과 호흡곤란이 발생했습니다. 잠시 상태를 지켜보았으나 개선되지 않아 외래진료(ambulatory care)를 받았습니다.
- 환자는 마른 체형으로 심호흡을 하면 기침을 하고 왼쪽 호흡음이 약했습니다. 이정도의 정보만으로도 병명이 떠오를 것 같습니다.
- 외래진료 시의 흉부 단순X선 사진(그림1, 2)을 잘 보십시오. 흉강 내에서 최대한 퍼져있어야 할 왼쪽 폐가 다 부풀지 못하고, 그 바깥쪽 폐영역에 혈관음영이 없는 기흉강이 있습니다.
- X선 사진에서 폐는 검게 보이지만 폐 속에는 말초를 향해 나뭇가지모양으로 퍼진 혈관이 있어 이것이 하얗게 보입니다. 그러나 기흉강에서는 폐혈관음영을 볼 수 없습니다.

재발하여 흉강경하 폐부분 절제수술을 시행

- 입원하여 경과를 지켜보았는데 흉부통, 호흡곤란 증세가 심해져 다시 시행한 흉부X선 사진이 그림3입니다. 왼쪽 폐의 허탈이 더 심해진 것이 분명하게 보입니다. 이 정도까지 허탈되면 흉강 드레이니지 적응증이 됩니다.
- 자연기흉에 대한 흉강 드레이니지는 20% 이상의 허탈에서 시행하는 것이 일반적입니다.
- CT에서 폐첨의 폐낭포(belb)가 보였기 때문에 흉강경하 폐부분 절제수술을 시행했습니다. 그림4는 수술 중의 소견입니다.

그림1 외래진료 시의 흉부 단순X선 사진

좌 · 우는 같은 영상. 오른쪽에 폐의 윤곽을 제시합니다.

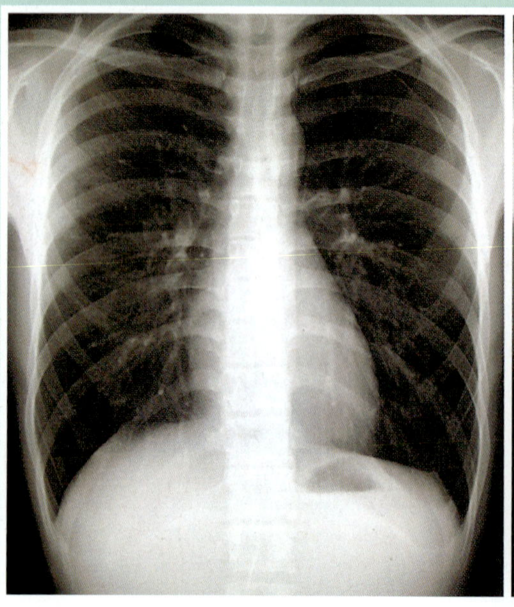

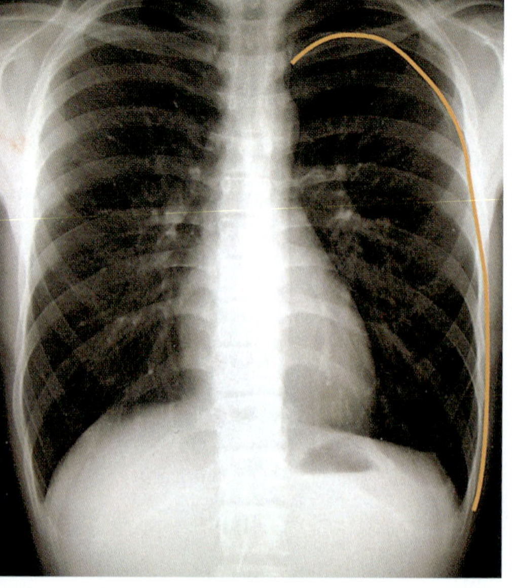

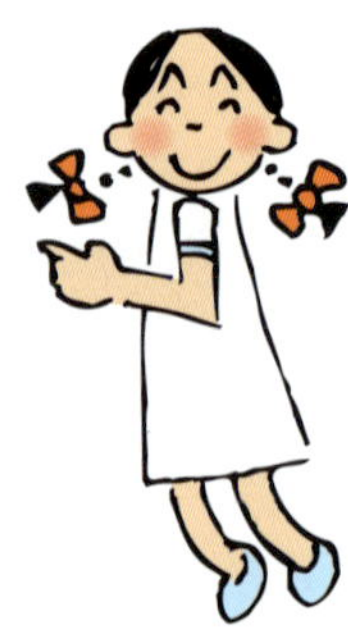

- 흉강 내에서 최대한 퍼져있어야 할 왼쪽 폐가 다 부풀지 못하고, 그 바깥쪽 폐영역에 혈관음영이 없는 기흉강이 있습니다. 기흉강에는 폐혈관음영을 볼 수 없습니다.
- 작아진 폐의 윤곽은 오른쪽 그림처럼 따라갈 수 있습니다.

그림2 외래진료 시의 흉부 단순X선 사진(확대그림)

좌 · 우는 같은 영상. 오른쪽에 이상부위를 제시합니다.

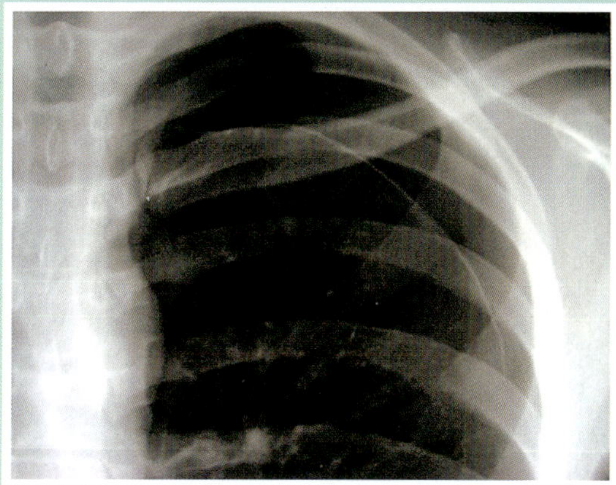

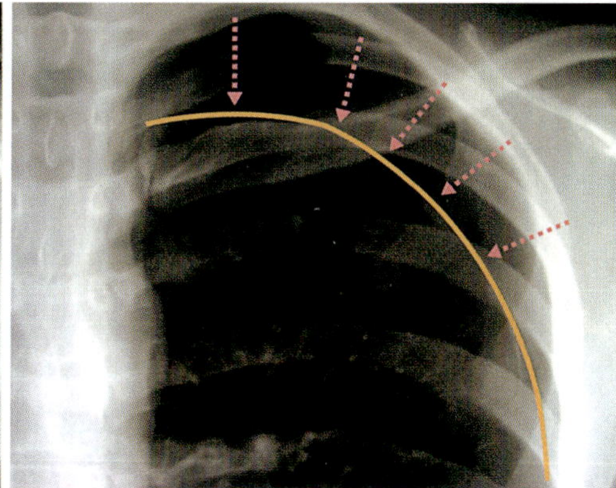

- 폐의 윤곽과 기흉부분을 확대했습니다.
- 폐에는 혈관이 있고, 기흉부분에는 혈관이 없어 검게 보임을 알 수 있을 것입니다.

그림3 기흉의 재발

좌 · 우는 같은 영상. 오른쪽에 이상부위를 제시합니다.

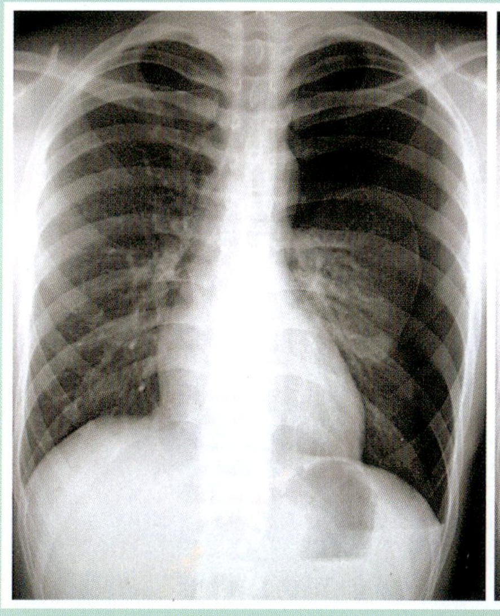

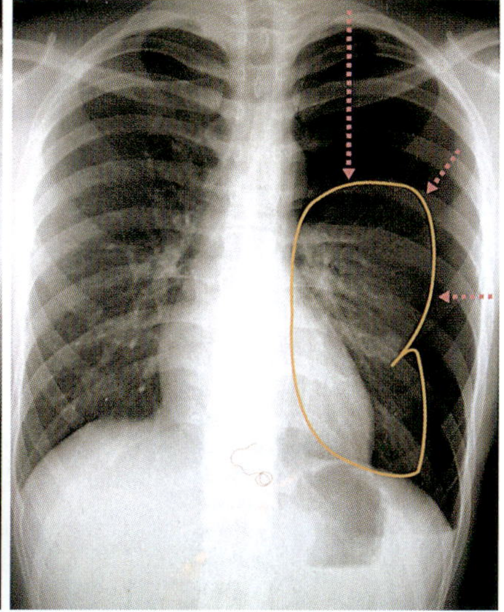

- 그림1, 2와 비교하여 폐의 허탈이 더 두드러지게 되었습니다. 왼쪽 폐는 폐문을 향해 허탈되는 양상을 보이고 그 정도는 50%를 훨씬 넘습니다.

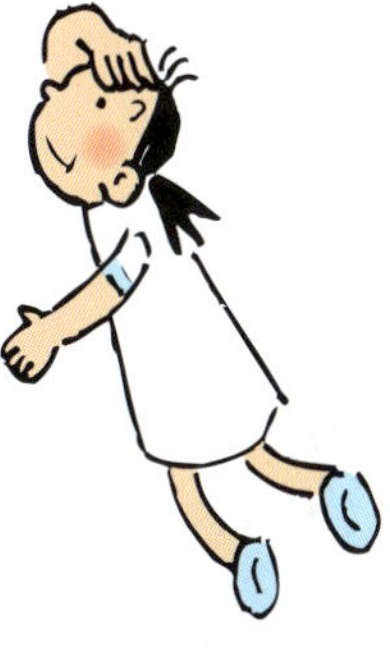

그림4 수술 중 소견

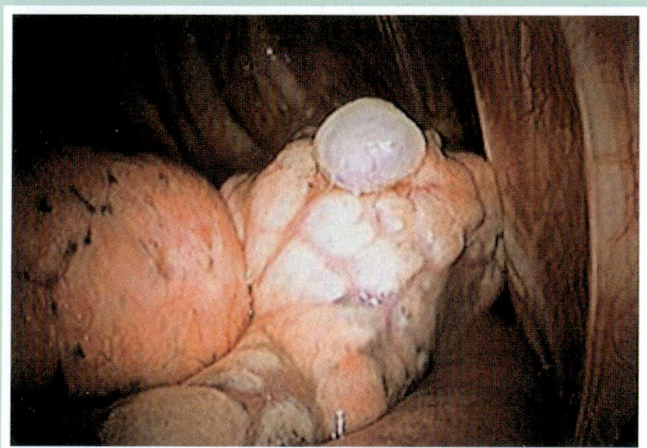

- "마치 풍선껌을 분 것 같다"라고 표현할 수 있는 작은 낭포가 「수술 중 소견」에서 보였습니다.

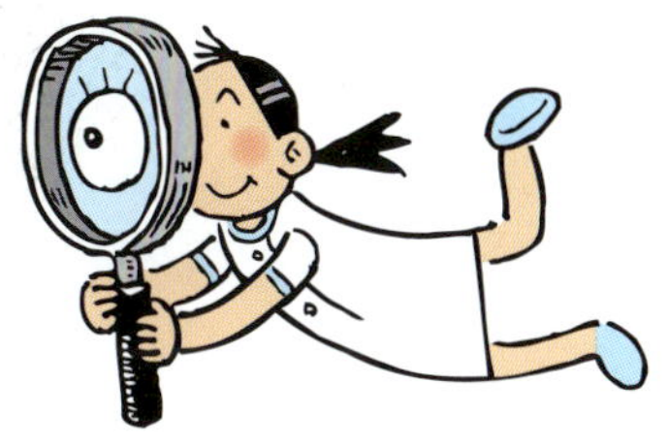

증례 4 | 뇌경색(cerebral infarction)

「심방세동으로 와파린(warfarin) 복용 중인 환자가 마비, 의식장해, 경련 증상으로 입원. 그 후 CT에서 뇌경색이 보여 경과 관찰한 결과 2개월 후에 부종이 개선되고 경색 위축을 보인」 경우

내원 이틀 후에 뇌경색 소견

- 뇌경색 CT는 이미 p.63에 제시했으므로 여기에서는 그 경과를 보겠습니다.(그림1-①~④)
- 78세의 남성. 심방세동(심방잔떨림, atrial fibrillation)으로 와파린(warfarin)을 복용 중인데 갑작스런 좌측마비와 의식장해를 일으켜 이송되었고 이송 중에 경련을 일으켰습니다.
- 증상 발생 1시간 만에 내원하여 시행한 두부 CT에서는 분명한 이상소견을 볼 수 없었습니다. 와파린 복용, 경련 등이 있어 혈전용해요법(thrombolytic therapy)을 적용하지 않고 보존적으로 경과 관찰하고 있었습니다.(그림1-①)
- 3일째 CT에서는 오른쪽의 중대뇌동맥(중간대뇌동맥, middle cerebral artery) 영역이 검게 변하여 부종을 일으킨 뇌경색이 확실합니다.(그림1-②)
- 증상 발생 10일째에 여전히 부종은 남아있습니다.(그림1-③)
- 2개월 후에 부종은 개선되어 서서히 경색에 따른 경색 뇌의 위축이 관찰되고 있습니다.(그림1-④)
- 일찌감치 혈전용해술을 시행했더라면 이러한 경과를 피할 수 있었을지도 모릅니다.

그림1 우 중대뇌동맥 영역의 뇌경색의 시간경과에 따른 CT변화

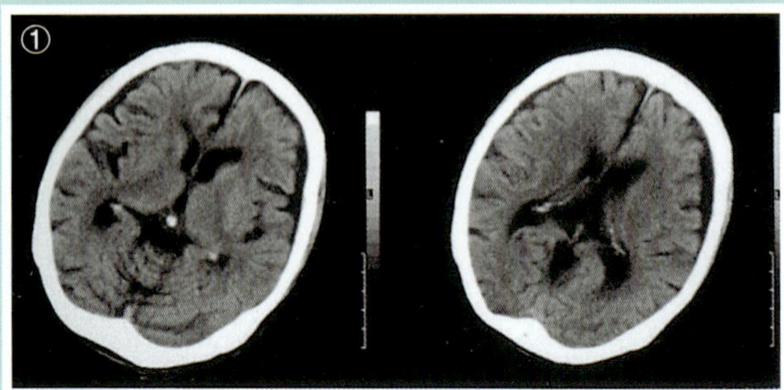

- 증상 발생 1시간입니다.
- 이 CT에서는 명확한 이상소견을 지적할 수 없습니다.

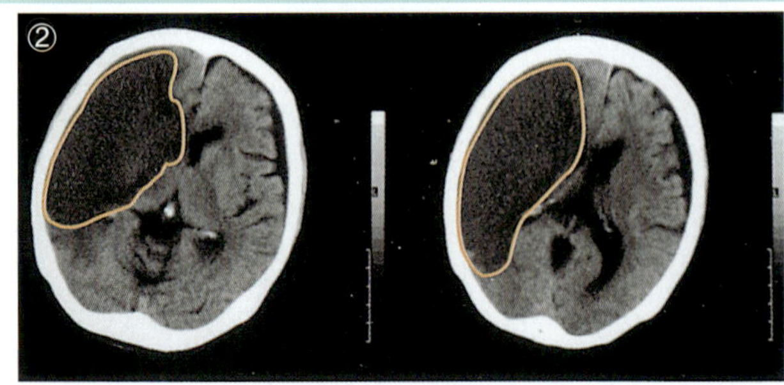

- 증상 발생 3일째입니다.
- 뇌경색이 확실해지고 부종에 의해 부풀어 오름을 알 수 있습니다.

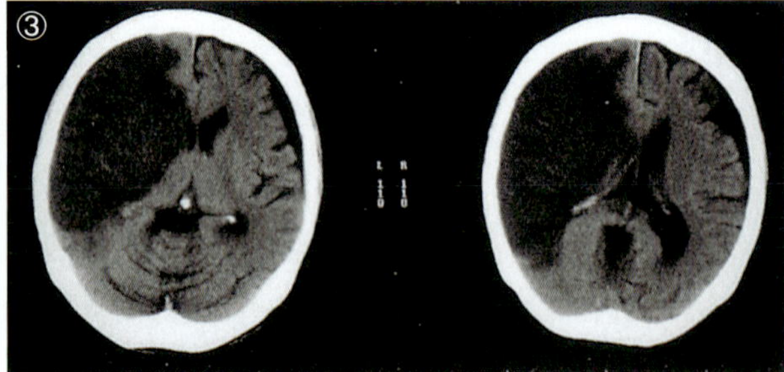

- 10일째입니다.
- 여전히 부종이 존재합니다.

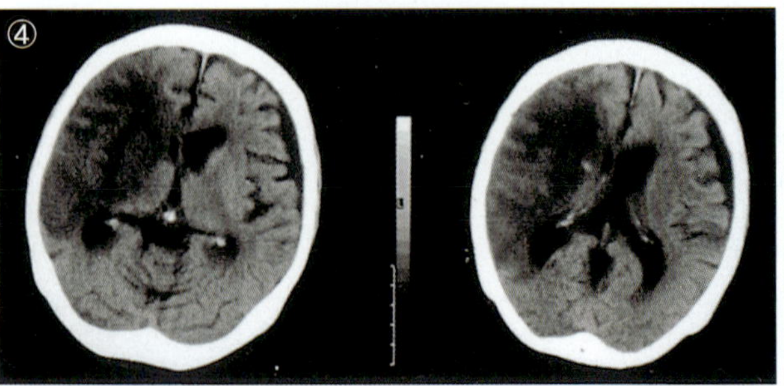

- 2개월 후입니다.
- 뇌부종은 완화되었고 경색된 뇌는 서서히 위축되고 있음을 알 수 있습니다.

제 5 장

간호에 활용하여 위험을 방지한다

영상정보 활용방법

영상은 진단 이외에 위험 예방을 위해서도 매우 유용합니다. 체내의 튜브나 카테터가 바르게 자리 잡고 있는지, 합병증의 원인이 되지는 않는지 등 간호에 활용하여 위험을 예방할 수 있는 영상 활용법을 제시합니다.

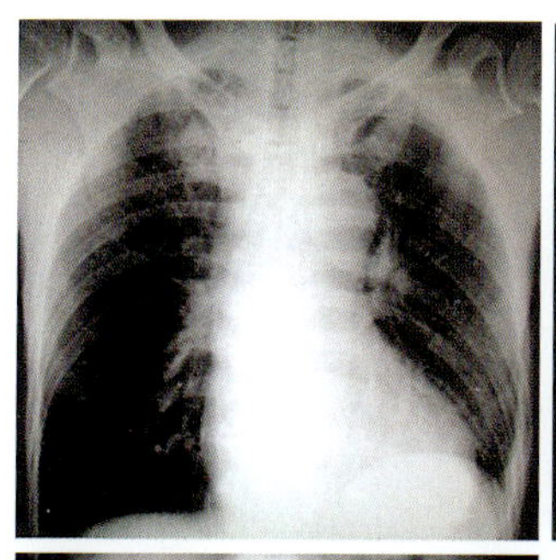

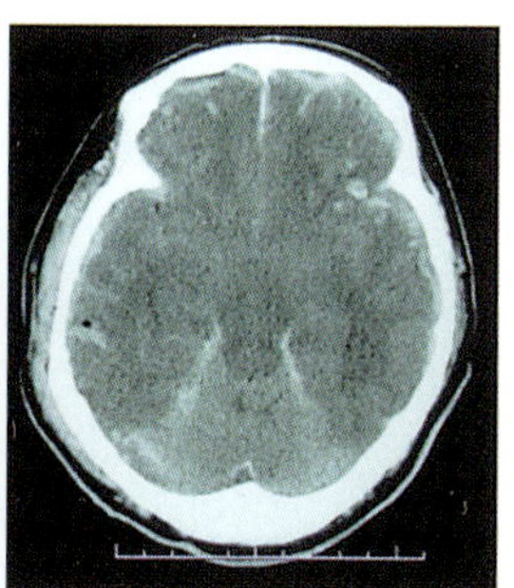

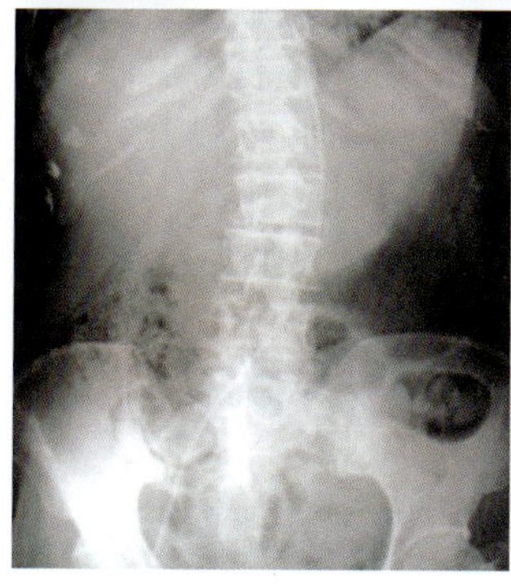

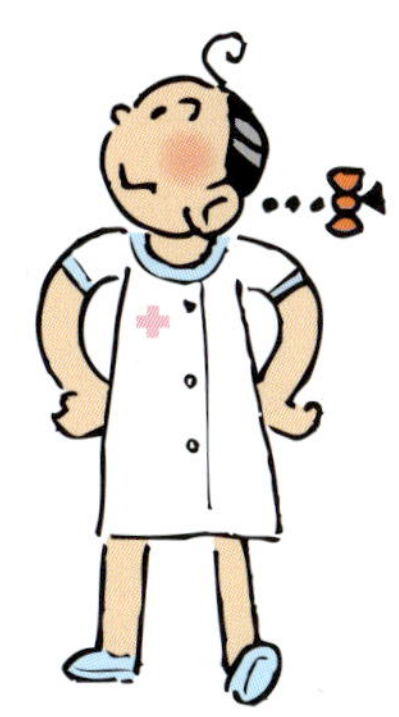

1. 중심정맥 카테터(중심정맥도자, central vein catheter)의 확인

목적 끝이 알맞은 위치에 있는지 합병증의 위험은 없는지 확인한다.

여기가 포인트

- 카테터 끝의 올바른 위치는, 상반신으로 삽입한 경우 상대정맥 내이고, 대퇴정맥으로 삽입한 경우에는 우심방에 들어가기 직전의 하대정맥이 됩니다.
- 위치뿐만 아니라 삽입 부위에서의 주행도 확인하고 휘어짐 등에 주의합니다.
- 혈종의 유무는 반드시 확인합니다.

삽입 · 유치에 수반되는 합병증은 심각

X선 사진에서 위치를 확인하는 일이 가장 많은 것은 「중심정맥 카테터」일 것입니다. 영양과 약제투여 경로로서 매우 중요한데, 말초정맥 라인과 비교해 삽입과 유치에 따르는 합병증은 중증일 위험성이 있어 카테터 삽입 후에는 X선 사진으로 확인하는 것이 필요합니다.

또한 카테터의 위치확인을 위한 X선 사진은 전체적으로 검어서, 폐의 자세한 소견 등이 보기 어렵게 현상되는 경우도 있는데 이것은 카테터(catheter)를 잘 볼 수 있게 하기 위해서입니다.

삽입 후에 위치와 합병증을 확인

중심정맥 카테터 삽입 후에 확인해야 하는 포인트는 「1. 카테터 끝이 알맞은 위치에 있는가?」와 「2. 카테터 삽입에 따른 합병증이 발생하지 않았는가?」의 두 가지입니다.

1. 카테터 끝이 알맞은 위치에 있는가?(그림1, 2)

카테터 끝의 올바른 위치는 쇄골하정맥이나 내경정맥, 상지혈관으로 삽입한 경우에는 우심방 바로 위부분인 상대정맥 내이고, 대퇴정맥으로 삽입한 경우에는 우심방에 들어가기 직전의 하대정맥(아래대정맥, inferior vena cava)입니다.

심방 내에 카테터 끝이 들어가면 안 되는지 여부는, 여러 의사에게 의견을 물어도 책을 찾아보아도 확실히 나와 있지 않습니다. 우심방 안에 카테터 끝이 들어가는 것의 옳고 그름은 yes도 no도 아닙니다.

그러나 너무 깊게 들어가 끝이 심방벽에 닿았을 때에는 부정맥(arrhythmia)의 원인이 되거나 때때로 천공(뚫림, perforation)을 일으키는 경우도 있다는 보고도 있습니다. 그래서 우심방 깊숙하게 또는 우심실 내에는 카테터 끝이 들어가지 않는 것이 좋습니다.

중심정맥 카테터의 위치이상에는 여러 가지가 있습니다. 잘못하여 우간정맥(오른간정맥, right hepatic veins)이나 우내경정맥으로 들어간 경우와, 우서혜부에서 삽관할 때 하대정맥이 아니라 복부대동맥 내로 들어가 버린 경우도 볼 수 있습니다.(그림3, 4, 5)

또한 카테터는 도중에 구부러지거나 가느다란 혈관으로 들어가면 혈관에 손상을 줄 위험성이 있으므로 삽입 부위에서의 주행에도 주의합니다.(그림6)

2. 카테터 삽입에 의한 합병증이 발생했는가?

카테터 삽입에 의한 합병증으로 두드러지는 것은 기흉과 혈흉인데, 경부와 흉막외에 커다란 혈종(hematoma)이 생겨도 큰일입니다. 경부의 혈종에서는 기관을 압박하여 기도폐색(choking)을 일으키는 일도 있습니다.

그림1 중심정맥 카테터 끝의 알맞은 위치

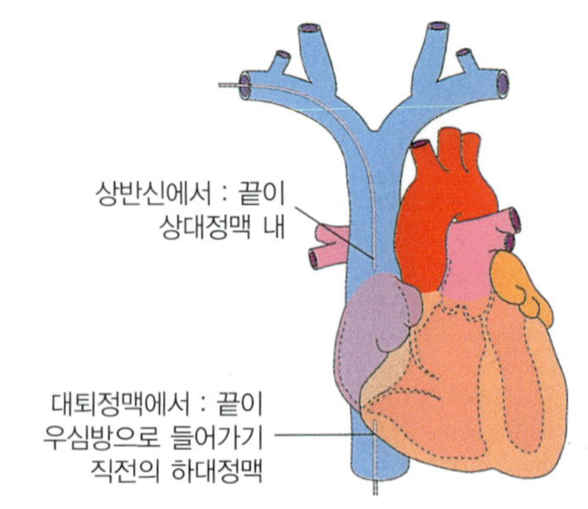

- 상반신으로 삽입한 경우에는 상대정맥 내, 대퇴정맥으로 삽입한 경우에는 횡격막상의 하대정맥에 카테터 끝이 위치하는 것이 좋지만 우심방 내에 카테터가 들어가도 상관없습니다.
- 단, 너무 깊게 들어가서 심방벽을 압박할 때에는 부정맥이나 천공의 위험성이 있습니다.

그림2 중심정맥 카테터 끝의 알맞은 위치

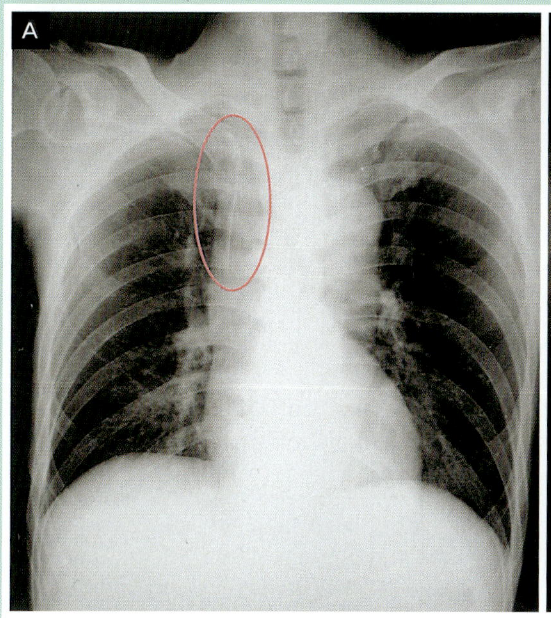

A : 우쇄골하정맥으로 삽입

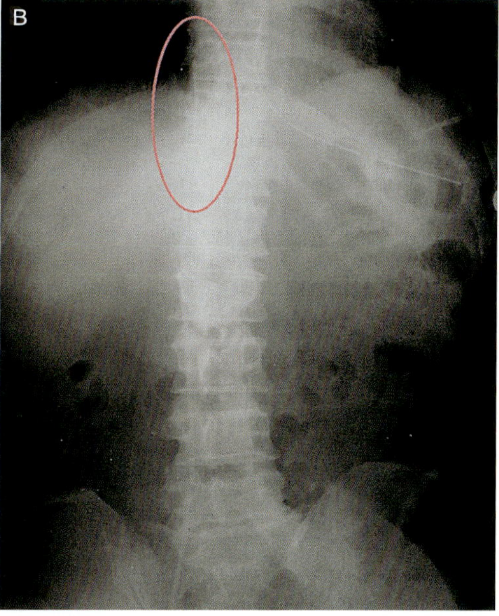

B : 우대퇴정맥으로 삽입

- A에서는 우심방 바로 앞의 상대정맥에, B에서는 하대정맥 내에 카테터 끝이 알맞게 위치하고 있습니다.

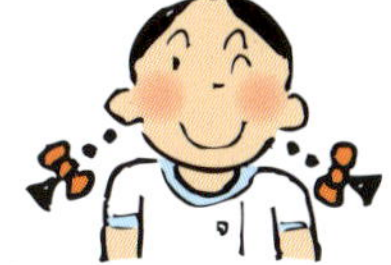

그림3 카테터 끝이 우간정맥 내에

좌 · 우는 같은 영상. 오른쪽은 확대한 것입니다.

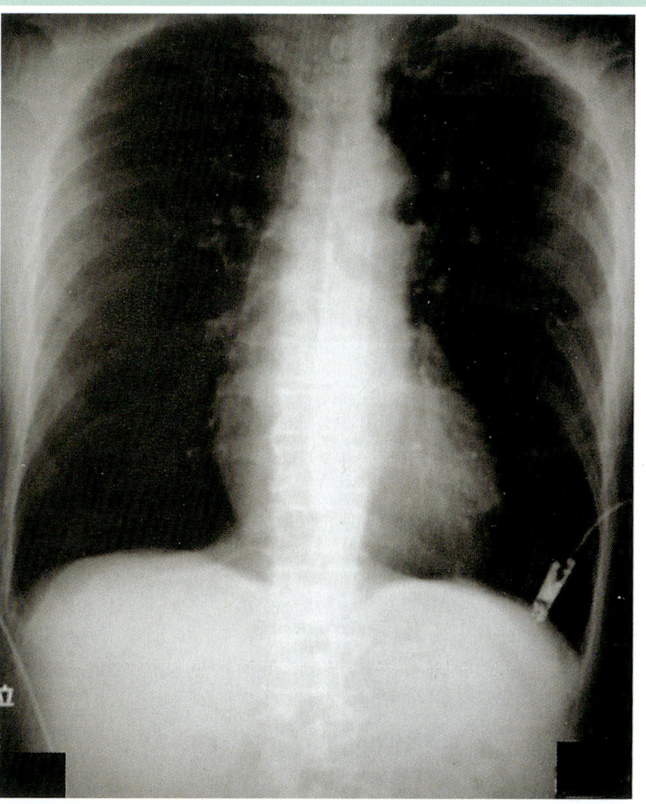

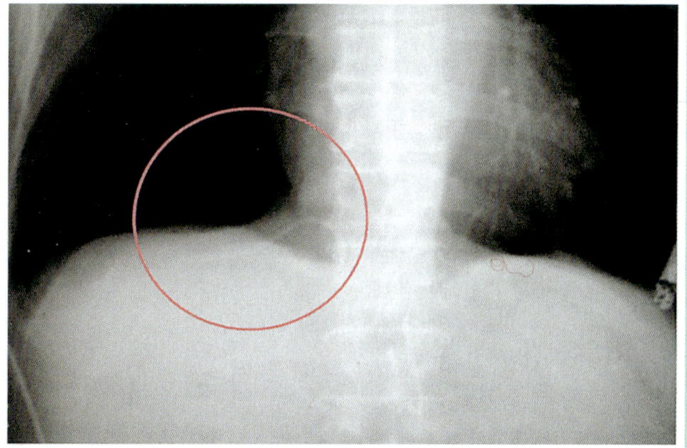

- 우대퇴정맥으로 삽입한 카테터는 하대정맥 내에서 구불구불하게 나아가 우심방 앞에서 "수염"처럼 오른쪽(환자몸의 왼쪽) 방향으로 향합니다. 아무리 보아도 이 사진에서는 그렇지 않은 것 같습니다.
- 우간정맥 내에 카테터 끝이 들어가 있습니다. 천공의 위험이 있으므로 올바른 위치로 몇cm 뽑아내야 합니다.

그림4 카테터가 오른쪽으로 굽음

3개 모두 같은 영상. 아래는 카테터의 주행을 제시, 오른쪽은 확대한 것입니다.

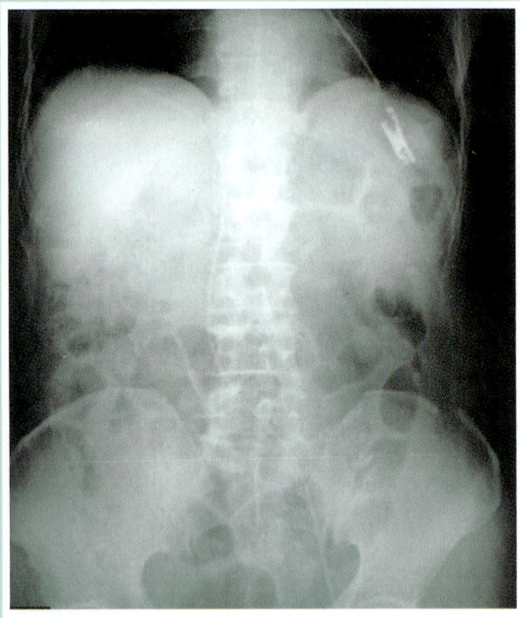

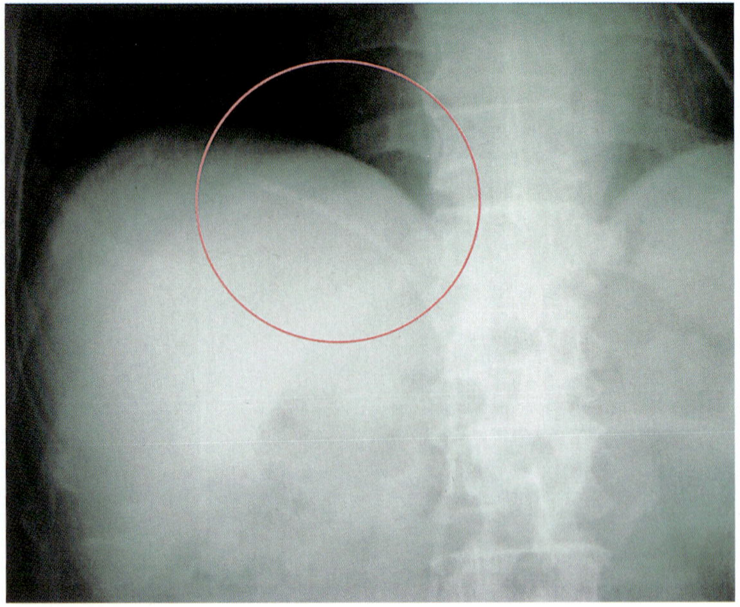

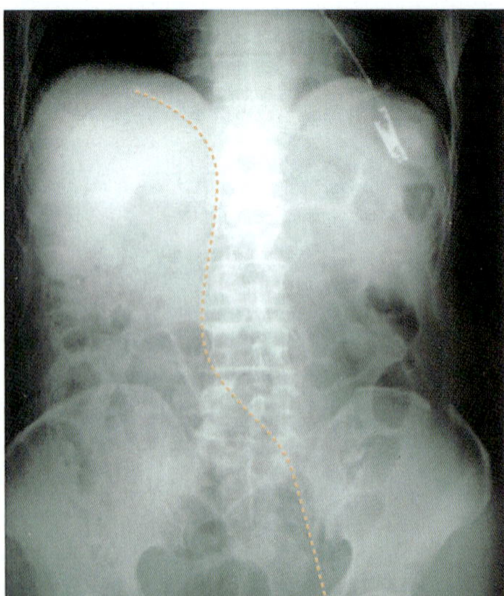

- 좌대퇴정맥으로 삽입한 중심정맥 카테터는 보통 하대정맥에서 심장을 향해 환자 몸의 왼쪽으로 휘어져 주행해 갑니다.
- 그러나 이 영상에서는 오른쪽 횡격막을 따라 몸의 오른쪽으로 굽어 있습니다.

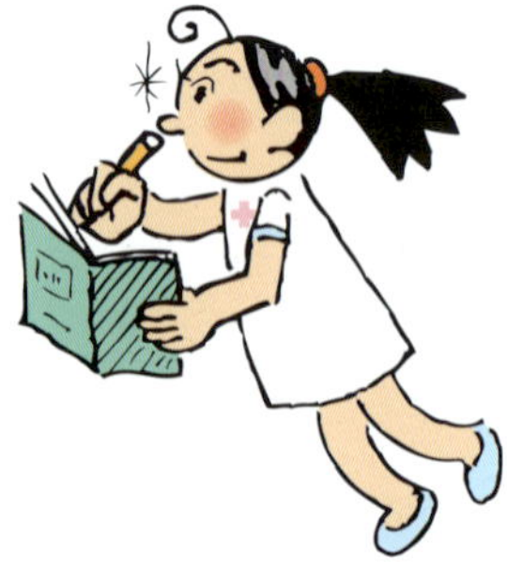

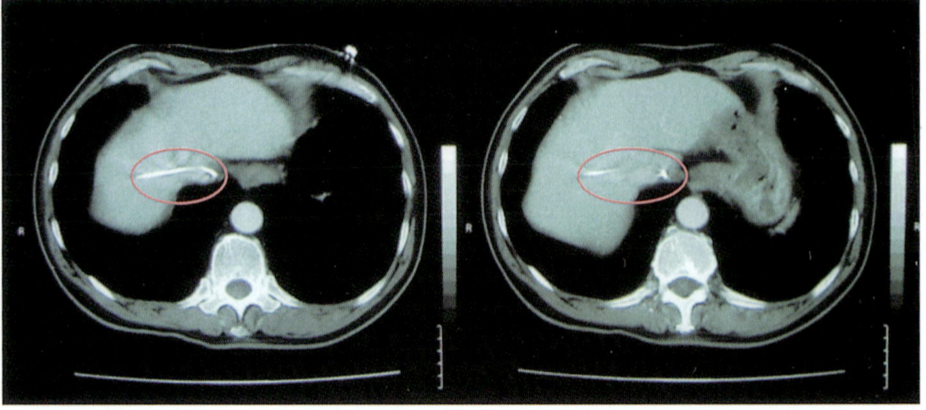

- CT를 보면 중심정맥 카테터가 간장의 우엽 내에 있는 우간정맥으로 들어가 있음을 알 수 있습니다.

그림5 여러 가지 중심정맥 카테터의 위치이상

A, B의 상 · 하는 같은 영상. 아래는 카테터의 주행을 제시합니다.

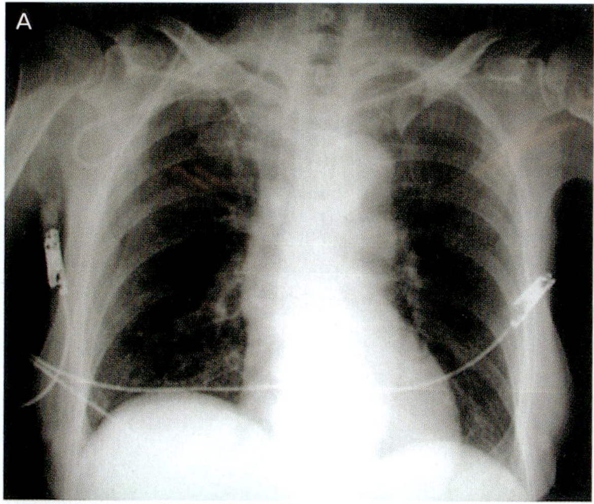

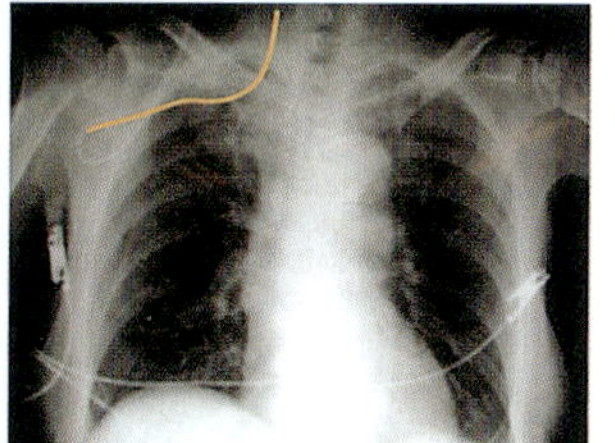

우쇄골하정맥으로 천자

- 카테터가 우내경정맥에서 삽입되어 있습니다.

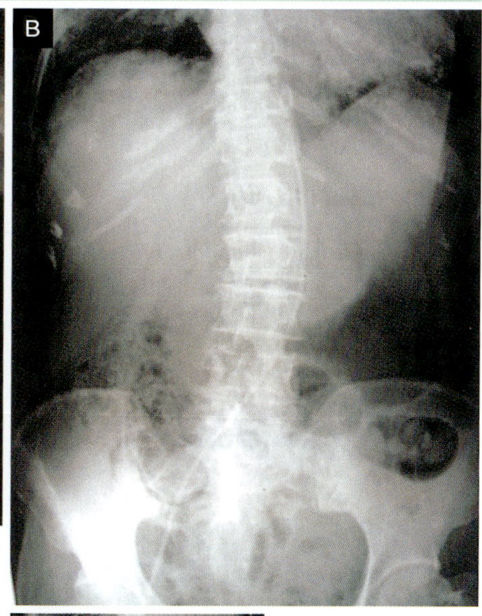

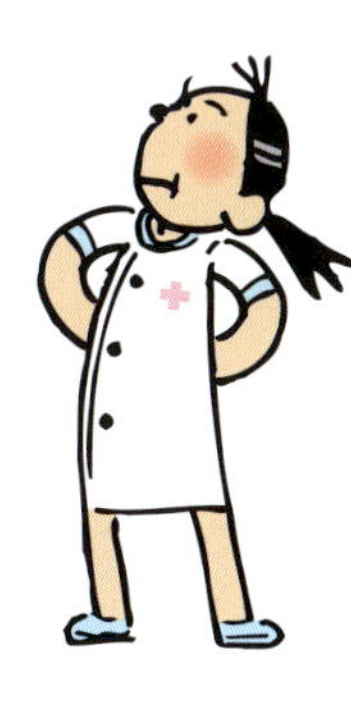

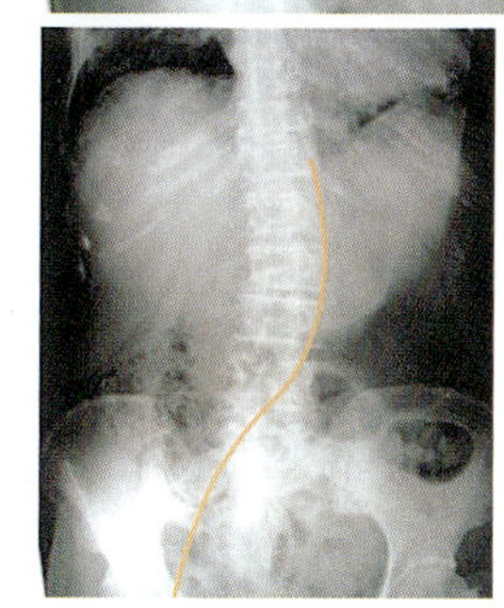

우서혜부에서 천자

- 동맥을 천자했기 때문에 카테터는 척추 왼쪽에 있는 복부대동맥을 경유해 상행하고 있습니다.
- Left-sided IVC라고 하여 하대정맥이 대동맥의 왼쪽을 주행하고 있는 사람도 있는데 보통 하대정맥은 오른쪽, 복부대동맥은 왼쪽을 주행합니다.(아래 그림)
- 본 예는 대동맥 내로 잘못 삽입된 카테터입니다.

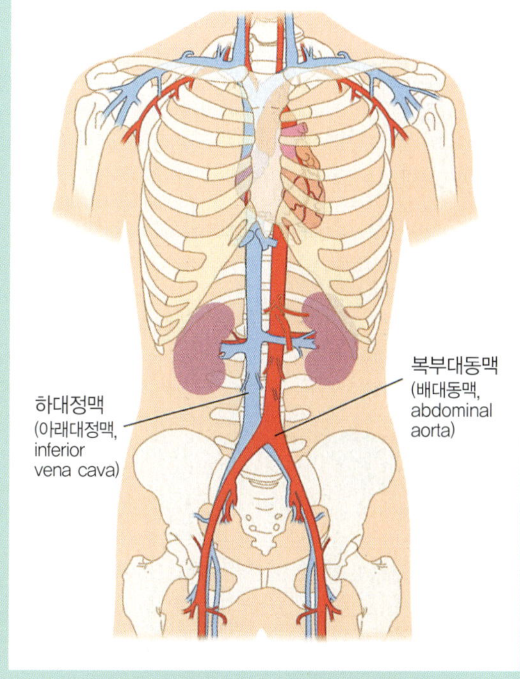

그림6 카테터의 반전

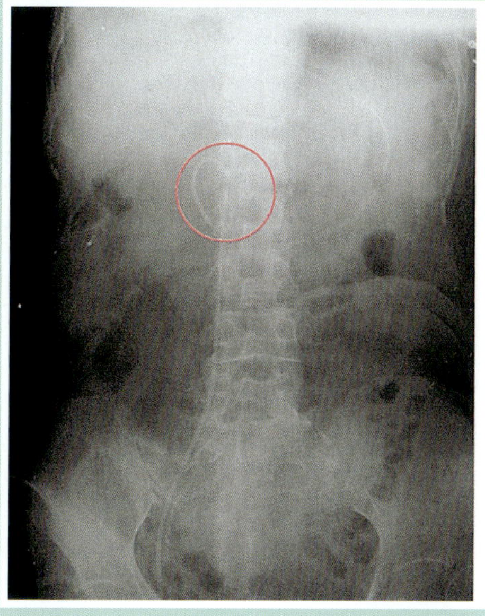

- 우대퇴정맥으로 삽입한 카테터는 하대정맥 내에서 뒤집어졌습니다.(○) 하대정맥에 손상을 줄 가능성을 생각할 수 있습니다.
- 카테터를 뽑아내어 직선으로 만들어야 합니다.

2. 위관의 확인

목적 위관의 끝이 올바른 위치(위 속)에 들어가 있는지 확인한다.

여기가 포인트

- 위관이 X선 사진에 어떻게 찍히는지 알아 둡시다. 위관의 X선 투과, 불투과도 확인해 둡니다.
- 위관의 측공이 위내로 들어가 있는 것을 확인하는 것이 중요합니다.
- 위 속에서 나는 기포음이 들려도 확실하다고 말할 수 없으므로 주의합니다.

위관의 올바른 위치

위 내용물 제거와 감압, 튜브영양을 위해 위관을 삽입합니다. 앙와위에서는 위의 바닥이 가장 낮기 때문에 끝은 위바닥(위저, fundus of stomach) 부근이 가장 좋습니다. 튜브영양을 위해서는 위 속에 카테터가 제대로 들어가 있으면 됩니다.

위관 찍는 법

X선 사진에서 위관을 확인하기 위해서는 위관이 X선 사진에서 어떻게 보이는지 알아두어야 합니다. 자주 이용하는 위관 끝의 구조와 영양튜브는 그림1입니다.

위관에서는 가장 입구쪽의 측공이 X선에서 보이는 라인상에 있습니다. 그러므로 이 X선 불투과선이 끊어진 간극이 위 속에 있어야 합니다. 만약 측공이 식도 내에 있을 때에 튜브영양을 실시하면 식도 내로 투여하게 되어 폐흡인(pulmonary aspiration)의 원인이 됩니다.

영양튜브(feeding tube) 중에는 X선 불투과선이 들어있지 않은 경우도 있습니다. X선 사진에서는 튜브를 잘 보지 않으면 위치를 알 수 없습니다.

위장에서 기포음이 들려도 확실하지 않다

위관 삽입 시 튜브로 공기를 주입할 때 청진기로 위 속에서 기포음이 나는 것을 확인하는 것은 필수인데, 식도위경계 부근에 카테터가 도달하기만 해도 측공이 식도 내에 있는 상태에서도 기포음이 들립니다. 성인에게 카테터를 45~50cm이상 저항 없이 삽입하지 못할 때에는 기포음이 들린다고 해서 적절한 위치라고 단정해 버리지 않기를 바랍니다. 어느 경우에도 X선 사진이라면 정확한 정보를 줍니다. 바르게 읽읍시다.(그림2, 3)

기관 · 기관지로의 잘못된 삽입

드물게 발생하지만 식도를 통하여 위 속으로 삽입한 위관이 예상치 못한 위험한 위치에서 관찰되는 경우가 있습니다. 기관 · 기관지입니다.

보통 잘못 삽입된 경우에는 그 자극으로 인해 강하게 기침을 하고, 날숨과 함께 튜브가 흐려집니다. 그런데 충분히 진정(sedation)시키고 기관삽관을 한 환자나 고령자 중에서 반사가 약할 때에는 그것을 알아채기 어려운 경우도 있습니다. 그림4와 그림5와 같은 사진은 보고 싶지 않은 것이지만 "아무래도 이상한데"하는 경우에는 X선 사진으로 확인해보기 바랍니다.

그림1 카테터의 반전

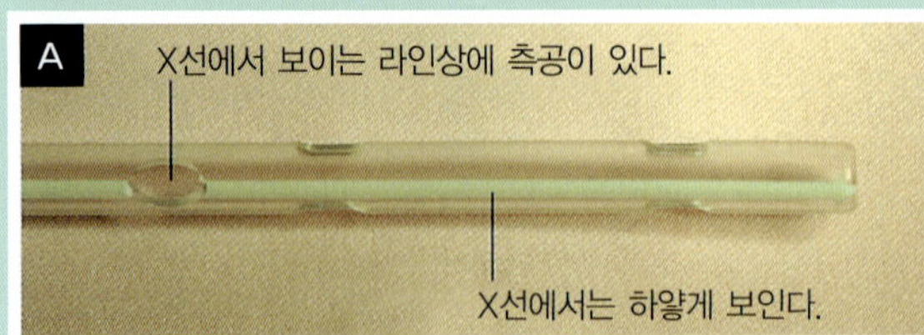

A : 녹색선이 X선 불투과선입니다.
이 녹색선은 X선 사진에서 하얗게 보입니다.

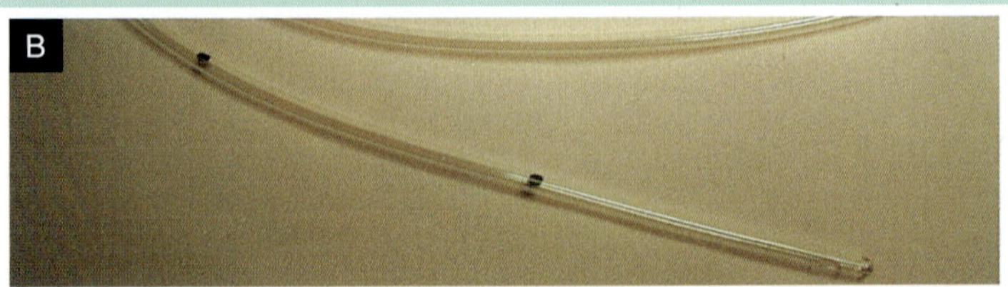

B : 영양튜브(feeding tube)에는 X선 불투과선이 안 들어간 경우도 있습니다.

- 자주 사용되는 A와 같은 위관 끝에는 몇 개의 측공이 있으며, 가장 입구쪽 측공은 X선 사진에서 보이는 라인 상에 있습니다.
- 위관은 그 종류에 따라 X선 사진 상에서의 촬영된 모습이 다릅니다.

그림2 위 속에 삽입된 위관

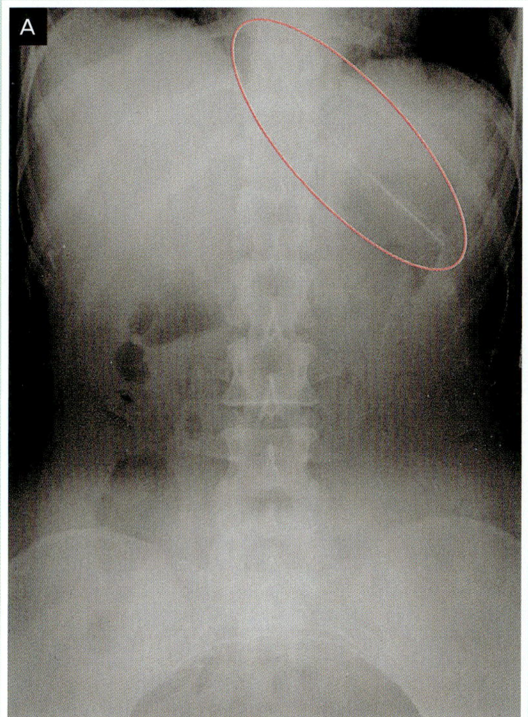

A : 위바닥(기저부)에 자리한 위관

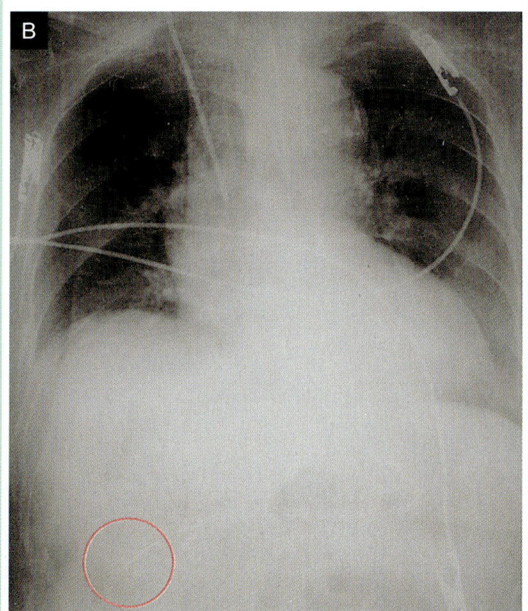

B : 유문부로 위관 끝이 향함

- A, B 모두 바르게 삽입된 튜브입니다.
- 튜브영양을 시행하기 위해서는 어느 쪽이든 상관없지만 위 속의 감압을 위해서는 좀 더 위바닥에 위치시키는 것이 더 효과적인 경우가 많습니다.

그림3 위관의 위치이상

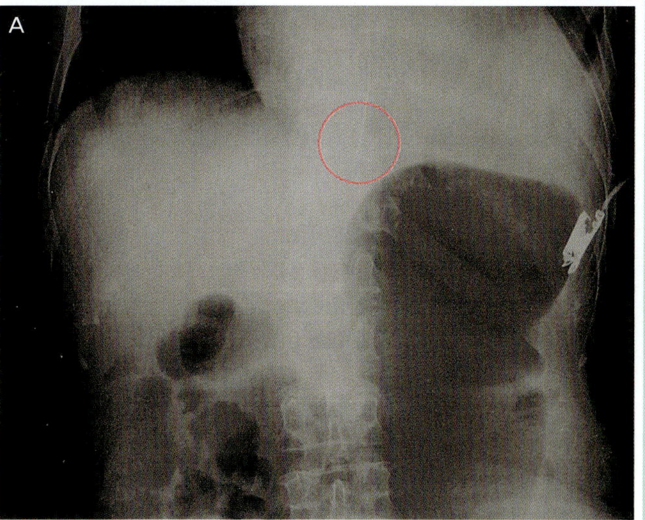

A : 위관 끝은 식도 내에 있어 위까지 도달하지 못했습니다. 튜브로 공기를 보내면 위 속에서 기포음(수포음, rale)이 들릴 수도 있지만 잘못된 것이니 주의를 요합니다.

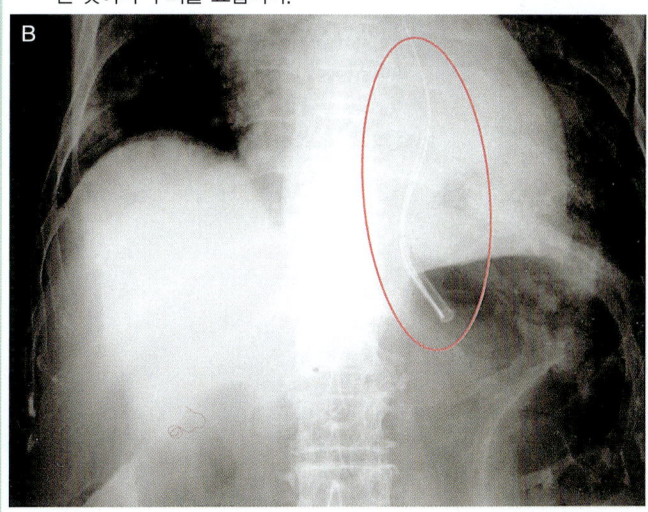

B : 위관은 굽어있으며 그 끝은 식도에 있습니다. 위장이 공기로 팽만되어 있어 위내 감압이 효과적이지 않습니다. 위관에 공기를 넣을 때에는 저항이 있을 수도 있습니다.

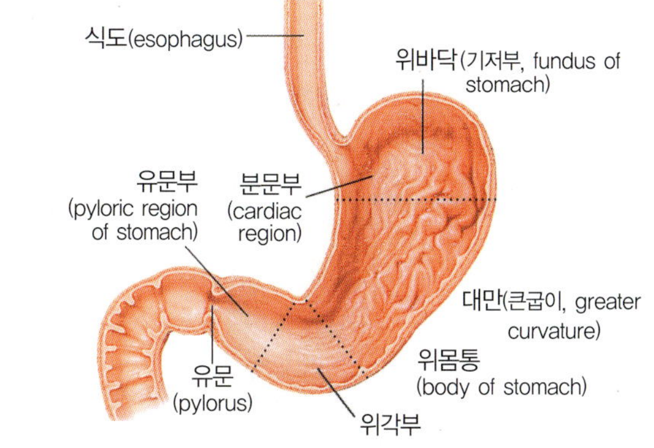

그림4 위관은 식도를 통과하고 있습니까? ①

좌 · 우는 같은 영상. 오른쪽은 확대한 것입니다.

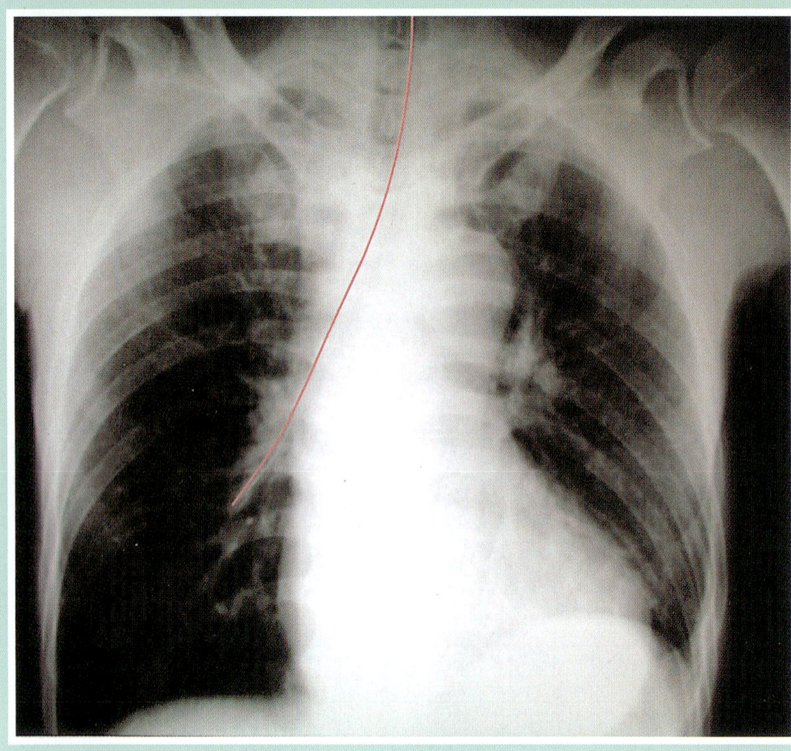

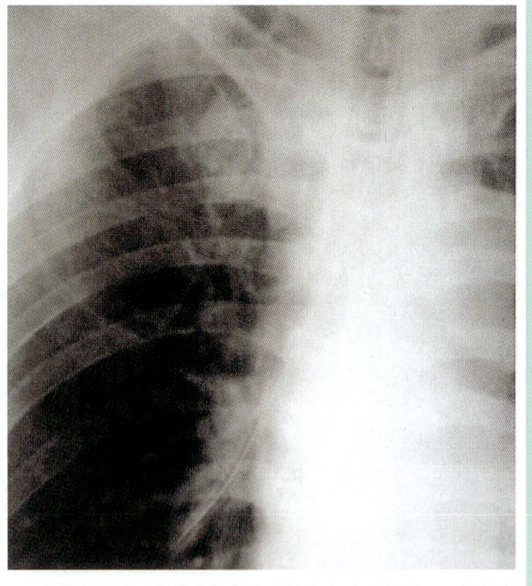

- 경부에서 기관 분기부 부근까지 식도는 기관의 바로 뒤에 위치하고 있습니다. 따라서 이 범위에서는 「튜브가 기관을 통과하고 있는지 아니면 식도를 통과하고 있는지」, 전후의 X선 사진으로 확실히 구별할 수 없습니다.
- 기관분기부보다 더 아래쪽에서 오른쪽 폐와 겹치는 위치에 튜브가 보입니다.

그림5 위관은 식도를 통과하고 있습니까? ②

세 가지 모두 같은 영상. 아래는 튜브의 위치를, 오른쪽은 확대한 것입니다.

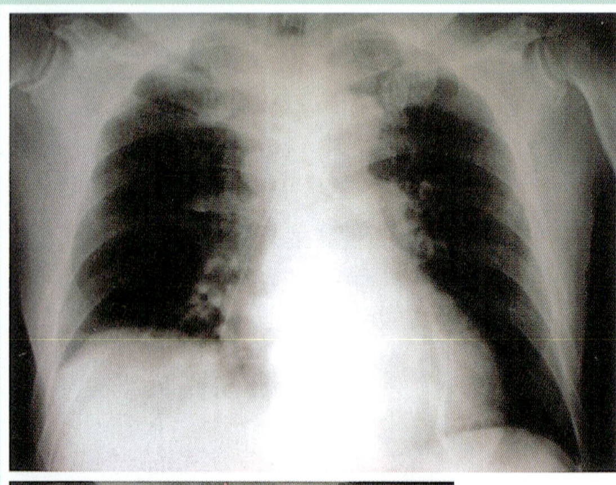

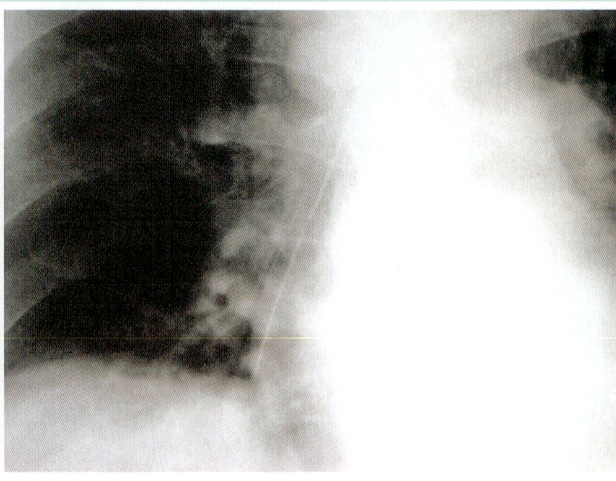

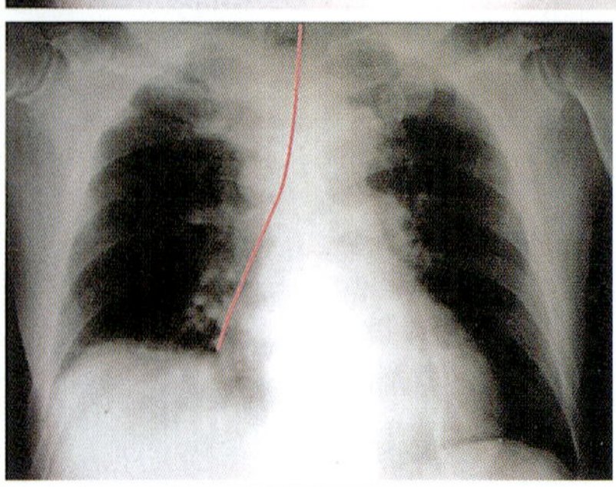

- 그림4와 같이 보아주세요. 경부에서 기관분기부 정도까지는 위관의 위치이상을 구분하기가 어려울 것입니다.
- 하지만 주행을 잘 확인하면 기관지 내에 있음을 알 수 있습니다.

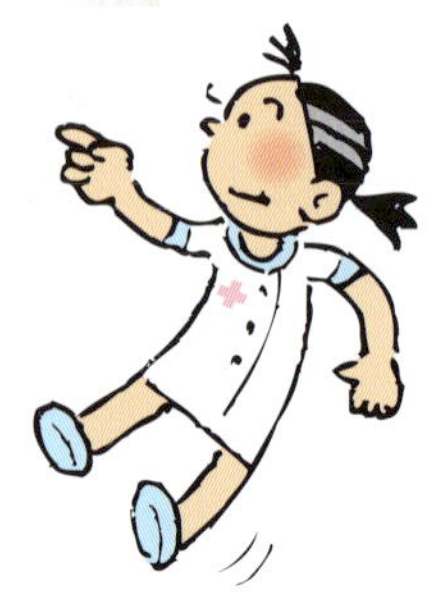

3. 기관삽관(tracheal intubation)의 확인

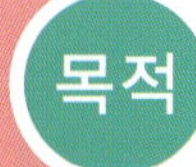

튜브 끝의 위치,
커프의 위치를 확인한다.

여기가 포인트

- 커프(cuff)의 위치가 성문을 넘은 것을 확인합니다.
- 튜브의 끝이 기관분기부 앞에 있고 한쪽 폐로 삽관되지 않았음을 확인합니다.
- 커프로 인해 점막에 과잉 압박을 가하지 않는지 확인합니다.

수술실에서의 전신마취(general anesthesia)를 제외하면 기관삽관을 실시한 뒤 반드시 흉부X선 사진에서 기관삽관 튜브의 위치를 확인하고 폐의 상태를 평가할 것입니다.

삽관 튜브가 기관 내에 바르게 삽입되었는지는 호흡음, 가슴 올라감, 백 환기에 있어서의 공기의 되돌아옴, SpO_2의 상승 등의 신체소견과 모니터링으로도 확인할 수 있는데 정확하게는 X선으로 평가합니다.

커프의 위치, 튜브 끝 위치를 바르게

기관삽관 튜브의 위치는 최소한 커프가 성문을 넘고, 끝이 기관분기부(기관갈림, bifurcation of trachea) 앞에 있어야 합니다. 구체적인 기관삽관 튜브(그림1) 끝의 위치는 기관분기부에서 2cm정도 위쪽에 있는 것이 좋다고 합니다.(그림2)

머리를 구부리면 튜브 끝의 위치가 깊어지므로 이것보다 깊으면 체위에 따라서는 한쪽 폐로 삽관 될 위험성이 있습니다.(그림3~6)

기관삽관 튜브가 너무 깊으면 성인은 오른쪽 기관지로 튜브가 진행하기 쉬워 오른쪽 폐로 편폐삽관이 되는 경우가 대부분입니다.

그림1 기관삽관 튜브

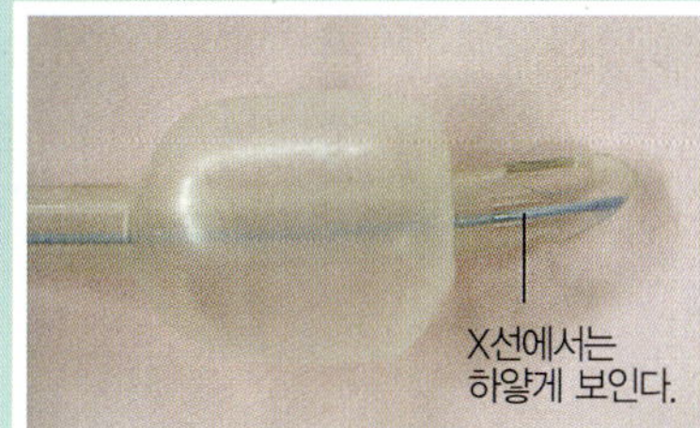

- 커프보다 원위부인 끝에는 측공이 있으며 X선을 투과하지 않는 파란색 선이 흉부X선 사진에서는 하얀 선으로 보입니다.

그림2 적절한 위치에 기관삽관된 튜브 좌 · 우는 같은 영상. 오른쪽에 이상부위를 제시합니다.

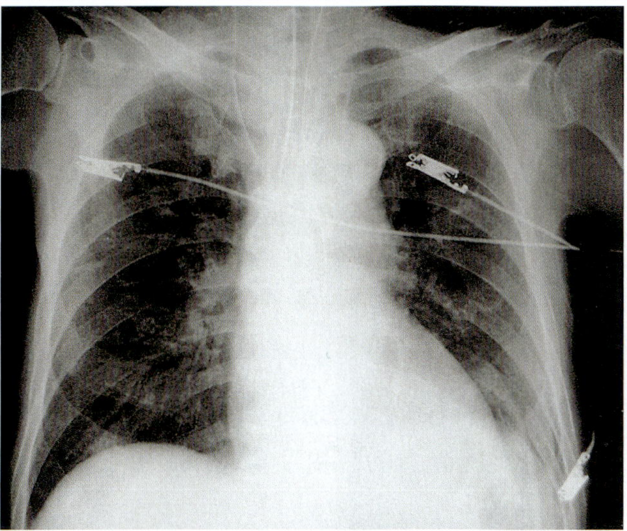

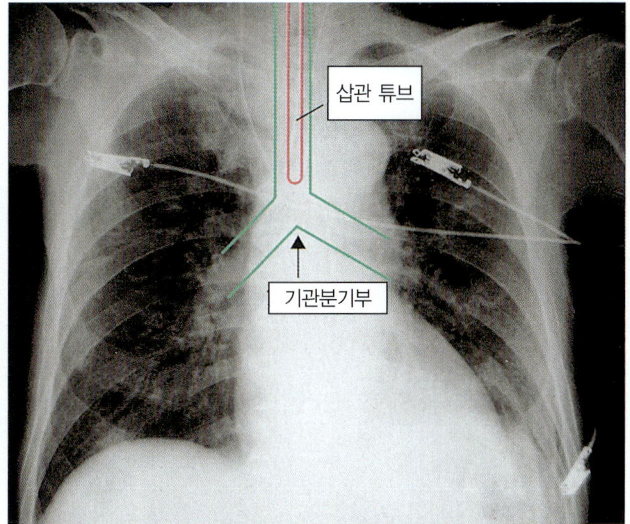

- 튜브의 위치가 적절한지 여부는 기관분기부를 중심으로 한 기관과 기관지가 보이지 않으면 판단할 수 없습니다.
- 오른쪽의 두꺼운 선으로 기관 · 기관지가 어떻게 보이는지 표시했습니다.

그림3 주기관지의 분기각도(성인)

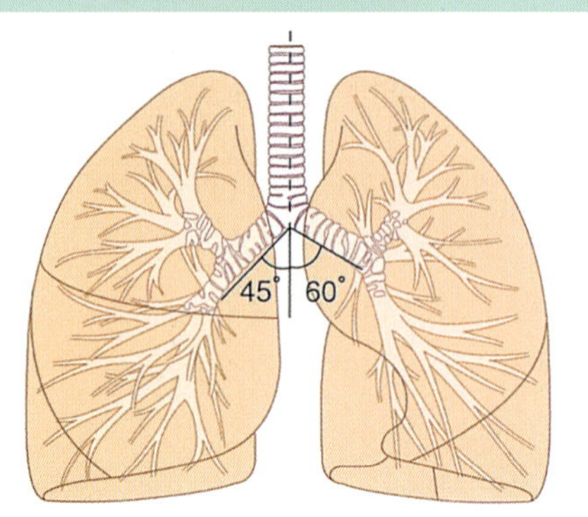

- 기관에 대한 좌우 주기관지의 분기각도를 보면 우기관지는 약 45° 이지만 왼쪽은 60° 입니다.
- 그러므로 편폐삽관에서는 우기관지로 대부분 삽입됩니다.

편폐삽관이 되면 오른쪽 폐는 과다 팽창하고, 왼쪽 폐는 공기 함유가 저하됩니다. X선 사진에서는 기관삽관 튜브가 기관분기부보다 깊게 들어가 있을 뿐만 아니라 종격은 왼쪽으로 밀려서 좌횡격막이 올라가고, 좌폐영역 전체의 투과성이 떨어지는 소견(오른쪽보다 하얗게 보인다) 등을 보일 가능성이 있습니다.

또한 너무 얕으면 커프가 성문에서 후두로 밀려 나올 가능성이 있어 확실한 기도확보가 되지 못합니다.

커프의 기관점막 압박에도 주의

장기간에 걸쳐 기관삽관 하에서 호흡관리를 실시한 환자는 아무래도 구강 내의 분비물이 식도로 넘어가는 것을

그림4 오른쪽 주기관지로의 잘못된 삽입

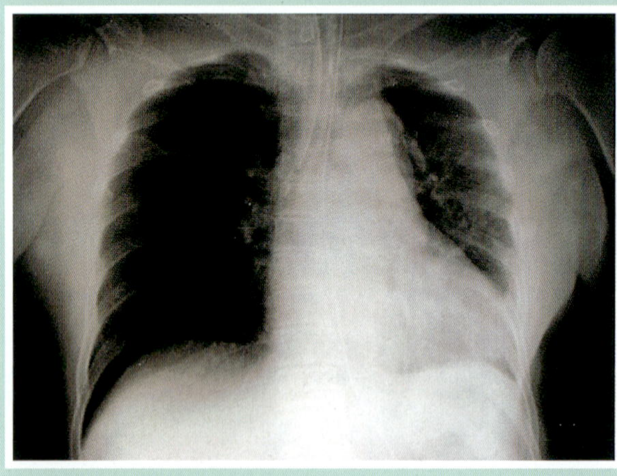

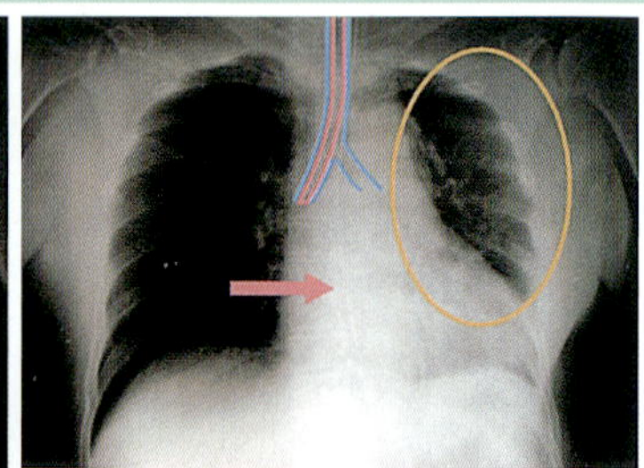

- 기관삽관 튜브의 주행을 잘 따라가면 오른쪽 주기관지 내에 끝이 삽입되어 있습니다.
- 좌우의 폐영역 위를 비교하면 왼쪽에서는 하얗게 보이며, 투과성이 낮아져 공기함유의 저하가 의심됩니다.(○)
- 심음영(cardiac silhouette)이 약간 왼쪽으로 치우쳐 있는(➡) 것을 보아서도 왼쪽 폐에서는 충분한 환기가 이루어지지 않고 있음이 의심됩니다.

그림5 소아에서의 잘못된 삽입

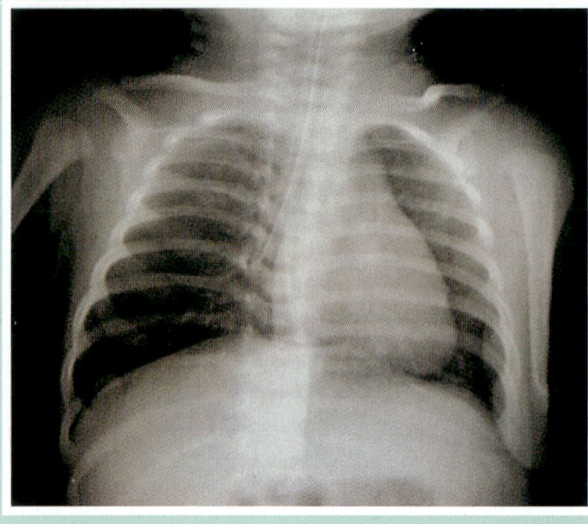

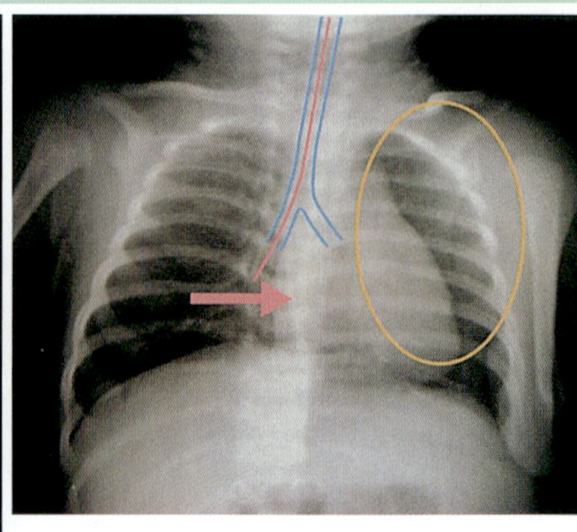

- 소아는 성인과 비교해 기관분기각의 좌우차가 별로 없습니다.
- 이 사진도 기관삽관 튜브의 주행을 잘 따라가 보면 오른쪽 주기관지 내에 끝이 삽입되어 있습니다.
- 좌우 폐영역의 투과성 차이는 이 사진으로는 확실하지 않지만(○), 심음영이 약간 왼쪽으로 치우쳐있는(➡) 것으로 보아 왼쪽 폐에서 충분한 환기가 이루어지지 않을 수도 있습니다.

그림6 튜브종류를 알아보기 어려운 경우

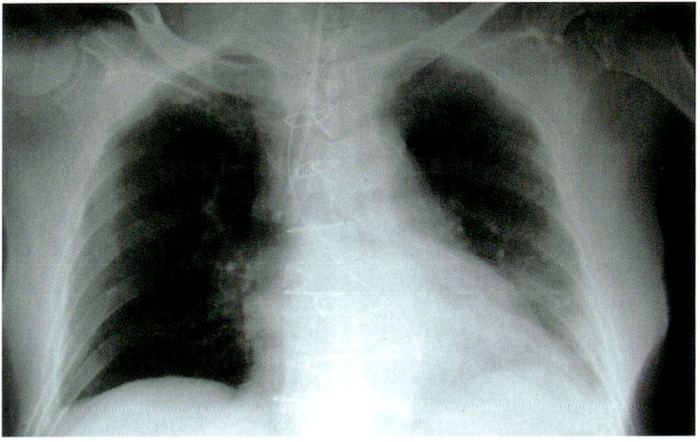

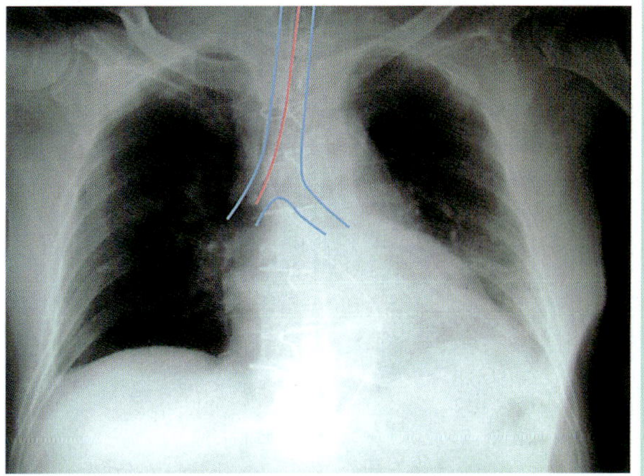

- 이 X선 사진의 환자는 개심수술(open heart operation)의 병력이 있으며 흉골 절개에 대해 와이어(wire)를 사용하였습니다. 이와 같이 인공물(artifact)이 있으면 다른 튜브종류는 보기 어려워지니 주의해야 합니다.
- 기관삽관 튜브의 끝이 오른쪽 주기관지 내에 약간 삽입되어 있을 정도이므로 양폐의 공기함유에 명백한 좌우차는 없습니다. 그러나 목을 구부려 튜브가 더 깊이 들어가면 편폐환기가 될 가능성이 있습니다.
- 또한 이 상태에서 기관내 흡인(aspiration)을 실시해도 오른쪽 폐의 분비물밖에 흡인할 수 없기 때문에 왼쪽 폐는 무기폐가 될 위험성이 있습니다.

그림7 부적절하게 과다 팽창된 커프

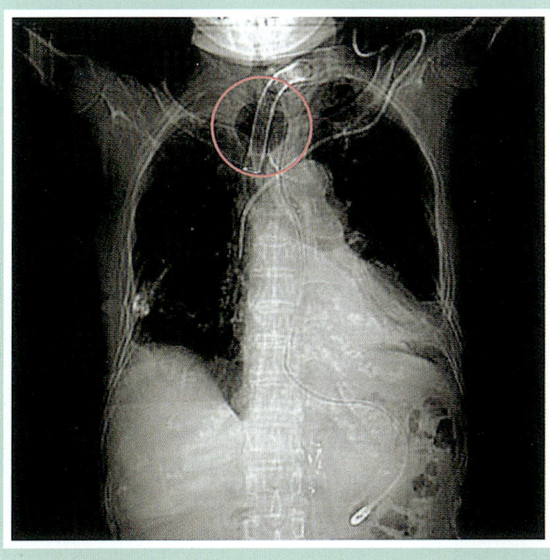

- 기관내에서 커프가 과다 팽창하여 기관의 직경보다 훨씬 커졌습니다. 기관연화증(tracheomalacia), 기관식도루(tracheoesophageal fistula)의 원인이 됩니다.
- 분비물의 유입을 방지할 수 있고 필요한 양압호흡을 실시할 수 있는 최소한의 커프압으로 조절합니다.
- 튜브의 선택과 함께 커프 압력계의 사용도 유용합니다.

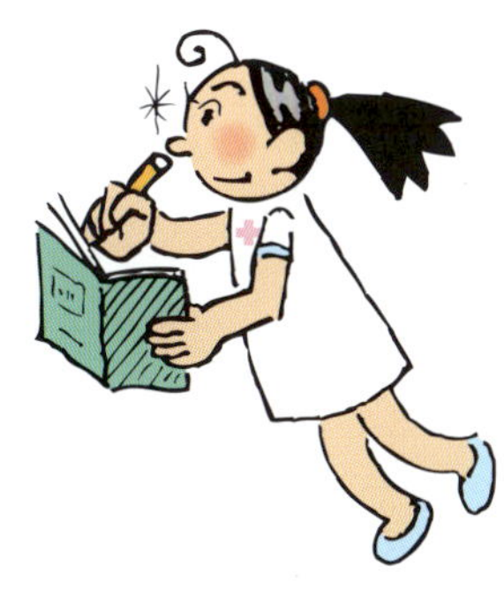

방지하고 양압호흡(positive pressure breathing)을 실시하기 때문에 커프(기낭, cuff) 내의 공기량이 많아집니다.

이러한 환자의 삽관 튜브를 확인할 때에는 커프에도 주목하기 바랍니다. 식도로 넘어가지 않고 양압호흡의 누출 없는 범위에서 커프 팽창을 최소한으로 유지하도록 노력해야 합니다.

장기간의 기관점막 압박은 기관식도루(tracheoesophageal fistula)의 원인이 되어 루공이 형성되면 상황이 복잡해집니다.(그림7)

4. 변의 상태 보는 법

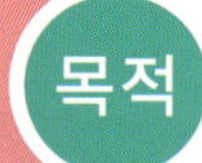

변의 상태, 저장 위치 등을 알고 복부증상의 치료간호에 활용한다.

여기가 포인트

- 어느 위치에서 변이 어떤 상태로 있는지 파악합니다.
- 하얀 공모양의 고형변은 그 크기에 주의합니다.
- 변의 위치와 상태가 명확해지면 변비 등에 대한 대응법을 진행하기 쉽습니다.

변의 상태를 파악한다.

대장 내에 변이 보이는 것 자체가 일반적으로 이상은 아닙니다. 먼저 대장의 기능을 생각해 보고 변의 상태를 파악해 둡니다.

대장에서는 액체상태인 소화관 내용물의 수분흡수(water absorption)가 이루어집니다. 그 때문에 입구 쪽의 상행결장에서 횡행결장에 걸쳐 액체상태에서 진흙상태, 반고형 상태로, 하행결장에서 S자형결장이 됨에 따라 고형변으로 변합니다.

변이 어떻게 보이는지를 통해 상태와 저장 정도를 알아본다.(그림1, 2)

진흙상태에서 반고형상태의 변에서는 대장 속에 작은 기포방울이 보여, 음식물을 비유해 죄송하지만, 콩비지모양, 스위스치즈(Swiss cheese)모양이라고 표현할 수 있겠습니다.

또한 고형변이 되면 X선에서는 투과성이 낮은 하얀 공모양 변 덩어리로 보입니다.

맹장 지름은 9cm이하, 그 밖의 대장에서는 지름 6cm이하가 정상이므로 이 이상으로 커진 변 덩어리는 이상이라고 생각해도 좋을 것입니다.

X선 사진에서, 변의 상태와 양을 판단할 수 있으므로 복부팽만, 변비가 지속될 때에는 간호에 활용할 정보로 이용합니다. 그 예는 사례1(p.47)에서 제시하였습니다.

그림1 복부 단순X선 사진에서 변이 보이는 방식①

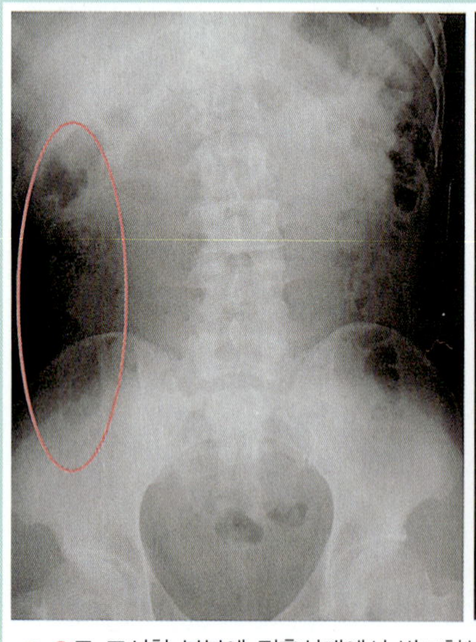

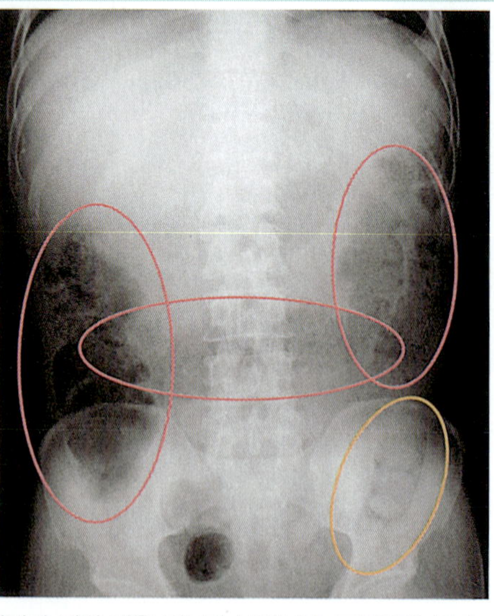

- ○로 표시한 부분에 진흙상태에서 반고형상태의 변에 작은 기포가 보입니다. 고형변은 투과성이 낮은 하얀 공모양으로 보입니다.
- 맹장 지름은 9cm이하, 그 밖의 대장에서는 6cm이하의 지름이 정상입니다.(○로 둘러싼 부분)

그림2 복부 단순X선 사진에서 변이 보이는 방식②

상 · 하는 같은 영상. 아래에 이상부위를 제시합니다. 오른쪽은 CT입니다.

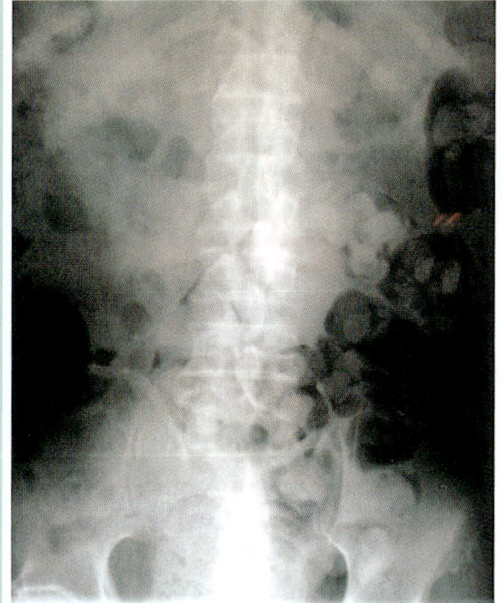

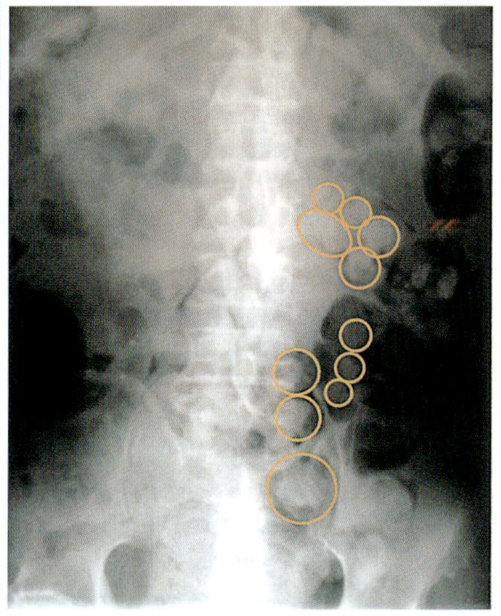

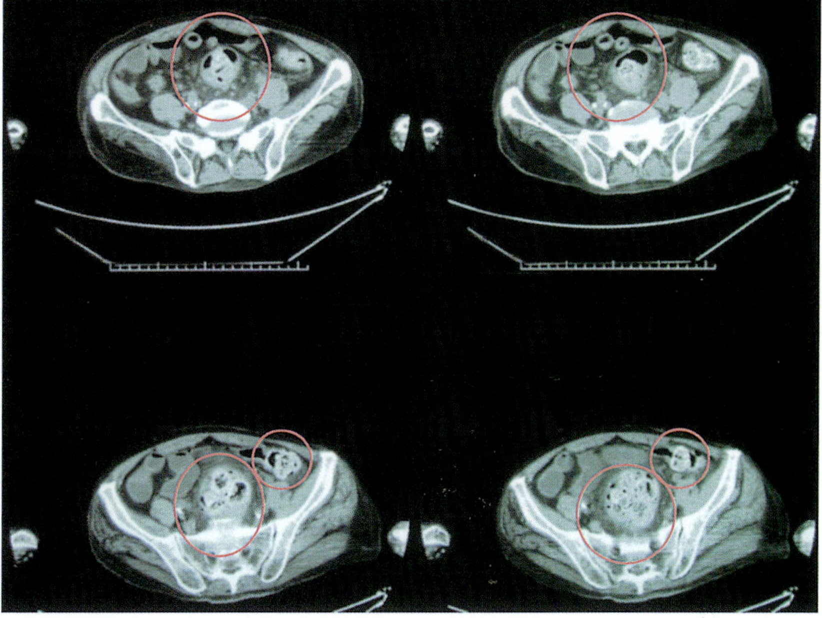

- 매우 단단한 고형변이 되면 X선에서는 투과성이 낮은 하얀 공모양의 변 덩어리(○)로 보입니다.(왼쪽 위 사진. 왼쪽 아래는 보이는 방식)
- 오른쪽 위의 CT에서는 더 확실하게 하얗고 단단해 보이는 변 덩어리임을 알 수 있습니다.(○있는 곳)

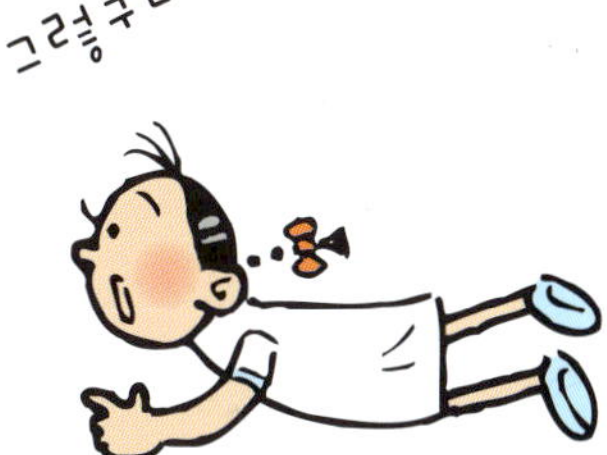

coffee break

● **장폐색**(intestinal obstruction)이란 여러 가지 원인으로 인하여 장관이 폐색되고, 내용물이 정체하는 병적 상태를 말한다. 보통 일레우스(ileus)라고 하며, 장불통증 · 토분증이라고도 한다. 장내용물의 정상적인 통과가 방해되어 정체 또는 축적이 일어난다. 일레우스는 크게 기능적 일레우스와 기계적 일레우스로 나뉜다. 전자는 장관의 운동기능이 장애되기 때문에 일어나고, 후자는 장의 기질적 병변에 의하여 유발되는 폐색 · 협착 때문에 생긴다. 증세로서는 복통 · 구토 · 복부팽만(physconia) · 연동불온, 분변이나 가스 배출의 정지 등과 함께 가벼운 발열, 구토에 의한 탈수증세, 쇼크증세 등의 전신증세를 띠게 된다.

치료는 보존적으로 장관팽만의 제거, 수분 · 전해질의 보급, 중독물질의 체외배출을 시도한다. 수술적으로는 개복하여 통과장애를 없애고, 필요하면 장관을 절제하여 문합한다. 전신상태가 악화된 경우에는 구급적으로 장루 · 인공항문(artificial anus) 등을 만들고, 2차적으로 근치수술을 할 필요가 있다.

5. CT영상에서 두개내압항진 보는 법

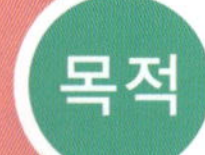

목적: CT촬영한 뇌저조의 압박 정도로 두개내압항진 소견을 확인한다.

여기가 포인트

- CT영상에서 두개내압항진을 보기 위해서는 뇌저조의 세 개의 다리의 변화를 파악하는 것이 중요합니다.
- 두개내압이 항진하면 세 개의 다리가 가늘어지거나 사라집니다.
- 한쪽 대뇌에 문제가 있을 경우에는 정중구조(midline structures)의 편위(displacement)가 발생합니다.

두개내압항진과 그 증상

두개골(머리뼈, skull)로 둘러싸인 공간인 우리의 머리속은 ① 뇌의 실질, ② 수액, ③ 혈액이 차지하고 있습니다.

성인의 용적은 1300~1500mL이며, 뇌실질이 84%, 수액이 11~13%, 혈액이 3~5%정도입니다. 이것들이 정상인 경우 두개내압은 3~7mmHg가 됩니다. 그러나 단단하고 탄력이 없는 두개골로 둘러싸인 공간에서 이중 하나가 늘어나거나 새로운 혈종 등이 나타나면 그 속의 압력이 높아지는 것을 상상하기는 어렵지 않을 것입니다.

두개내압항진(increased intracranial pressure)에서는 두통, 구토, 시력장해가 특징인데 의식장해(disturbance of consciousness)가 나타나기도 합니다. 높은 두개내압상승(intracranial hypertension)을 이겨내고 뇌에 혈액을 보내려고 혈압이 상승하는 쿠싱현상(Cushing's phenomenon)도 유명합니다. 강한 긴장성 서맥도 동반합니다.

두개내압항진의 소견

CT에서의 두개내압항진 소견은 중뇌를 통과하는 단면에서의 뇌저조의 압박 정도에 따라 평가할 수 있습니다. 그림1과 같이 수액이 있는 뇌저조는 세 개의 다리에 의해 그 공간을 특징지을 수 있으며 다음의 세 가지를 봅니다. 두개내압이 항진함으로써 이 선이 압박을 받아 가늘어지거나 소실됩니다.

① 뇌저조(cisterna basalis)의 세 개의 다리가 모두 압박을 받지 않고 개방되어 있는가?

② 세 개 중 하나 또는 두 개의 다리가 압박을 받고 있는가?

③ 세 개 모두 압박을 받아 뇌저조가 완전히 소실되었는가?

뇌저조가 압박, 소실되었을 때에는 두개내압항진이 의심됩니다.(그림 2) 한쪽 대뇌에 점거성병변(space occupying lesion)이 있을 때에는 이것이 두개내압항진을 초래하는 원인이 될 수 있는지 판단합니다. 정중구조의 편위(midline shift)가 중요한 소견입니다. 정중구조의 편위는 몬로공 레벨에서 측정하고, 5mm이상일 때 주의를 요합니다. 개두수술이 필요해질 가능성도 있습니다.(그림 3)

기타 조직내압상승의 예

조직내압이 상승하는 부위에는 두개내 이외에 하퇴나 복

그림1 뇌저조와 두개내압항진 좌・우는 같은 영상. 오른쪽에 보이는 방식을 제시합니다.

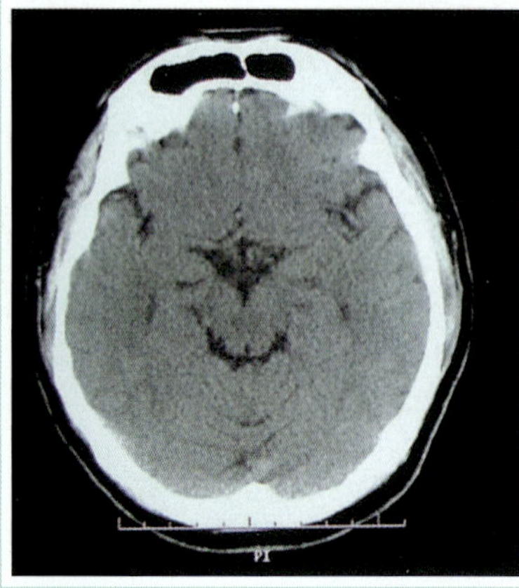

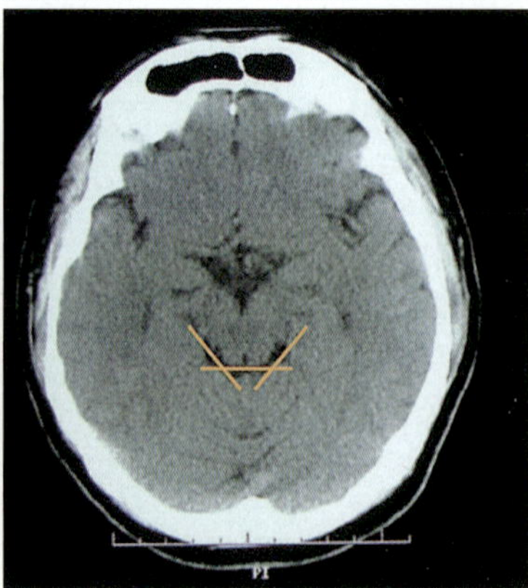

- 수액이 있는 뇌저조는 세 개의 다리(—)로 그 공간을 특징지을 수 있습니다.
- 두개내압이 항진되면 이 선이 압박을 받아 가늘어지거나 소실됩니다.
- ①뇌저조의 세 개의 다리가 모두 압박을 받지 않고 개방되었는가? ②세 개 중 하나 또는 두 개의 다리가 압박을 받고 있는가? ③세 개의 다리 모두 압박을 받아 뇌저조가 완전히 소실되었는지를 봅니다.

그림2 뇌저조가 변형 · 압박을 받는 경과

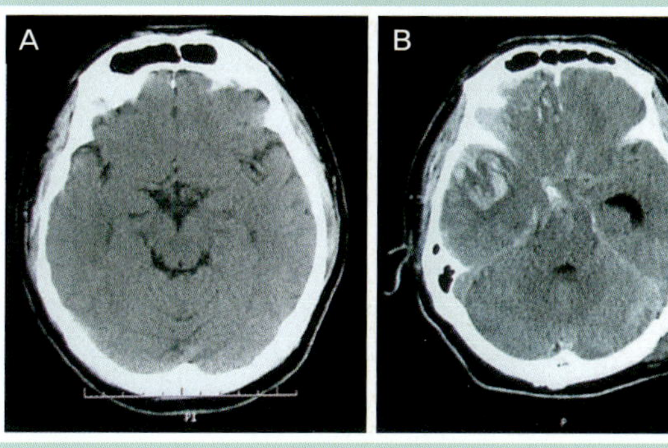

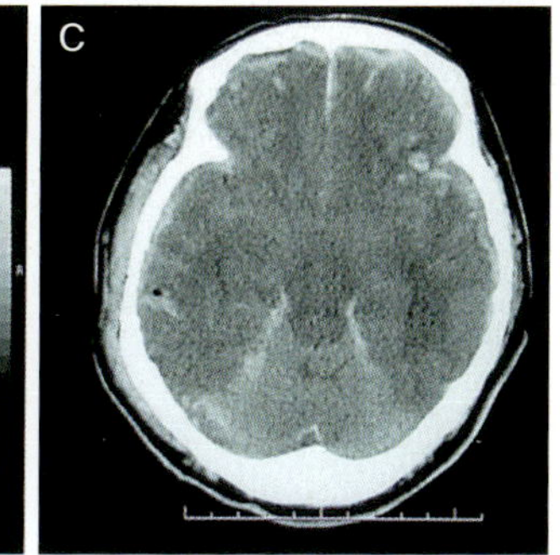

- 두개내압의 항진에 의해 뇌저조가 변형 · 압박을 받습니다.

A : 정상으로 보이는 뇌저조의 세 개의 다리입니다.

B : 두개내압의 항진과 함께 뇌저조가 압박을 받아 좁아졌음을 알 수 있습니다.

C : 두개내압은 눈에 띄게 상승하고 뇌저조는 소실되었습니다.

그림3 정중구조의 편위 A, B, C의 상 · 하는 같은 영상. 아래에 보이는 방식을 제시합니다.

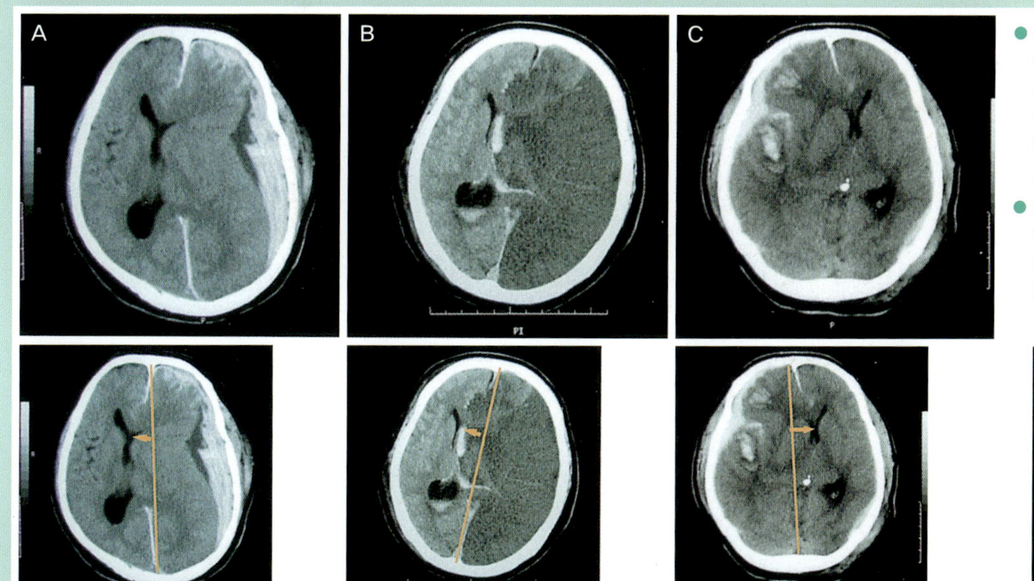

- 몬로공(foramen of Monro)이 어떻게 변화하고 있는가를 통해 정중구조의 편위를 확인해 보세요(⬅). 오른쪽 아래 영상이 정상적인 몬로공의 위치(⬅)입니다.
- CT영상에는 자가 부착되어 있고 눈금 하나가 1cm입니다. 5mm이상의 편위가 있을 때에는 주의가 필요합니다.

정상적인 몬로공의 위치

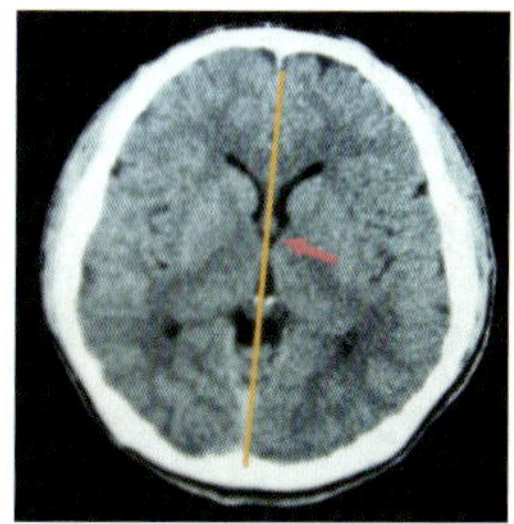

부 등이 있으며 이들 조직내압이 과잉상승한 상태가 하퇴 구획증후군(compartment syndrome)이나 복부 구획증후군입니다. 복부 구획증후군은 복수나 복강내 출혈, 장관의 현저한 부종에 의해 복압이 상승하여 복강내압이 상승하고, 환기부전이나 순환부전, 요량감소가 발생하는 병태입니다. 단, 복부는 두개골과 같이 단단한 조직에 둘러싸이지 않아 천천히 용량이 증가할 때에는 근육과 늑막이 늘어나므로 복부 구획증후군이 되지 않습니다. 임신이나 간경변에서의 장기적인 대량복수 고임이 그 전형적인 예입니다. 그러나 복부에서도 용량이 급속하게 늘어날 때에는 복강내압이 지수함수(exponential function)로 상승합니다. 감압을 위해 개복하여 복강을 개방해 두는 경우도 적지 않습니다.(그림4)

그림4 복부 구획증후군

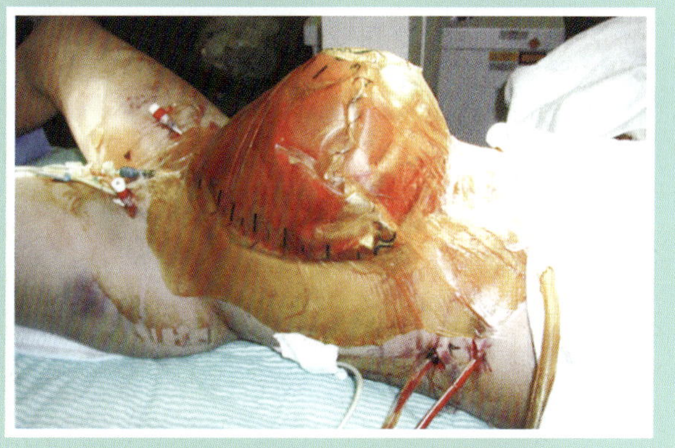

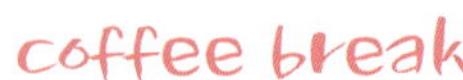

● **신경마비**란 뇌 및 척수에서 나와 근육에 도달하는 말초신경이 침해되어 그 기능이 마비되는 일로서 신경마비의 경우에는 주로 운동마비(마비, paralysis)가 일어난다. 또한 뇌 및 척수의 중추가 침해되어도 운동마비가 일어나는데, 이 때에는 운동마비의 분포 이외에 지각마비의 분포, 건반사(tendon reflex)나 근육수축의 모양 등에 의해 구별된다. 외상에 의하여 신경이 직접 장애를 받아도 일어나지만, 주로 신경염(neuritis)이 원인이 되어 일어난다. 따라서 신경염의 원인이 신경마비의 원인이 된다. 원인이 외상인 경우는 진단이 쉽다. 또 지각의 장애가 말초신경의 영역에 국한되어 있는 것으로서도 진단된다. 신경마비의 모양은 이완성 마비라 하여 반사가 소실되고, 전기검사에서는 전기변성반응이 양성이 된다. 신경염의 증세로서는 신경간 부분의 압통이나 자발통 및 지각이상이 있을 때도 있다.

● **언어중추**(speech center)란 언어의 생성과 이해를 관장하는 대뇌피질의 특정한 부위로서 인간의 특징인 언어는 특정한 상대와 마음의 내용을 서로 전하기 위해 쓰는 소리이다. 상대방으로부터 들은 소리를 의미가 있는 언어로 이해하고 마음의 내용에 대응하는 언어를 소리로 내는 얼개를 영위하는 곳이 언어중추이다. 대뇌반구(cerebral hemisphere)의 표층에 있는 대뇌피질(cerebrum cortex)에는 3개의 언어중추가 있다.

(1) **후언어중추**: 청각을 맡아보는 영역을 포함하는 넓은 영역으로서, 여기에서는 들은 소리를 언어로 이해하는 작용이 영위되고 있다. 감각성 언어중추 또는 베르니케중추라고도 하며, 이것이 침해되면 소리는 들리지만 언어의 의미를 이해하지 못하여 응답불능에 빠진다. 이것을 감각성 실어증이라고 한다.

(2) **전언어중추**: 얼굴이나 입의 운동을 관장하는 영역의 앞쪽에 있다. 소리를 내어 말을 할 수 있도록 근육에 운동명령을 내리는 일을 하고 있다. 운동성(kinesis) 언어중추 또는 브로카중추라고도 하며, 이 중추가 침해당하면 소리는 낼 수 있으나 말을 할 수 없게 된다. 이것을 운동성 실어증이라고 한다.

(3) **상언어중추**: 전언어중추에 보조적으로 작용하는 것이라 생각되고 있다. 이들 언어중추는 대부분 왼쪽 대뇌반구에 있다. 언어라고 할 수 없는 외마디소리나 울음소리 등과 같은 본능행동이나, 정동행동에 수반되는 소리는 이들 행동이 영위되는 변연피질에 발성중추가 있다고 생각된다.

● **간경화증**(liver cirrhosis)이란 간세포의 장애와 결합조직의 증가에 의하여 간이 경화(굳어짐)·축소되는 질병이며 간경변증이라고도 한다. 간의 만성질병을 대표하며 지나친 간기능 저하에 의한 대사장애, 문맥계 혈류 장애로 인한 증세가 겹쳐서 복잡한 양상을 나타낸다. 간경화증은 1가지 질병의 병명이 아니라, 각각 원인·병리·증세·예후 등을 달리하는 많은 종류의 질병군에 대한 병명이다. 공통된 형태학적 특징으로는 간 전체에 걸쳐서 병변이 있는 경우, 병의 경과 중 적어도 어느 기간 동안 간세포(interstitial cell) 장애가 있었던 경우, 간실질에 대상성 결절성의 재생이 있는 경우, 오랜 시일을 두고 결합조직(tela connectiva)이 생겨서 중심정맥과 그리손캡슐이 이어져서 정상적인 간소엽 구조가 변화된 경우 등이 있다. 이 증세의 분류는 복잡하여 병리(pathology)·원인·임상적으로 분류하고 있으나, 정확한 원인을 알 수 없는 경우가 많아 완전한 분류는 어렵기 때문에 학자에 따라 여러 가지로 분류된다. 형태학적으로는 크게 문맥성·괴사후성·담즙성으로 나누고, 원인적으로는 영양성·알코올성·바이러스(virus) 간염성·담즙정체성·심장성 등으로 나뉘는데, 1956년 쿠바의 아바나(La Habana)에서 열린 미주 소화기학회에서 간경화증의 분류에 대하여 토의한 결과, 간경화증은 문맥성·괴사후성·담즙성 등 3군으로 분류하기로 결의하였다.

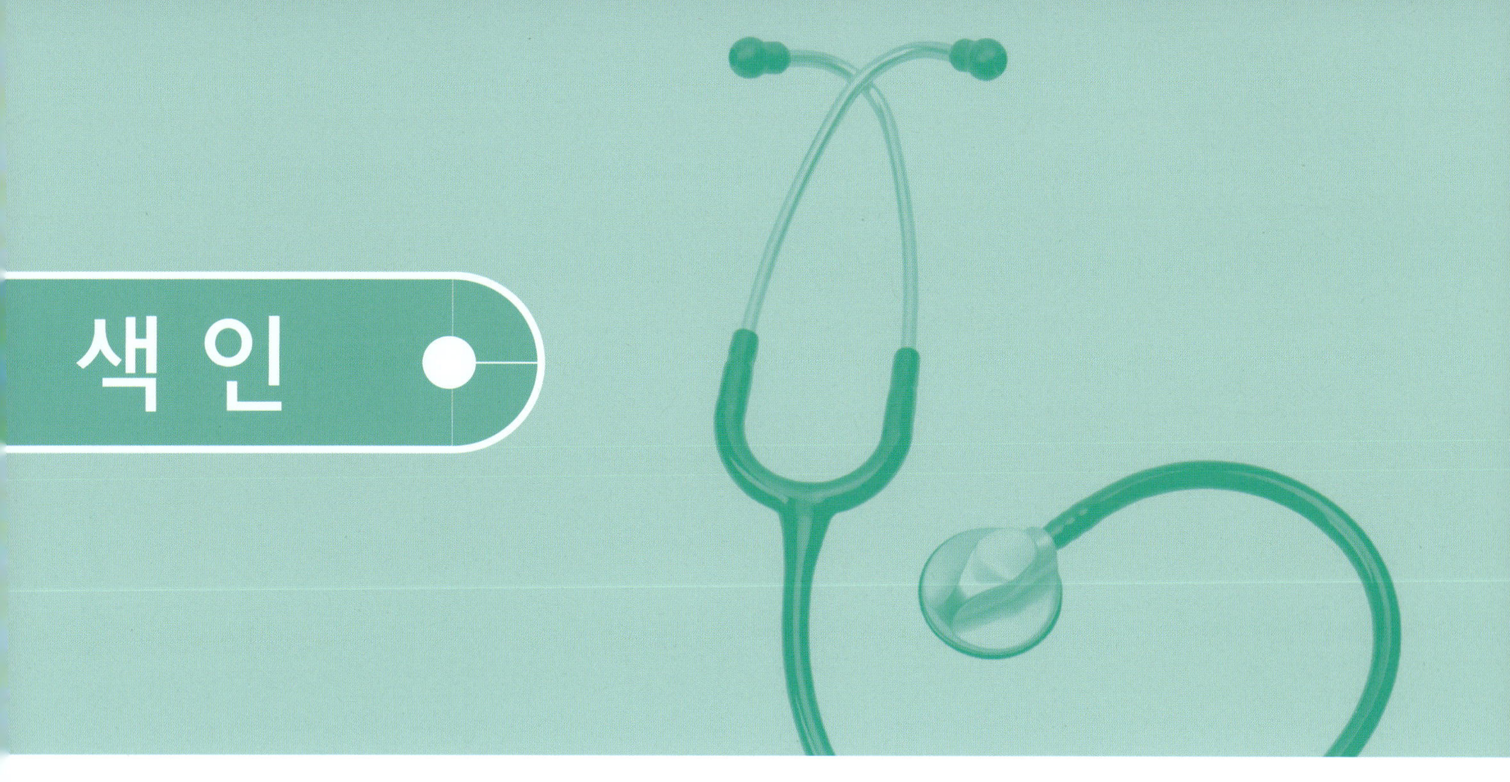
색 인

색 인

ㄴ

ㄷ

ㄹ–ㅁ

색 인

ㅊ

ㅋ－ㅌ

ㅍ

T

U

V-X

정 진 욱 교수

· 1985년 서울대학교 의과대학 의학과 졸업(학사)
· 1989년 서울대학교 의과대학 의학과 졸업(석사, 영상의학 전공)
· 1994년 서울대학교 의과대학 의학과 졸업(박사, 영상의학 전공)
· 1996년 3월~2001년 2월 서울대학교 의과대학 영상의학교실 조교수
· 2001년 3월~2006년 3월 서울대학교 의과대학 영상의학교실 부교수
· 2006년 4월~현재 서울대학교 의과대학 영상의학교실 교수

최신 **간호 · 보건의료인을 위한**

영 상 판 독 입 문

2023년 4월 18일 인쇄
2023년 4월 28일 발행

저 자 KUSHIMOTO Shigeki
옮 긴 이 의학서원
감 수 정진욱
발 행 인 김지연
발 행 처 도서출판 의학서원

등록번호 제406-00047호
주 소 인천광역시 연수구 송도미래로 30 송도 스마트밸리 지식산업센터 D동 504호
Tel 032)816-8070(代) **Fax** 032)837-5808
홈페이지 www.dhsw.co.kr

정 가 20,000원
I S B N 979-11-86006-04-7 93510